U0251464

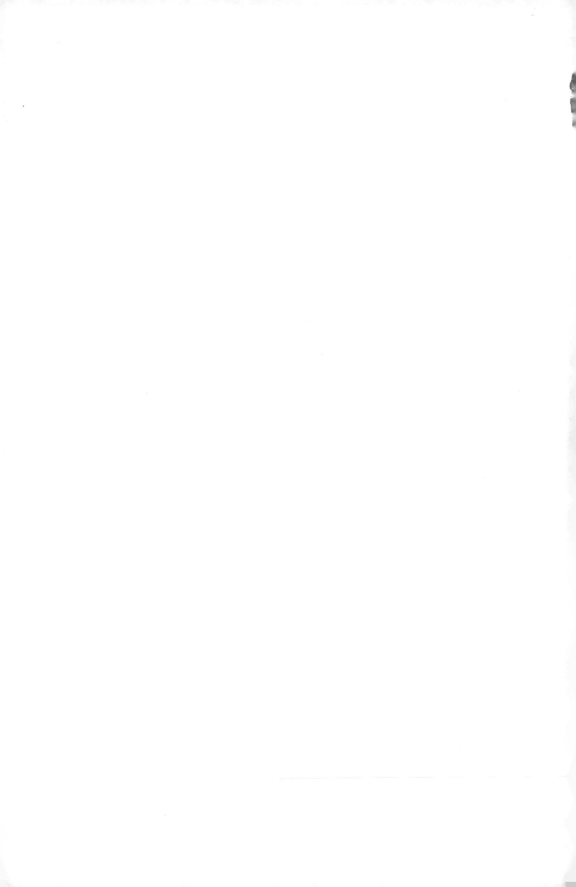

SITC的免疫疗法
毒性管理指南

SITC's GUIDE TO MANAGING
IMMUNOTHERAPY TOXICITY

[美]马克·恩斯特夫（Marc S. Ernstoff）

[美]伊戈尔·普扎诺夫（Igor Puzanov）

[美]卡罗琳·罗伯特（Caroline Robert）　　著

[美]阿迪·迪亚布（Adi Diab）

[美]彼得·赫西（Peter Hersey）

张　力　赵　静　｜主译

清华大学出版社

北　京

北京市版权局著作权合同登记号 图字：01-2021-2707

图书在版编目（CIP）数据

SITC 的免疫疗法毒性管理指南/（美）马克·恩斯特夫（Marc S. Ernstoff）等著；张力，赵静主译. —北京：清华大学出版社，2021.5
书名原文：SITC's Guide to Managing Immunotherapy Toxicity
ISBN 978-7-302-57786-7

Ⅰ. ①S… Ⅱ. ①马… ②张… ③赵… Ⅲ. ①肺癌－肿瘤免疫疗法－毒性－管理－指南 Ⅳ. ①R734.205-62

中国版本图书馆 CIP 数据核字（2021）第 055420 号

责任编辑：孙　宇
封面设计：吴　晋
责任校对：李建庄
责任印制：丛怀宇

出版发行：清华大学出版社
　　　　　网　　　址：http://www.tup.com.cn，http://www.wqbook.com
　　　　　地　　　址：北京清华大学学研大厦 A 座　　邮　　编：100084
　　　　　社 总 机：010-62770175　　　　　　　　邮　　购：010-62786544
　　　　　投稿与读者服务：010-62776969，c-service@tup.tsinghua.edu.cn
　　　　　质量反馈：010-62772015，zhiliang@tup.tsinghua.edu.cn
印　刷　者：大厂回族自治县彩虹印刷有限公司
装 订 者：三河市启晨纸制品加工有限公司
经　　销：全国新华书店
开　　本：165mm×235mm　　印　张：17.25　　字　　数：313 千字
版　　次：2021 年 6 月第 1 版　　　　　　印　　次：2021 年 6 月第1次印刷
定　　价：168.00 元

产品编号：090845-01

译 者 名 单

主　审：王孟昭　　　李龙芸

主　译：张　力　　　赵　静

副主译：王汉萍　　张晓彤　　　斯晓燕　　　马少华

译　者（按姓氏拼音排序）：

崔晓霞　　　马少华　　　缪　康　　　倪　军

任　鹏　　　斯晓燕　　　王汉萍　　　张　力

张晓彤　　　赵　静

前　言

肿瘤免疫学和
癌症免疫治疗学会简介

  随着免疫疗法的适应证不断扩展,获益人群与日俱增。与标准细胞毒性治疗不同,免疫治疗通过宿主免疫系统间接消除癌细胞[1]。免疫疗法可诱导记忆细胞活化,从而对肿瘤患者(包括存在广泛转移的晚期肿瘤患者)产生持久的免疫应答,并最终延长患者总生存,部分患者长期生存[2]。免疫治疗在辅助和新辅助治疗中的应用正在临床探索中,目前仅在黑素瘤中显示初步疗效。然而,真正令人兴奋的是,免疫疗法现已在越来越多的实体和血液恶性肿瘤中显示出抗肿瘤活性,这表明免疫疗法对许多癌症患者的广泛适用性。尽管在过去十年中取得了重大进展,但并非所有患者都对免疫治疗产生反应,现有证据表明可能出现治疗耐药性[3]。此外,肿瘤免疫治疗可能造成免疫相关不良反应,亟需快速识别和干预。尽管毒性可能很严重,但早期及时治疗则对患者的器官功能和生活质量有一定影响。免疫疗法可延长患者的生命周期,其不良反应的管理也变得越来越重要。因此,临床医生和所有其他医疗服务者必须熟悉新出现的治疗指征,了解临床治疗指南,并了解如何识别和管理副作用,以确保为接受免疫治疗的癌症患者带来最大利益。

  本书的目的是为执业医师和其他相关医疗服务者提供及时且权威的免疫治疗相关不良事件管理的最新信息和建议,以及来自学术界、行业、政府等组成的专家委员会的宝贵经验。2018 年初癌症免疫治疗学会(SITC)联合美国临床肿瘤学会(ASCO)、美国国家综合癌症网络(NCCN)、美国食品药品管理局(FDA)的代表,美国国家癌症研究所(NCI)和其他利益相关者组织和个人。召开了多学科研讨会,该研讨会还邀请了各个学科的专科医师就免疫介导的毒性和患者管理填补了专家意见,从而形成了该领域的最佳共识。我们将在引言中对 SITC 进行简要说明,并着重介绍该学会。

  在过去的 40 年,该学会一直聚集人们在一起推动免疫治疗,并且是指导该领域前进的主要资源。该学会的活动在诸多方面展现了癌症免疫治疗领域发展所面临的挑战和取得的成功。

发展初期

  几个世纪以来,人们已经认识到利用免疫系统治疗人类疾病。18 世纪末的研究表明,既往接触某种传染病(或其近亲)可能预防相同的疾病(免疫记忆的概念）。将这一重要观察运用于临床实践，建立了免疫学的功臣是英国医师和流行病学家爱德华·詹纳（Edward Jenner）[4]。18 世纪末，詹纳（Jenner）开发了牛痘病毒免疫技术，作为预防天花的有效方法。1984 年最终完成灭除天花的工作，证实了免疫治疗的真正潜力。詹纳的工作还奠定了免疫系统在传染病的发病机理和治疗中的作用。实际上，随着显微镜的出现，在 19 世纪的大部分时间里，人们都在对传染性病原体及在外周血中发现的细胞进行分类，这将被确定为免疫系统的一部分。尽管疫苗接种预防传染病的成功是免疫学的一项重大成功，但有关免疫学的分子和细胞机制在 20 世纪初还是个未知之数。

纽约内科医生兼外科医生威廉·科利（William Coley）通常被认为是首次使用免疫系统治疗癌症的医生，20 世纪初，威廉·科利医生发表了一系列的研究成果来阐述免疫疗法[4]。科利（Coley）在等待手术治疗的几名患者中观察到自发性肿瘤消退，并指出消退之前肿瘤周围通常发生局部感染和蜂窝组织炎。他提出了肿瘤排斥是由细菌感染引起的概念，并在他剩余的大部分职业生涯中都试图提取细菌毒素，即所谓的“科利毒素”，他认为这些是导致抗肿瘤免疫的分子因素。由于其他微生物学家开始弄清细菌毒素与临床发病机制之间的关系，这在当时是一个研究的热点。20 世纪初期，还报道了在流行性感冒和其他先前病毒性疾病患者中偶发癌症的消退，这表明抗病毒免疫与癌症生长之间存在关联[5]。尽管如此，因免疫排斥是器官移植的主要障碍，故免疫学界开始重点研究如何抑制同种异体器官移植的免疫排斥。

1960 年，伯奈特（Burnet）和梅达沃（Medawar）被授予诺贝尔奖，表彰他们发现人体免疫系统是如何通过区分“自身”抗原和“异己”抗原而阻止机体正常免疫应答的现象——免疫耐受[5]。这一突破解释了为什么微生物病原体可以被哺乳动物的免疫系统识别，因为它们主要来源于“异己”蛋白质或抗原。但是，它没有解释同种异体移植排斥反应或已发生的肿瘤自发消退。为了更好地了解细胞表面受体如何在体细胞和免疫细胞之间相互作用从而调节免疫应答，获得了对免疫系统的进一步了解。主要组织相容性复合体的发现，用于传达体细胞蛋白自己或异己的状态，提供了与体内细胞进行免疫通信的分子机制，并解释了当存在主要组织相容性复合物（MHC）不匹配时，移植排斥是如何发生的[6]。对细胞表面受体相互作用如何介导免疫稳态的进一步研究使贝纳塞拉夫，道塞特和斯内尔获得了 1980 年诺贝尔奖。那时，肿瘤排斥仍然是一个难题。许多早期免疫疗法的尝试均未成功，转移性癌症的治疗已被细胞毒性化学疗法和放射疗法所取代。但是，小鼠模型确实支持了免疫疗法的潜力，对小鼠肿瘤模型的仔细研究集中于 T 细胞在介导肿瘤排斥中的作用[7]。与此同时，癌症基因组学也在迅速发展，肿瘤免疫学领域的领导者开始讨论如何保持对免疫疗法的兴趣并持续推动在该领域进行基础和临床研究。

1980 年代初提出的解决方案是创建生物治疗协会（SBT），该协会于 1985

年正式成立,是一个非营利的专业医学协会,拥有六个创始委员会成员（表1）。该组织成立之初,由杰出的顶尖医师和科学家小组的加入（表2）,强有力地增加了其科学严谨性和信誉。2002年该学会更名为国际癌症生物治疗学会（iSBTc）,以反映该组织的国际性和以癌症为研究重点。2010年,该名称再次更名为癌症免疫治疗协会（SITC）,为了更好地反映通过癌症免疫疗法改善患者预后的使命。

表1　SITC创始委员会成员

理查德·斯莫利（Richard V. Snalley）,医学博士
约翰·维斯南特（John Whisnant）,医学博士
欧内斯特·波登（Ernest C. Borden）,医学博士
罗伯特·巴斯（Robert Bast）,医学博士
约翰·拉斯洛（John Laszlo）,医学博士
以赛亚·菲德勒（Isaiah Fidler）,DVM,医学博士

表2　SITC创始委员会成员

- 保罗·艾布拉姆斯（Paul Abrams）,医学博士
- 罗伯特·巴斯（Robert Bast）,医学博士
- 大卫·伯德（David Berd）,医学博士
- 欧内斯特·博登（Ernest Borden）,医学博士
- 罗伯特·迪尔曼（Robert Dillman）,医学博士
- 迈赫迈特·费尔（Mehmet Fer）,医学博士
- 艾赛尔·J.菲德勒（Isaiah "Josh" Fidler）,理学博士,兽医学博士
- 罗伯特·奥尔德汉姆（Robert Oldham）,医学博士
- 肯尼思·福恩（Kenneth Foon）,医学博士
- 艾伦·戈德斯坦（Allan Goldstein）,理学博士
- 大卫·戈登（David Gordon）,医学博士
- 托马斯·格里芬（Thomas Griffin）,医学博士
- 乔丹·格特曼（Jordan Gutterman）,医学博士
- 迈克尔·汉纳（Michael Hanna）,理学博士
- 罗纳德·赫伯曼（Ronald Herberman）,医学博士*
- 埃文·赫什（Evan Hersh）,医学博士
- 希拉里·科普罗夫斯基（Hilary Koprowski）,医学博士*
- 马蒂尔德·克里姆（Mathilde Krim）,理学博士
- 苏珊·克劳恩（Susan Krown）,医学博士
- 约翰·拉斯洛（John Laszlo）,医学博士

- 希尔顿·列维（Hilton Levy）,医学博士*
- 安德鲁·李斯特（Andrew Lister）,医学博士
- 迈克尔·马斯特兰奇洛（Michael Mastrangelo）,医学博士
- 恩里科·米希奇（Enrico Mihich）,医学博士
- 理查德·米勒（Richard Mille）,医学博士
- 马尔科姆·米切尔（Malcolm Mitchell）,医学博士
- 赫伯特·奥特根（Herbert Oettgen）,医学博士
- 卡尔·平斯基（Carl Pinsky）,医学博士
- 拉尔夫·赖斯菲尔德（Ralph Reisfeld）,理学博士
- 杰罗姆·里兹（Jerome Ritz）,医学博
- 艾弗·罗伊斯顿（Ivor Royston）,医学博士
- 塞思·鲁德尼克（Seth Rudnick）,医学博士
- 格雷戈里·萨纳（Gregory Sarna）,医学博士
- 斯蒂芬·舍温（Stephen Sherwin）,医学博士
- 理查德·史密利（Richard Smalley）,医学博士*
- 亨利·史蒂文森（Henry Stevenson）,医学博士
- 杰拉尔德·沃西卡（Gerald Vosika）,医学博士
- 约翰·威斯南特（John Whisnant）,医学博士
- 雅各布·齐格博尔姆（Jacob Zighelbolm）,医学博士

*逝世。

　　自组织成立以来,领导层认识到广泛包容性的重要性,学术界、工业界和政府都有代表参加,这是推动该领域科学和临床发展的必要条件。该学会的核心

价值包括促进该领域内的相互作用和整合,促进创新,专注于转化研究,并在肿瘤免疫治疗领域发挥领导作用。该学会从 1986 年开始举办小型年度会议,召集基础、临床和转化研究人员一起交流前沿科学知识,并就如何推动该领域向前发展建立合作和愿景。

细胞因子时代

20 世纪 80 年代后期,大部分研究集中在深入了解肿瘤免疫的基础,同时对小鼠和其他临床前模型给予了极大关注。虽然小鼠模型研究支持了 T 细胞在介导抗肿瘤活性中的作用,但由于无法将人的 T 细胞在体外培养超过几天而大幅阻碍了该模型向临床的转化研究。一种称作"T 细胞生长因子"的血清因子对于 T 细胞在体外的长期存活至关重要。在 70 年代后期,T 细胞生长因子被鉴定为白细胞介素-2(IL-2),该基因被克隆,重组 IL-2 可用于体外扩增 T 细胞。另外,其他细胞因子也在被鉴定,并且大量的研究集中在探索各种细胞因子在正常免疫稳态和疾病发病机理中的作用。大约在这个时候,由史蒂芬·罗森伯格(Steven Rosenberg)领导的 NCI 外科团队正试图在体内开发用于治疗癌症的 T 细胞,以模拟小鼠模型中的情况。

NCI 研究小组最初采用过继性激活的杀伤细胞,后来使用肿瘤浸润淋巴细胞,其假设是某些患者可能已有肿瘤特异性 T 细胞,但这些患者淋巴细胞数量不足以介导治疗反应[8]。由于转移性黑色素瘤患者的治疗选择有限,并且鉴于该疾病曾有自发消退的报道,因此 Rosenberg 研究小组将研究重点放在黑色素瘤上。该小组一项重要的治疗概念性进展是通过暴露 IL-2 提高 T 细胞数量,并随后将 IL-2 整合到过继性 T 淋巴细胞临床方案中,以此作为增强体内 T 细胞存活的策略。经过初步的临床试验,IL-2 单独在黑色素瘤和肾细胞癌中具有显著的临床活性,这一发现得到了其他细胞因子工作组的确认,并导致 FDA 在 1992 年和 1998 年分别批准 IL-2 用于治疗转移性肾细胞癌和黑色素瘤。此外,约翰·柯克伍德(John Kirkwood)和马克·恩斯特夫(Marc Ernstoff)的开创性工作通过一系列大型多中心临床试验确立了 α-干扰素在黑色素瘤辅助治疗中的作用[10,31]。

通过细胞因子疗法的发展,人们对免疫疗法的兴趣得以保持,但疗效似乎仅限于一小部分患者。此外,大剂量细胞因子治疗与明显的毒性相关,限制患者的治疗只能在一些有经验的中心进行。同时,随着莱茵赫兹(Reinherz),马拉克(Marrack),卡普勒(Kappler)和艾莉森(Allison)在 1983 年发现 T 细胞受体(TCR),基础研究正在加速发展[11,12]。多尔蒂(Doherty)和辛克纳吉(Zinkernagel)的一项发现揭示了免疫细胞是如何识别病毒感染的,TCR 能够在体细胞表达 MHC 分子情况下识别病毒肽,这一发现于 1996 年获得了诺贝尔奖[13]。拉尔夫·斯坦曼(Ralph Steinman)取得了另一项重要的进步,发现树突状细胞为刺激适应性免疫的"专业"抗原呈递细胞[14]。他的工作还获得了2011年诺贝尔奖。在这个时代,SITC继续将基础科学家、临床医生、监管人员和企业成员召集在一起,讨论研究数据并提供建立网络工作的结构。该协会设立了Smalley奖作为该协会的最高荣誉,用于纪念创始成员理查德·斯莫利(Richard V. Smalley)。著名的获奖者包括史蒂文·罗森伯格(Steven Rosenberg),詹姆斯·艾莉森(James Allison)和拉尔夫·斯坦曼(Ralph Steinman)(表3)。但是,肿瘤排斥的分子机制,以及为什么大多数癌症患者的免疫系统功能不足的原因仍然不清楚。

表3 过去的MD获奖者 Richard V. Smalley

- 2005年获得者-美国国家癌症研究所史蒂文·罗森伯格(Steven A. Rosenberg),医学博士,理学博士
- 2006年获奖者-斯坦福大学医学院罗纳德·利维(Ronald Levy),医学博士
- 2007年获奖者-克利夫兰诊所基金会欧内斯特·波登(Ernest Borden),医学博士
- 2008年获奖者-拉斐尔基金会乔治·帕尔米亚尼(Giorgio Parmiani),医学博士
- 2009年获奖者安德森癌症中心艾赛尔·菲德勒(Isaiah J. Fidler),兽医学博士、理学博士
- 2010年获奖者-安德森癌症中心詹姆士·艾莉森(James P. Allison),医学博士、理学博士
- 2011年获奖者-洛克菲勒大学拉尔夫·斯坦曼(Ralph M. Steinman),医学博士(已故)
- 2012年获奖者-匹兹堡大学癌症研究所特蕾莎·怀特塞德(Theresa Whiteside),理学博士
- 2013年获奖者-宾夕法尼亚大学卡尔·琼(Carl June),医学博士
- 2014年获奖者-美国国家癌症研究所乔治·特林基耶里(Giorgio Trinchieri),医学博士
- 2015年获奖者-京都大学医学院本庶佑(Tasuku Honjo),医学博士、理学博士
- 2016年获奖者-约翰霍普金斯大学苏珊·托帕利安(Suzanne Topalian),医学博士
- 2017年获奖者-威斯康星大学麦迪逊分校保罗·桑德尔(Paul Sondel),医学博士、理学博士
- 2018年获奖者-华盛顿大学菲利普·格林伯格(Philip D. Greenberg),医学博士

肿瘤疫苗和免疫监测

该假设的提出是由于病毒抗原可以在被感染的体细胞表面上的MHC I类复合物检测到,类似的机制可能也是肿瘤免疫的基础。临床前模型中证实了这一假设,并在20世纪90年代初期已有证据显示出现了针对突变和过表达的肿瘤相关抗原可产生免疫反应。另外,CD8 + T细胞在识别MHC I类限制的肿瘤肽中的特殊作用既提供了肿瘤免疫的分子机制,又提供了针对特定肿瘤抗原表位的疫苗研究路线图。因此,尽巨大的努力用来鉴定最佳的肿瘤抗原,希望针对这些抗原的疫苗接种将发挥免疫系统治疗癌症的全部潜力。在这个时

代,提出并评估了无数种疫苗接种策略,包括肽和蛋白质,质粒 DNA,重组病毒载体,抗原加载的树突状细胞和其他免疫细胞,以及自体和异源全肿瘤细胞疫苗。尽管最初热情高涨,但唯一获得 FDA 批准的治疗性疫苗是一种自体抗原呈递(DC)细胞疫苗,其表达前列腺酸性磷酸酶(一种通常过度表达的前列腺癌抗原)及粒细胞巨噬细胞集落刺激因子(GM-CSF),一种已知的促进树突状细胞活化的细胞因子(Sipuleucel-T)[15]。尽管其他治疗性疫苗在随机临床试验中均失败,但值得注意的是,基于洛伊(Lowy)和席勒(Schiller)的广泛研究,利用人乳头瘤病毒样颗粒预防宫颈癌的疫苗获得了批准。

尽管大多数疫苗研究结果都是阴性的,但在这一密集的时间里,获得了一些重要见解和研究热点。大家最感兴趣的是对免疫进行监测,其中建立了多种依靠外周血和肿瘤活检标本的体外检测方法,并对方法进行了标准化。对免疫相关分子的研究成为临床应用免疫治疗的关键[17]。它们提供这些免疫治疗方法合理性的基础解释,尽管这些方法有可能在临床上治疗晚期癌症,但是基础研究却显示这些方法的免疫活性及能够产生抗原特异性的免疫反应。此外,更标准化的生物标志物分析方法带来了一些重要发现。第一,疫苗接种能够诱导肿瘤特异性 CD8 + 细胞毒性 T 细胞;第二,蛋白质和更长的肽可以激活 CD4 + 辅助性 T 细胞,辅助性 T 细胞也具有治疗作用;第三,可能发生 MHC 分子和抗原丢失,提示肿瘤发生了免疫编辑和(或)突变;第四,共刺激分子如 B7-1,B7-2 (CD80 和 CD86),CD40 和细胞因子(如 GM-CSF)对于抗原呈递细胞和 T 细胞信号传递很重要[18]。另外,免疫抑制在癌症中的一般作用开始受到更多关注。1995 年,坂口(Sakaguchi)报道了存在能够表达 FoxP3 的调节性 CD4 + T 细胞,并证明此类细胞可能会限制抗肿瘤免疫力[19]。大约在同一时间,詹姆斯·艾莉森(James Allison)还报道了细胞毒性 T 淋巴细胞抗原 4(CTLA-4)在阻断抗肿瘤效应 T 细胞中的作用,表明该"检查点抑制剂"在免疫系统成熟前使用,可能导致肿瘤特异性 T 细胞消失[20]。

在此期间,SITC 开始吸引越来越多的细胞生物学家、基础免疫学家、临床医生,尤其是转化医学研究人员。该协会在肿瘤免疫治疗领域做出了巨大贡献,通过组建工作组以解决免疫监控研究彼此之间的协作,并在年度会议上专门开辟讨论部分以剖析阴性结果的疫苗临床试验。SITC 成员讨论了如何优化临床前模型并评估旨在增强抗肿瘤免疫的新技术。

突破性治疗和免疫检查点

2011 年,抗 CTLA-4 单克隆抗体单独或与 gp100 多肽疫苗联合进行的Ⅲ期随机临床的第一阶段结果显示,与单独的疫苗相比,晚期黑色素瘤患者的生存率有了显著提高[21]。这项关键性研究之所以有意义,有几个原因,包括确立免疫检查点抑制可作为肿瘤免疫的一种方法,并且是第一个显示出黑色素瘤患者生存率显著提高的Ⅲ期研究。这项研究的成功迅速导致抗 CTLA4 抗体 ipilimumab 在其他癌症中的进一步评估及测试新的检查点抑制剂。由于 CTLA-4 是阻止 T 细胞增殖和活化的 T 细胞表面受体,因此具有类似功能的其他细胞表面受体是药物开发的优先重点。一种此类受体,称为程序性细胞死亡受体 1(PD-1)早在 2000 年就已被戈登·弗里曼(Gordon Freeman)和本庶佑(Tasuko Honjo)发现和描述[22]。抗 PD-1 单克隆抗体的研究在Ⅰ期临床试验中产生了空前的治疗效果,并且继续证明其在多种人类肿瘤中的活性,包括黑色素瘤、肾细胞癌、头颈肿瘤、膀胱癌、霍奇金和非霍奇金 B 细胞淋巴瘤,非小细胞肺癌和微卫星不稳定实体瘤,并获得了多个监管机构的批准。此外,抗 PD-1 单克隆抗体之一的 pembrolizumab 首获得 FDA 基于分子标记、高微卫星不稳定性(MSI-H)或具有错配修复缺陷(dMMR)特征的晚期癌症进展后治疗的适应证,而不是基于不同的组织学[23]。这些出乎意料的结果使针对靶向程序性细胞死亡配体 1(PD-L1)的几种单克隆抗体很快获得批准,这些抗体在肺癌、膀胱癌和默克尔细胞癌中显示有良好效果[24]。在许多患者中,免疫反应相当持久,并且检查点抑制的进展将免疫治疗确立为一种真正的癌症治疗方法。

单药免疫检查点抑制剂在黑色素瘤中的成功,使随后迅速开展联合免疫治疗。在一项关键的随机Ⅲ期研究中,沃尔乔克(Wolchok)等人[25]报道,在未接受过治疗的转移性黑色素瘤患者中,ipilimumab 和 nivolumab 联合治疗的反应率为 61%。然而,这项研究还报告了 54% 的 3 级或更严重的药物相关不良事件发生率,包括严重的免疫相关毒性。尽管早期发现免疫相关不良事件通常可以通过皮质类固醇治疗和短暂的停止治疗来解决,但长期随访发现某些不良作用可能发生较晚,并可能与慢性发病及在极少数情况下的死亡有关(最值得注意的是自身免疫性结肠炎所致的结肠穿孔和免疫相关性心肌炎)[26]。因此,尽管免疫治疗的临床进展惊人,但是医生和健康提供者必须意识到如何识别和快速管理患者在治疗和随访期间出现的免疫相关毒性,有些毒性可能出现得比较晚。尽管需要进行研究以更好地了解与检查点抑制剂相关的抗肿瘤活性和副作用的机制,但 SITC 通过制定临床免疫治疗指南计划在患者选择方面提供了专家共识,该计划将特定于疾病的专业知识按特定肿瘤的方式汇集在一起,允许将免疫治疗整合到癌症患者的标准临床实践中。SITC 还成立了联合免疫治疗工作组,为如何进行免疫联合治疗药物的开发提供新见解[27]。此外,本手册还基于现有证据(如果有),结合了肿瘤医生和专科医生的最佳共识,提供了有关毒性反应确定和管理的具体见解。最后,应当感谢 FDA 和其他监管机构承认免疫治疗的独特作用,并为药物开发和批准提供加速途径。

肿瘤免疫治疗的下一波浪潮

尽管人们的热情都围绕着免疫检查点抑制剂的进展,但其他几项最新进展继续支持其他药物进一步在人类癌症免疫治疗中的作用。第一种溶瘤病毒,talimogene laherparepvec(T-VEC),一种编码 GM-CSF 的减毒重组 1 型单纯疱疹病毒(HSV-1),在无法手术切除的 Ⅲ 期和 Ⅳ 期黑色素瘤患者中显示出治疗活性,从而在 2015 年获得了美国、欧洲和澳大利亚的批准[28]。针对黑色素瘤和其他癌症的几种溶瘤病毒正计划进一步的研究,早期数据表明溶瘤病毒与检查点抑制剂之间存在高度协调作用。

嵌合抗原受体 T 细胞的开发是另一项重大进展。使用慢病毒作为载体表达特异针对 CD19 的嵌合抗原受体,CD19 是一种 B 细胞抗原和使用来自 4-1BB 的表达盒,产生 T 细胞共刺激分子,卡尔·琼(Carl June)等人在患有 CD19 + 复发或难治性 B 细胞淋巴母细胞白血病(ALL)的儿童和年轻人中,在 3 个月内显示出 81% 的缓解率。FDA 批准了 tisagenlecleucel 用于 25 岁以下的患者,后来也批准用于既往治疗失败的难治性 B 细胞大淋巴瘤患者[29]。另一种 CAR-T 细胞药物,axicabtagene ciloleucel 也被批准用于治疗某些类型的大 B 细胞非霍奇金淋巴瘤[30]。虽然这些批准代表了对于难治性血液肿瘤的一种新选择,但其治疗具有独特的毒性,而且费用昂贵。迄今为止,几乎没有进行成本效益或价值分析。

随着领域的扩大,SITC 不断开拓新领域,向该领域的专家,从业医生和护士以及需要免疫治疗信息的患者提供教育。该协会现已在政策和患者倡导方面建立了强有力的计划,并已成为促进免疫治疗在临床应用的重要角色。该手册为医护人员提供最新指南,以识别与免疫检查抑制剂相关的不良事件,并为有效的患者管理提供专家依据。作为致力于肿瘤免疫治疗的最古老、持续运营的专业组织,学会通过一系列有远见和以行动为导向的领导者来指导该领域的发展(表 4)以及由塔拉·威辛顿(Tara Withington)领导的最敬业、最富有同情心的执行管理团队的坚定支持。我们希望本手册对您有所帮助,并请访问以下网站:www.sit- cancer.org 提供有关更新的信息,以帮助您管理免疫治疗的癌症患者。

表 4 SITC 前任主席

- 1984—1986 年:医学博士罗伯特·奥尔德姆(Robert K. Oldham)
- 1986—1988 年:医学博士欧内斯特·博登(Ernest C. Borden)
- 1988—1990 年:医学博士理查德·斯莫利(Richard V. Smalley)
- 1990—1992 年:医学博士迈克尔·马斯特兰杰洛(Michael Mastrangelo)
- 1992—1994 年:医学博士迈克尔·霍金斯(Michael J. Hawkins)

- 1994—1996 年：医学博士罗纳德·赫伯曼（Ronald B. Herberman）
- 1996—1998 年：医学博士大卫·帕金森（David R. Parkinson）
- 1998—2000 年：医学博士迈克尔·洛兹（Michael T. Lotze）
- 2000—2002 年：医学博士罗伯特·迪尔曼（Robert O. Dillman）
- 2002—2004 年：医学博士迈克尔·阿特金斯（Michael B. Atkins）
- 2004—2006 年：医学博士乌尔里希·凯尔霍尔兹（Ulrich Keilholz）
- 2006—2008 年：医学博士乔恩·威金顿（Jon M. Wigginton）
- 2008—2010 年：理学博士伯纳德·福克斯（Bernard A. Fox）
- 2010—2012 年：医学博士，理学博士托马斯·加耶夫斯基（Thomas F. Gajewski）
- 2012—2014 年：医学博士弗朗西斯科·马里科拉（Francesco M. Marincola）
- 2014—2016 年：医学博士霍德华·考夫曼美国外科医师学会会员（Howard L. Kaufman）
- 2016 年至今：理学博士莉莎·巴特菲尔德（Lisa H. Butterfield）

莉莎·巴特菲尔德（Lisa H. Butterfield）
理学博士，宾夕法尼亚州匹兹堡匹兹堡大学
癌症免疫治疗学会主席

霍华德·考夫曼（Howard L. Kaufman）
医学博士，马萨诸塞州波士顿麻省总医院
免疫治疗学会前任主席

参考文献

1. Pardoll D. Cancer and the immune system: basic concepts and targets for intervention. Semin Oncol. 2015;42(4): 523-538. doi: 10.1053/j.seminoncol.2015.05.003

2. Robert C，Ribas A，Hamid O, et al. Durable complete response after discontinuation of pembrolizumab in patients with metastatic melanoma. *J Clin Oncol*. 2018;36(17): 1668-1674. doi: 10.1200/JCO.2017.75.6270

3. Kim TK，Herbst RS，Chen L. Defining and understanding adaptive resistance in cancer immunotherapy. *Trends Immunol*. 2018;39: 624-631. doi: 10.1016/j.it.2018.05.001

4. Strassburg MA. The global eradication of smallpox. *Am J Infect Control*. 1982;10(2): 53-59. doi: 10.1016/0196-6553(82)90003-7

5. Brent L. The discovery of immunologic tolerance. *Hum Immunol*. 1997;52(2): 75-81. doi: 10.1016/S0198-8859(96)00289-3

6. Garcia MAA，Yebra BG，Flores ALL, et al. The major histocompatibility complex in transplantation. *J Transplant*. 2012;2012: 1-7. doi: 10.1155/2012/842141

7. Evans R，Duffy T. The immunological basis of tumor rejection: the absolute dependence of

the effector arm on sensitized T cells after chemoimmunotherapy of a murine sarcoma. *J Immunol*. 1985;134(6): 4255-4260.

8. Grimm EA, Mazumder A, Zhang HZ, et al. Lymphokine-activated killer cell phenomenon. Lysis of natural killer-resistant fresh solid tumor cells by interleukin-2-activated autologous human peripheral blood lymphocytes. *J Exp Med*. 1982;155(6): 1823-1841. doi: 10.1084/jem.155.6.1823

9. Rosenberg SA. IL-2: the first effective immunotherapy for human cancer. *J Immunol*. 2014;192(12): 5451-5458. doi: 10.4049/jimmunol.1490019

10. Tarhini A, Gogas H, Kirkwood JM. IFN-α in the treatment of melanoma. *J Immunol*. 2012;189(8): 3789-3793. doi: 10.4049/jimmunol.1290060

11. Reinherz EL, Meuer S, Fitzgerald KA, et al. Antigen recognition by human T lymphocytes is linked to surface expression of the T3 molecular complex. *Cell*. 1982; 30(3): 735-743. doi: 10.1016/0092-8674(82)90278-1

12. Kappler J, Kubo R, Haskins K, et al. The major histocompatibility complex-restricted antigen receptor on T cells I. Mouse and man: Identification of constant and variable peptides. *Cell*. 1983;35(1): 295-302. doi: 10.1016/0092-8674(83)90232-5

13. Doherty PC, Zinkernagel RM. A biological role for the major histocompatibility antigens. *Lancet*. 1975;1(7922): 1406-1409. doi: 10.1016/S0140-6736(75)92610-0

14. Steinman RM, Nussenzweig MC. Dendritic cells: features and functions. *Immunol Rev*. 1980;53: 127-147. doi: 10.1111/j.1600-065X.1980.tb01042.x

15. Kantoff PW, Higano CS, Shore ND, et al. Sipuleucel-T immunotherapy for castration-resistant prostate cancer. *N Engl J Med*. 2010; 363 (5): 411-422. doi: 10.1056/NEJMoa1001294

16. Hildesheim A, Herrero R, Wacholder S, et al. Effect of human papillomavirus 16/18 L1 viruslike particle vaccine among young women with preexisting infection: a randomized trial. *JAMA*. 2007;298(7): 743-753. doi: 10.1001/jama.298.7.743

17. Butterfield LH, Palucka AK, Britten CM, et al. Recommendations from the iSBTc/FDA/ NCI workshop on immunotherapy biomarkers. *Clin Cancer Res*. 2011;17(10): 3064-3076. doi: 10.1158/1078-0432.CCR-10-2234

18. Slingluff CL, Petroni GR, Olson W, et al. Helper T-cell responses and clinical activity of a melanoma vaccine with multiple peptides from MAGE and melanocytic differentiation antigens. *J Clin Oncol*. 2008;26(30): 4973-4980. doi: 10.1200/JCO.2008.17.3161

19. Sakaguchi S, Sakaguchi N, Asano M, et al. Immunologic self-tolerance maintained by activated T cells expressing IL-2 receptor alpha-chains (CD25). Breakdown of a single mechanism of self-tolerance causes various autoimmune diseases. *J Immunol*. 1995;155 (3): 1151-1164.

20. Krummel MF, Allison JP. VD28 and CTLA-4 have opposing effects on the response of T cells to stimulation. *J Exp Med*. 1995;182(2): 459-465. doi: 10.1084/jem.182.2.459

21. Hodi FS, O'Day SJ, McDermott DF, et al. Improved survival with ipilimumab in

patients with metastatic melanoma. *N Engl J Med*. 2010;363(8): 711-723. doi: 10.1056/NEJMoa1003466

22. Freeman GJ, Long AJ, Iwai Y, et al. Engagement of the PD-1 immunoinhibitory receptor by a novel B7 family member leads to negative regulation of lymphocyte activation. *J Exp Med*. 2000;192(7): 1027-1034. doi: 10.1084/jem.192.7.1027

23. Topalian SL, Drake CG, Pardoll DM. Immune checkpoint blockade: a common denominator approach to cancer therapy. *Cancer Cell*. 2015; 27（4）: 450-461. doi: 10.1016/j.ccell.2015.03.001

24. Lee HT, Lee JY, Lim H, et al. Molecular mechanism of PD-1/PD-L1 blockade via antiPD-L1 antibodies atezolizumab and durvalumab. *Sci Rep*. 2017;7（1）: 5532. doi: 10.1038/ s41598-017-06002-8

25. Postow MA, Chesney J, Pavlick AC, et al. Nivolumab and ipilimumab versus ipilimumab in untreated melanoma. *N Engl J Med*. 2015;372（21）: 2006-2017. doi: 10.1056/NEJMoa1414428

26. Johnson DB, Balko JM, Compton ML, et al. Fulminant myocarditis with combination immune checkpoint blockade. *N Engl J Med*. 2016;375(18): 1749-1755. doi: 10.1056/NEJMoa1609214

27. Ott PA, Hodi FS, Kaufman HL, et al. Combination immunotherapy: a road map. *J Immu-nother Cancer*. 2017;5: 16. doi: 10.1186/s40425-017-0218-5

28. Andtbacka RHI, Kaufman HL, Collichio F, et al. Talimogene laherparepvec improved durable response rates in patients with advanced melanoma. *J Clin Oncol*. 2015;33(25): 2780-2788. doi: 10.1200/JCO.2014.58.3377

29. Maude SL, Laetsch TW, Buechner J, et al. Tisagenlecleucel in children and young adults with B-cell lymphoblastic leukemia. *N Engl J Med*. 2018;378（5）: 439-448. doi: 10.1056/NEJMoa1709866

30. Neelapu SS, Locke FL, Bartlett NL, et al. Axicabtagene ciloleucel CAR T-cell therapy in refractory large B-cell lymphoma. *N Engl J Med*. 2017; 377（26）: 2531-2544. doi: 10.1056/ NEJMoa1707447

31. Kirkwood JM, Strawderman MH, Ernstoff MS, et al. Interferon alfa-2b adjuvant therapy of high-risk resected cutaneous melanoma: the Eastern Cooperative Oncology Group Trial EST 1684. *J Clin Oncol*. 1996;14(1): 7-17.

介　　绍

20 多年过去了,自从基础免疫学家开始研究免疫细胞的作用机制以来,尤其是调节 T 细胞激活的受体和配体以外,其中 T 细胞受体和 T 细胞活化所必需的第二信号 CD28-CD80/86[1]。1996 年吉姆・艾莉森(Jim Allison)小组发现细胞毒性 T 淋巴细胞抗原 4(CTLA-4)是第一个可以被阻断的细胞受体,阻断后小鼠体内抗肿瘤反应显著增强[2]。故抗 CTLA-4 抗体 ipilimumab 被批准为第一种治疗癌症的免疫检查点抑制剂(ICI)。截至目前,已有许多免疫检查点抑制剂(ipilimumab [Yervoy®], pembrolizumab [Keytruda®], nivolumab [Opdivo®], atezolizumab [Tecentriq®]和 avelumab [Bavencio®])被批准用于多种癌症的治疗,并且还在深入研究中。免疫治疗曾经一直处于低谷,在大型会议上安排在偏僻会议室及会议的最后几天进行,参会者也是半信半疑地讨论这种曾经有能力及有希望治疗肿瘤的方法,但是现在免疫治疗已成为肿瘤学家治疗肿瘤的焦点。现在每个人都需要成为一名免疫学家,以至于癌症治疗方式的发展如火如荼。虽然这些新药的治疗效果通常很好,但具有独特的毒性反应,必须对其进行有效识别和治疗才能在较基础的医疗单位中安全实施。

癌症免疫治疗学会(SITC)是最早对免疫相关不良事件(irAE)进行教育、识别和管理的学会之一,并于 2017 年 11 月在《癌症免疫治疗杂志》上发表了 irAE 处理指南[3]。SITC 也积极参与制定了国家综合癌症网络及美国临床肿瘤学会的指南。目前,SITC 已全方位制定编写此手册以管理免疫检查点抑制剂。

1868 年,德国外科医生威廉・布斯(Wilhelm Busch)首次使用免疫治疗,他故意使用感染(丹毒)治疗软组织肉瘤,紧随其后的是 1891 年美国外科医生威廉・科利(William Coley)[4,5]。20 世纪,苏亚-长野(Yasu-ichi Nagano)和小岛康彦(Yasuhiko Kojima) 以及艾萨克斯(Alick Isaacs) 和林登曼(Jean Lindenmann)研究小组独立研究发现了干扰素[6,7]。20 世纪 70 年代末,80 年代初芬兰红十字会在美国癌症协会的资助下,首次将干扰素商业化,生产全细胞干扰素[8,9]。大量研究人员研究与 T 细胞增殖有关的信号,从而导致罗伯特(Robert Gallo)发现了 T 细胞生长因子或 IL-2[10]。接下来的几十年研究,发现许多与淋巴细胞的活化和调节有关的细胞因子,时至今日,科学家们仍对癌症免疫治疗进行深入探索其机制。1996 年,吉姆・艾莉森(Jim Allison)和吉姆・青石(Jim Bluestone)的研究小组证明,使用抗 CTLA-4 抗体阻断免疫调节分子 CTLA-4 抗体的 CTLA-4,导致小鼠体内的抗肿瘤反应增强,这奠定了 15 年后美国食品药品监督管理局(FDA) 批准了第一个检查点抑制剂 ipilimumab[2,11,12]

的基础。本城(Honjo)及其研究小组 1992 年首次描述了程序性细胞死亡受体 1(PD-1),并于 2000 年首次将其命名为免疫检查点抑制剂,为 15 年后 FDA 批准做出了巨大的贡献[13,14]。本城(Honjo)和艾莉森(Allison)都因其突破性的研究而获得 2018 年诺贝尔医学奖。

SITC 的《免疫治疗毒性管理指南》旨在为临床医生提供工作指导。通过了解抗癌活性的免疫机制,临床医生掌握了利用这些药物造福患者的知识。总结了当前有益的经验性证据,以便医生、健康受试者和患者在治疗方面做出决策。此外,该手册提供了因不良事件导致治疗中止的指导及剂量限制性毒性(3~4级)的处理方法。临床医生所掌握的美国国家癌症研究所(National Cancer Institute)发布的《不良事件通用术语标准》(CTCAE)评分往往用于处理化疗药物和药物组合所致急性不良事件和即时安全性问题,因此,在免疫疗法的时代,其局限性显而易见。

免疫检查点抑制剂的适应证正在逐渐增加,包括转移性肿瘤或术后辅助,SITC 均已成为临床医生处理相关 irAE 的指导原则。辅助治疗中使用免疫检查点抑制剂面临巨大的挑战,因为这些患者中有许多将永远不会复发,因此伦理要求治疗必须保持安全。临床上为了鉴别诊断 irAE 会考虑高花费的诊断性检测,以协助 irAE 的临床管理。这些高昂的费用造成临床诊疗的极大困扰,故将在有关成本效益策略的章节中讨论。随着 FDA 批准的药物联合治疗开展,或不同种类的实验性免疫治疗药物研究的开展,免疫治疗的全面影响开始显现。临床将面临控制成本的需求及在监管机构获批之前面临新知识的挑战。因此,让患者及其家人参与选择治疗的过程同样重要。

马克•恩斯特夫(Marc S.Ernstoff)
医学博士

参考文献

1. Bretscher PA. A two-step, two-signal model for the primary activation of precursor helper T cells. *Proc Natl Acad Sci USA*. 1999;96: 185-190. doi: 10.1073/pnas.96.1.185

2. Leach DR,Krummel MF, Allison JP. Enhancement of antitumor immunity by CTLA4 blockade. *Science*. 1996;271: 1734-1736. doi: 10.1126/science.271.5256.1734

3. Puzanov I, Diab A, Abdallah K, et al. Managing toxicities associated with immune checkpoint inhibitors: consensus recommendations from the Society for Immunotherapy of Cancer (SITC) Toxicity Management Working Group. *J Immunother Cancer*. 2017;5: 95-123. doi: 10.1186/s40425-017-0300-z

4. Busch W. Berhandlungen artzlicher gesellschaften. *Berl Klin Wochenschr*. 1868;137-138.

5. Coley WB. Contribution to the knowledge of sarcoma. *Ann Surg*. 1891;14: 199-220. doi:

10.1097/00000658-189112000-00015

6. Nagano Y, Kojima Y. Pouvoir immunisant du virus vaccinal inactive par des rayons ultraviolets. *CR Soc Biol*. 1954;48: 1700-1702.

7. Isaacs A, Lindenmann J. Virus interference. I. The interferon. *Proc R Soc Ser B*. 1957; 147: 258-267. doi: 10.1098/rspb.1957.0048

8. Strander H, Cantell K. Production of interferon by human leukocytes in vitro. *Ann Med Exp Biol Fenn*. 1966;44: 265-273.

9. Krown SE, Burk MW, Kirkwood JM, et al. Human leukocyte (alpha) interferon in metastatic malignant melanoma: The American Cancer Society Phase Ⅱ trial. *Cancer Treat Rep*. 1984;68: 723-726.

10. Mier JW, Gallo RC. Purification and some characteristics of human T-cell growth factor from phytohemagglutinin-stimulated lymphocyte-conditioned media. *Proc Natl Acad Sci USA*. 1980;77: 6134-6138. doi: 10.1073/pnas.77.10.6134

11. Walunas TL, Bakker CY, Bluestone JA. CTLA-4 ligation blocks CD28-dependent T cell activation. *J Exp Med*. 1996;183: 2541-2550. doi: 10.1084/jem.183.6.2541

12. Hodi FS, O'Day SJ, McDermott DF, et al. Improved survival with ipilimumab in patients with metastatic melanoma. *N Engl J Med*. 2010;372: 2006-2017. doi: 10.1056/NEJMoa1003466

13. Ishida Y, Agata Y, Shibahara K, Honjo T. Induced expression of PD-1, a novel member of the immunoglobulin gene superfamily, upon programmed cell death. *EMBO J*. 1992; 11(11): 3887-3895.

14. Freeman GJ, Long AJ, Iwai Y, et al. Engagement of the PD-1 immunoinhibitory receptor by a novel B7 family member leads to negative regulation of lymphocyte activation. *J Exp Med*. 2000;192(7): 1027-1034. doi: 10.1084/jem.192.7.1027

译 者 序

恶性肿瘤是当今世界范围内危害人类健康和生命的"头号杀手"。人类在抗肿瘤的过程中经历了漫长、艰苦和卓有成效的历史进程，免疫检查点抑制剂治疗改变了肿瘤的治疗，尤其是改善晚期肿瘤的治疗预后。

但是由于免疫检查点抑制剂的治疗是从免疫抑制的解除方面来治疗，由此带来了前所未有的涉及全身各个器官系统的广泛不良反应，这些不良反应以自身免疫疾病样改变为特点。根据国际和国内有效的指南和共识，目前已经解决了大部分 irAE 的诊断和治疗问题，但是远远满足不了临床实践的需求。SITC最新(2019.10)系列指南是迄今为止第一个从不同器官和系统的不良反应角度来撰写，包括 16 个指南，内容涉及免疫检查点抑制剂药物概述、免疫检查点抑制剂组合的适应证和毒性、免疫治疗相关毒理通则、免疫治疗相关皮肤毒性、肌肉骨骼和风湿病毒性、胃肠道毒性、肺部毒性、内分泌毒性、神经系统毒性、心血管毒性、肾脏毒性、血液学毒性、眼部毒性、特殊患者人群中免疫治疗的安全性和法规、免疫治疗患者的癌症相关疲劳、新型癌症疗法的成本效益和财务毒性，因为 irAE 很难进行集中的大规模的 RCT 研究，这是该领域的特点。SITC 指南进行了大量的临床研究的总结分析，进而与真实世界研究更为贴近，也就是与临床实践更为贴近，所以实用性很强。因此，北京协和医院呼吸与危重症医学科肺癌中心的同道们第一时间对本书进行了翻译和讨论。

我院张抒扬院长，大内科主任张奉春教授，肝胆外科赵海涛教授，呼吸科与危重症医学科前主任李龙芸教授(本人的研究生导师)对本书的翻译寄予了殷切的期望和悉心指导！呼吸与危重症医学科王孟昭主任秉承"严谨、求精、勤奋、奉献"的协和精神，对本书内容的反复推敲、字斟句酌，可谓精益求精，他的力臻完美是本书不断完善的动力之源！在天津医科大学总医院期刊中心刘谦副主任的悉心呵护下，《SITC 的免疫疗法毒性管理指南》译著这一新生命诞生了。

路漫漫其修远兮，吾将上下而求索。期待本书将不负百年协和的使命和重任，为临床医生认识、诊断及治疗各种免疫检查点抑制剂相关的 irAE 作出更大的贡献！诚然，经过数轮探讨、分析、归纳、整理、学习，本书的翻译过程虽然力求十全十美，但纰漏与瑕疵在所难免，望各位白衣战士们不吝赐教，以便我们医务工作者能够不忘初心，牢记使命，始终坚持以人民至上、生命至上、健康至上的真挚情怀，坚定信念跟党走，增强砥砺前行的信心和勇气，时刻以高尚的医德、精湛的医术为人民的健康服务，无愧于新时代白衣战士的光荣称号！

张力

2021 年 4 月

目　　录

第一部分

第 1 章　CTLA-4 药物概述：伊匹单抗和曲美珠单抗　　　3

第 2 章　PD-1 和 PD-L1 抑制剂概述　　　19

第 3 章　免疫检查点抑制剂的适应证和毒性　　　41

第二部分

第 4 章　免疫相关毒性的一般原则　　　55

第 5 章　皮肤毒性：皮疹、黏膜刺激和瘙痒　　　65

第 6 章　肌肉骨骼和风湿疾病性毒性　　　77

第 7 章　免疫相关的胃肠道毒性　　　95

第 8 章　免疫检查点抑制剂相关的肺毒性　　　105

第 9 章　与 ICI 治疗相关的免疫性内分泌疾病　　　123

第 10 章　神经系统不良事件和神经系统并发症　　　139

第 11 章　免疫检查点抑制剂相关的心血管毒性　　　165

第 12 章　免疫检查点抑制剂相关肾脏毒性　　　177

第 13 章　免疫介导的血液学毒性　　　193

第 14 章　免疫失调所致眼毒性　　　209

第 15 章　免疫检查点抑制剂在特殊人群应用的安全性和管理　　　219

第 16 章　免疫检查点抑制剂治疗中的癌症相关性疲劳　　　231

第 17 章　癌症新疗法的经济学考虑　　　243

第一部分

第1章

CTLA-4 药物概述：伊匹单抗和曲美珠单抗

Daniel H. Johnson and Jianjun Gao

概述

近年来,基于 T 细胞的免疫疗法革命性地改变了癌症的治疗方法。对 T 细胞活化和调节机制的进一步理解使我们开发出以免疫检查点为靶点的单克隆抗体(mAb)成为可能。机体进化出了许多固有 T 细胞的免疫检查点通路,能够分多个步骤调节免疫系统,这一过程被称为外周免疫耐受[1]。肿瘤细胞能够利用这些机制来限制炎症和免疫反应,从而保护自己免受 T 细胞的攻击,这一过程称为适应性免疫抵抗[2]。现有六种免疫检查点抑制剂(ICI)已获得美国食品和药品监督管理局(FDA)的批准,可用于多种肿瘤的治疗。它们分别靶向两种免疫检查点信号通路:细胞毒性 T 淋巴细胞抗原 4(CTLA-4)和细胞程序性死亡受体 1/程序性细胞死亡配体 1(PD-1/PD-L1)[3]。

细胞介导免疫反应的有效激活既需要 T 细胞受体(TCR)与结合了抗原的 MHC 分子之间的相互作用,又需要由 T 细胞上的 CD28 与抗原呈递细胞(APC)上的 B7 蛋白(CD80 或 CD86)结合所介导的共刺激信号[4]。这两个信号对抗肿瘤免疫反应至关重要,它们启动了肿瘤特异性效应 T 细胞,促使其增殖及向疾病部位的迁移[5]。免疫检查点分子 CTLA-4 是 T 细胞共刺激分子 CD28 的同系物,但对其配体具有更高的亲和力[6]。CD28 和 CTLA-4 与 B7 的竞争性结合的结果决定了 T 细胞最终将被激活还是失活[7]。

伊匹单抗(Ipilimumab)

Jim Allison 的团队于 1995 年首次发现了 CTLA-4 抑制剂可以作为抗癌治疗的手段之一。他们发现,抗 CTLA-4 抗体可以增强几种类型的小鼠移植瘤模型的抗肿瘤排斥反应[8]。随着这些临床前研究的不断完善,最终促成了伊匹单抗的研发。伊匹单抗是一种完全人源化的单克隆抗体(IgG1),它能够特异性地阻断 CTLA-4 从而促进抗肿瘤免疫反应。在首次进行人体试验时,伊匹单抗就获得了令人振奋的结果,一些伴有大量坏死的巨大肿瘤患者在经过伊匹单抗治疗后获得了较长的无进展生存期[9,10]。在随后进行的伊匹单抗治疗转移性黑色素瘤(MM)的扩展单臂和Ⅱ期随机对照临床试验中,研究者们再次证明了伊匹单抗疗效的持久性,有时甚至能够达到完全缓解[9,11-14]。

随后,一项在 676 例 MM 患者中进行的Ⅲ期随机对照试验显示,与既往的标准治疗相比,依匹单抗单药治疗可改善患者的总体生存率(OS)[15]。患者被随机分为 3 组,分别接受伊匹单抗联合黑色素瘤相关糖蛋白(gp100)多肽疫苗,单独的伊匹单抗或单独的 gp100 多肽疫苗。与单独使用 gp100 多肽疫苗治疗相比,伊匹单抗单药治疗(3mg/kg,每 3 周 1 次,共计 4 次)的中位 OS 改善了 3.7 个月(10.1 个月 vs. 6.4 个月;P = 0.003)。在该试验中,伊匹单抗联合 gp100 多肽疫苗治疗组的中位 OS 为 10.0 个月,表明 gp100 疫苗没有带来额外的获益(HR =1.04;P=0.76)。此外,在本研究中还发现,在伊匹单抗治疗后肿瘤进展的那一小部分患者中,绝大多数对伊匹单抗再挑战存在反应。该试验结果推动了伊匹单抗的临床应用,2011 年 3 月,伊匹单抗被 FDA 批准用于 MM 的治疗。另一项Ⅲ期临床试验进一步证实了伊匹单抗对于 MM 的治疗效果。该研究显示,在 MM 的治疗中,与标准的达卡巴嗪化疗相比,达卡巴嗪联合伊匹单抗能够显著改善患者 OS[16]。

然而,最令人惊讶的结果还是来自对参与伊匹单抗临床试验患者进行的长期随访,其中许多人甚至已经不需要再接受治疗。在 3 项用伊匹单抗治疗 MM 的Ⅱ期临床试验中,共 177 例患者,其 5 年生存率分别为 13%、25% 和 23%[17]。在这些试验中,有 15 名受试者评估达到完全缓解(CR),除其中 1 名外,其他达到 CR 的受试者均随访了至少 71~92 个月。在各类关于伊匹单抗治疗 MM 的临床试验中,对共计 1861 例受试者的随访数据进行了合并的荟萃分析(Meta 分析),3 年 OS 率达到了 22%[18]。在此 Meta 分析中,大多数临床试验具有至少 5 年以上的随访数据,而其中 3 项试验的随访数据甚至长达 10 年。合并的 Kaplan-Meier 生存曲线的平稳期约始于第 3 年,并能够持续维持稳定至少 10 年。

在术后辅助治疗情况下,伊匹单抗也能提高可切除 MM 患者的预后,而既往标准的术后辅助干扰素治疗仅是中等程度提高Ⅲ期 MM 切除术后患者的无复发生存率(RFS)和 OS(伊匹单抗将 5 年 OS 从 46.1% 提高到 49.1%)[19]。EORTC 18071 是一项在Ⅲ期 MM 切除术后患者中比较了伊匹单抗对比安慰剂进行辅助治疗疗效的Ⅲ期临床试验,3 年的 RFS 从安慰剂组的 34.8% 显著提高到伊匹单抗组的 46.5%。因此,FDA 于 2015 年批准了伊匹单抗的该项新适应证[20]。同时,该试验的长期随访结果也显示出了显著的 OS 获益,伊匹单抗组的 5 年 OS 为 65.4%,而安慰剂组为 54.4%[21]。最近,在一项纳入了ⅢB,ⅢC 或Ⅳ期 MM 切除术后患者的Ⅲ期临床试验中,使用纳武利尤单抗进行辅助治疗的 RFS 较伊匹单抗显著更长(中位 NR;12 个月 RFS:纳武利尤单抗为 70.5%,伊匹单抗为 60.8%)。同时,与伊匹单抗作为辅助治疗相比,使用纳武利尤单抗的 3 级或 4 级不良事件发生率更低(纳武利尤单抗为 25.4%,伊匹单抗为

55.2%)[22]。

免疫相关不良事件

尽管伊匹单抗对于 MM 的疗效在早期临床试验中很显著,但同时也存在着与剂量相关和免疫相关的副作用,被称为免疫相关不良事件(irAE)。CTLA-4和配体结合能够拮抗早期 T 细胞活化,导致 IL-2 生成减少,调节 TCR 信号传导及抑制 T 细胞扩增[1]。CTLA-4 缺陷小鼠会产生自身免疫性淋巴细胞增生症,并在出生后 3～4 周内死亡[23]。PD-1 缺陷小鼠也容易出现自身免疫性疾病,但是这类免疫性反应通常仅针对特定器官且需要几个月的时间才能发展起来[24]。这些发现表明,CTLA-4 可能在 T 细胞整个生命周期中对其自我耐受调节起主要作用,而 PD-1 仅参与维持外周免疫耐受。该理论解释了为什么CTLA-4 拮抗剂与 PD-1/PD-L1 拮抗剂产生的 irAE 的模式、严重性、发生时间和发生率之间存在着较大的差异。

伊匹单抗相关的 irAE 几乎可以影响所有的器官系统(表 1-1),其中最常见的毒性是皮肤损害(皮疹、瘙痒和白癜风)和结肠炎,其次为肝炎、垂体炎和甲状腺炎[25]。同时还可能发生一些罕见的不良反应,如葡萄膜炎、神经病变、肾炎、肌炎、心肌炎、结节病、格林-巴利综合征和免疫介导的血细胞减少症等罕见疾病[25-27]。通过不良事件通用术语标准(CTCAE)评分系统进行评价,伊匹单抗单药治疗的总 irAE 发生率超过 70%,其中严重不良事件(3～4 级)发生率约为25%[27,28]。值得庆幸的是大多数 irAE 并不会造成严重后果,也很少会致命。在 FDA 批准伊匹单抗单药治疗黑色素瘤的Ⅲ期临床试验中,仅有 14 例受试者的死亡是与该研究药物的不良反应相关的(2.1%)[15]。irAE 中,最常累及的器官是皮肤(40%～68%),其次是胃肠道(26%～44%)、内分泌系统(5%～13%)和肝脏(3%～9%),并且这些不良事件常在某些特定时间发生,严重性也大抵相同[25,28,29]。在伊匹单抗治疗启动 2～3 周后,可出现预期的皮肤 irAE,但很少出现严重的皮肤损害。结肠炎是最常见的严重 irAE(3 级或 4 级,10%～16%),典型的结肠炎发生在抗 CTLA-4 治疗后 6～7 周并伴有肝脏损害[28,30]。垂体炎则平均在免疫检查点抑制剂治疗后 9 周左右出现[28]。这些特定的 irAE诊断和治疗方式将在随后章节中进行讨论。

表 1-1　伊匹单抗治疗产生的各器官系统不良事件发生率(N=5632)

器 官 系 统	总体发生率 N(%)
皮肤	
瘙痒	1337 (23.74)
皮疹	1237 (21.96)
白癜风	88 (1.56)

器 官 系 统	总体发生率 N（%）
胃肠道	
腹泻	1490（26.46）
恶心	719（12.77）
结肠炎	423（7.51）
腹痛	271（4.81）
胰腺炎	23（0.41）
整体感觉	
疲劳	1261（22.39）
食欲下降	382（6.78）
发热	296（5.26）
体重减轻	201（3.57）
虚弱	116（2.06）
肝胆系统	
谷丙转氨酶升高	251（4.46）
谷草转氨酶升高	226（4.01）
肝功能下降	5（0.09）
内分泌	
甲状腺功能减退	160（2.84）
垂体炎	157（2.79）
肾上腺功能不全	79（1.4）
甲状腺功能亢进	24（0.43）
骨骼肌肉	
关节痛/关节炎	193（3.43）
肌痛	96（1.71）
风湿性多肌痛	4（0.04）
肌炎	1（0.02）
多发性肌炎	1（0.02）
血液	
贫血	83（1.47）
血小板减少症	43（0.76）
嗜酸性粒细胞增多	19（0.34）
中性粒细胞减少症	17（0.30）
呼吸系统	
呼吸困难	78（1.39）
咳嗽	73（1.30）
肺炎	28（0.50）
眼部	
结膜炎	30（0.53）

续表

器 官 系 统	总体发生率 $N(\%)$
葡萄膜炎	22（0.39）
睑缘炎	6（0.11）
神经系统	
周围神经病变	42（0.75）
格林-巴利综合征	2（0.04）
重症肌无力	2（0.04）
肾脏	
蛋白尿	8（0.14）
肾功能衰竭	6（0.11）
心脏	
心房颤动	9（0.16）
心肌炎	1（0.02）

数据来源：（有修改）Okazaki T，Honjo T. The PD-1-PD-L pathway in immunological tolerance. *Trends Immunol*.2006;27（4）：195-201. doi：10.1016/j.it.2006.02.001

毒性与反应性的关系

在 CTLA-4 单抗引起 irAE 的患者中，活化的免疫系统能否具有抗肿瘤免疫效果仍存在争议。在伊匹单抗的多个早期临床试验中，研究者们发现，抗肿瘤反应性与 irAE 之间存在显著的关联[31-34]。但是，一项伊匹单抗的大型回顾性研究却认为，无论是否存在 irAE，患者治疗失败时间及 OS 的时间均无显著差异[35]。某些特定类型的 irAE 与抗肿瘤疗效的相关性可能比其他类型的 irAE 更明显。MM 患者的多项临床试验结果表明，白癜风与免疫检查点抑制剂（CPI）高反应率、长 PFS 及 OS 之间存在确切关联[36,37]。这种关联背后的机制似乎很明显，因为白癜风是由于针对黑色素瘤可能共有的黑色素体抗原的自身免疫反应所引起的。伊匹单抗在黑色素瘤中的临床疗效与其他器官发生的 irAE 也存在关联，这表明 CTLA-4 在抗原非特异性自我耐受中发挥着重要作用，有助于治疗效应的产生。在 198 例 MM 或转移性肾细胞癌（RCC）患者中进行的一项单臂伊匹单抗研究表明，肿瘤的缓解率与自身免疫毒性之间存在关联。在该试验中，发生小肠结肠炎的患者的客观缓解率（ORR）在 MM 中为 36%，在 RCC 中为 35%，而未发生小肠结肠炎的患者的 ORR 分别为 11% 和 2%（MM：$P = 0.0065$；RCC：$P = 0.0016$）[32]。在垂体炎中也有类似的情况产生，Blansfield 等报道了伊匹单抗治疗的 163 例 MM 或 RCC 患者中有 8 例患者（4.9%）发生了垂体炎，虽然数量很少，但在 8 例发生了垂体炎的患者中，有 5 例（62.5%）患者具有对伊匹单抗客观的抗肿瘤效应[33]。

剂量反应

在 MM 中,伊匹单抗的批准剂量为 3mg/kg;在可切除的 Ⅲ 期或 Ⅳ 期 MM 的辅助治疗中,伊匹单抗的批准剂量为 10mg/kg,每 3 周给药 1 次,总共 4 次。随后每 3 个月随访 1 次,直至 3 年。Ⅱ 期临床试验的数据表明,使用更高剂量可能会提高疗效,因此 EORTC 1807 中使用 10mg/kg 的剂量得到了批准。在一项三臂研究中,对 221 例先前接受过常规治疗的 MM 患者进行随机分配,分别给予 0.3、3 或 10mg/kg 的伊匹单抗,每 3 周给药 1 次,总共 4 次。研究者们发现,剂量与 ORR 之间存在明确的相关性(ORR 0.3mg:0,3mg:4.2%,10mg:11.1%,$P=0.0015$)[38]。剂量的增加不仅提高了 ORR,同时也带来了更高的毒性,在该试验中,0.3、3 或 10mg/kg 的伊匹单抗对应的 3~4 级 irAE 的发生率分别为 0%、12% 和 25%。在一项随机 Ⅲ 期临床试验中,再次证明了临床获益和自身免疫毒性与剂量之间的联系,与 3mg/kg 的伊匹单抗相比,10mg/kg 的伊匹单抗能够带来更长的 OS 获益,但同时也会增加治疗相关的不良事件的产生[39]。该试验中最常见的严重 irAE 为腹泻和结肠炎,10mg/kg 治疗组中 37% 的患者发生 3~4 级 irAE,而 3mg/kg 治疗组中仅 18% 的患者发生 3~4 级 irAE。一项纳入 22 个临床试验总共 1265 例患者的大型 Meta 分析和系统综述显示,接受 3mg/kg 伊匹单抗的患者中所有级别 irAE 的发生率为 61%(95% CI:56%~66%);而 10mg/kg 则为 79%(95% CI:69%~89%)[27]。当 CTLA-4 抑制剂与 PD-1 抑制剂联合使用时,也可以看到这种剂量相关性的不良反应。在将伊匹单抗与纳武利尤单抗联合用于转移性 RCC 的 Ⅰ 期安全性和有效性评估的研究中,与伊匹单抗 1mg/kg+纳武利尤单抗 3mg/kg 相比,伊匹单抗 3mg/kg+纳武利尤单抗 1mg/kg 的 3~4 级 irAE 发生率显著更高(62% vs. 38%)[40]。

伊匹单抗单药治疗非黑色素瘤的其他恶性肿瘤

目前,FDA 批准的伊匹单抗单药治疗的适应证仅有 MM 一种,但伊匹单抗在其他恶性肿瘤中同样具有良好的疗效。在一项纳入多西他赛化疗后再次进展的晚期前列腺癌患者的临床试验中,在放疗后辅以伊匹单抗治疗(10mg/kg,每 3 周给药 1 次,总共 4 次)或安慰剂治疗,观察疗效[41]。尽管就整体人群的初步分析而言,OS 并未达到统计学上的改善,但伊匹单抗确实提高了无进展生存期(PFS)。此外,在无基础疾病的亚组中(各项检验指标均良好),伊匹单抗能够带来显著的 OS 获益。另一项针对症状轻微的初治晚期前列腺癌患者的 Ⅲ 期随机对照临床试验表明,与安慰剂组相比,伊匹单抗组也没有改善 OS,但增加了

PFS 和前列腺特异性抗原应答率[42]。这两项研究证明了在前列腺癌患者亚组中伊匹单抗的抗肿瘤活性，但同时也伴随重度（3～4 级）irAE（分别为 26% 和 40%），其中一些是致命的 irAE（分别为 1% 和 2%）。伊匹单抗在非小细胞肺癌中也表现出了良好的疗效，在基础化疗（卡铂＋紫杉醇）中加用伊匹单抗治疗对比于仅基础化疗可改善 irPFS 和 PFS[43]。此外，还有多项单臂 II 期临床研究显示了伊匹单抗单药治疗在其他多种癌症中的作用，如 RCC 和尿路上皮癌[32,44-46]。然而，迄今为止，尚无 III 期数据显示伊匹单抗对非小细胞肺癌、RCC 和尿路上皮癌的益处。

曲美珠单抗（Tremelimumab）

曲美珠单抗是以 CTLA-4 为靶点的全人源化的 IgG2 单克隆抗体。与伊匹单抗不同的是，尽管曲美珠单抗在早期的临床试验中已获得了较好的效果[47-49]，但尚未获得 FDA 任何适应证的批准[3]。在一项 MM 的 III 期随机对照临床试验中，曲美珠单抗对与标准治疗方案（达卡巴嗪或替莫唑胺）相比，其结果未能达到改善 OS 的主要终点[50]。有学者将此阴性结果归因于曲美珠单抗的给药方案（每 3 个月给药 1 次，每次 15mg/kg）或对照组后线治疗中使用了伊匹单抗[51]。还有一部分学者认为，曲美珠单抗是一种 IgG2 免疫球蛋白，与 CTLA-4 的亲和力可能较低，因此疗效较差[52]。尽管未获得统计学上改善的 OS，但曲美珠单抗确实在这些临床试验中对那些能够产生持久应答的 MM 患者提供了临床获益。

曲美珠单抗也已在其他多种癌症中进行了临床试验，包括非小细胞肺癌、丙型肝炎相关的肝细胞癌、胃食管腺癌和转移性结直肠癌，然而反应率令人失望[53-56]。曲美珠单抗治疗恶性间皮瘤的 II 期临床试验的结果让人们看到了希望[57,58]，因此，研究者们进行了对比曲美珠单抗与安慰剂治疗复发性间皮瘤的 II 期随机对照临床试验。然而，该试验仍未达到其主要终点，与安慰剂相比，曲美珠单抗并未显著延长 OS[59]。曲美珠单抗的毒性特征类似于伊匹单抗单药治疗（表 1-2），并且其 3 级不良事件的发生率更高（56%）[59]。随着曲美珠单抗单药研究的结果不断令人失望，未来对曲美珠单抗的研究将主要集中在组合应用方向上。曲美珠单抗与度伐利尤单抗（同样由 AstraZeneca 公司开发的一种 PD-L1 抑制剂）联合应用已经在多种肿瘤中展现出了良好的抗癌活性，并且目前正在非小细胞肺癌、尿路上皮癌、头颈癌、胰腺癌和肉瘤等多种癌种中进行 III 期临床试验。

表 1-2　曲美珠单抗单药治疗间皮瘤产生的治疗相关紧急不良事件发生率（N＝380）

器官系统	不良事件总体发生率 N（%）	
	所有级别	3～4 级
皮肤		
皮炎	169（44.5）	9（2.4）
胃肠道		
腹泻	180（47.4）	59（15.5）
结肠炎	39（10.3）	26（6.8）
肝炎	24（6.3）	4（1.1）
胰腺炎	23（6.1）	14（3.7）
内分泌疾病	32（8.4）	8（2.1）
肾脏疾病		
肾炎	24（6.3）	4（1.1）
过敏		
超敏反应	11（2.9）	1（0.3）
呼吸系统		
肺炎/间质性肺疾病	3（0.8）	1（0.3）
神经系统		
神经病变/神经肌肉毒性	2（0.5）	2（0.5）

数据来源：（有修改）Maio M，Scherpereel A，Calabrò L，et al. Tremelimumab as second-line or third-line treatment in relapsed malignant mesothelioma（DETERMINE）：a multicentre，international，randomised，double-blind，placebo-controlled phase 2b trial. *Lancet Oncol*. 2017；18（9）：1261-1273. doi：10.1016/s1470-2045(17)30446-1

CTLA-4 抑制剂的耐药机制

尽管伊匹单抗治疗的确显著提高了 MM 患者的生存率，但大多数患者（约 80%）为原发性耐药。我们一直在努力确定其具体的耐药机制，但目前仍不明确。肿瘤突变负荷是一种已知的肿瘤内在特征，与肿瘤对 ICI 的反应率有直接关系，研究者们推测可能是由于肿瘤细胞非同义单核苷酸变异数目的增加促进了新生抗原形成[60]。具体而言，编码抗原呈递组分的基因（如 MHC-1，β_2-微球蛋白）发生突变，目前被认为是肿瘤对基于 T 细胞的免疫疗法产生耐药的机制[61,62]。

CTLA-4 的阻滞会促进 T 细胞生成 IFN-γ，从而增加了肿瘤抗原的呈递及直接的抗肿瘤效应[63]。有研究表明，在 12 例对伊匹单抗无反应的 MM 患者中有 9 例患者（75%）具有 IFN-γ 通路中的某些基因组缺陷[63]。同时，也有研究表明，IFN-γ 通路的功能性基因突变可导致 MM 患者对 PD-1 抑制剂产生获得性耐药[61]。这些结论在随后的几年里也被其他研究者们反复验证，有研究表明，IFN-γ 与转移性膀胱癌患者对 PD-1 单抗的临床反应密切相关[64]。此外，研究者们还发现了许多共抑制性免疫检查点(如 TIM-3、LAG-3、VISTA)，它们的表达也与 ICI 耐药性相关[65-67]。

目前，研究者们正在探索如何避开这些耐药机制，以提高肿瘤对 ICI 的响应率。通过促进免疫原性肿瘤细胞死亡(如化学疗法或放射疗法)或通过刺激固有免疫应答(如 TLR 激动剂、CD40 激动剂、溶瘤病毒)来增强抗原呈递，可能会增加肿瘤新抗原的呈递并有助于克服肿瘤对 CTLA-4 单抗的耐药性。根据早期临床试验数据的结果，与 CTLA-4 抑制剂单药治疗相比，上述的组合策略及不同的 ICI 联合应用可能更加有效。但是，这些组合策略也可能有更大的不良反应，这将在本书后续的章节中进行讨论。

结论

抗 CTLA-4 药物的开发取得了空前的成功，这标志着人们打开了肿瘤免疫疗法的大门，彻底改变了肿瘤学领域。然而，尽管已经证明这些药物可通过提供持久的抗肿瘤免疫反应来延长某些癌症患者的生存期，但它们也可导致不可忽视的自身免疫毒性，称为免疫相关不良事件(irAE)。CTLA-4 通常调控 CD4$^+$ 或 CD8$^+$ T 细胞在淋巴结中的活化初始阶段的免疫启动，而 PD-1 则主要在外周组织中发挥调控作用[4,6,8,68]。两者不同的免疫调节机制的差异解释了两者不同的抗肿瘤活性及不同的自身免疫毒性谱，同时，也解释了为什么 CTLA-4 抑制剂和 PD-1/PD-L1 抑制剂之间能够产生协同作用。

目前，随着似乎更有效且毒性更低的 PD-1/PD-L1 抑制剂的出现，以及在多种癌症中被批准应用，大多数使用抗 CTLA-4 药物进行的临床试验都已采取联合用药的方式(将在第 3 章中进行详细讨论)。与单独使用伊匹单抗或纳武利尤单抗相比，伊匹单抗联合纳武利尤单抗的组合被证明能够最大限度地改善初治 MM 患者的 PFS 和 OS。同时，对于 RCC[69] 和具有高突变负担的非小细胞肺癌[70]，与当前一线标治疗相比，这种组合也被证明可以最大限度地提高患者的 PFS。尽管 PD-1/PD-L1 抑制剂与 CTLA-4 抑制剂的联合应用已被证明在抗肿瘤活性方面具有协同作用，但 irAE 的产生也明显增加。在上述针对 MM 患者的Ⅲ期临床试验中，3～4 级 irAE 的发生率分别为：纳武利尤单抗＋伊匹单抗为 55%，伊匹单抗单药治疗为 27.3%，纳武利尤单抗单药治疗为 16.3%[57]。与伊匹单抗单药治疗相似，接受联合用药的患者中最常见的不良反应是皮炎、小肠结肠炎和肝炎。尽管使用 CTLA-4 抑制剂作为单药治疗的方式在临床应用中逐渐被取代，但随着新的肿瘤免疫治疗(IO)组合的出现，医务工作者们仍十分有必要了解这类药物的毒性及对其毒性的管理办法。

致谢

我们非常感谢医学事务部的 L.Evan Reddick 博士及他在阿斯利康制药公司医学信息部的同事们提供的关于本章节中曲美珠单抗临床反应率及毒性的

相关数据。

参考文献

1. Fife BT，Bluestone JA. Control of peripheral T-cell tolerance and autoimmunity via the CTLA-4 and PD-1 pathways. *Immunol Rev*. 2008；224（1）：166-182. doi：10.1111/j. 1600065x.2008.00662.x

2. Ribas A. Adaptive immune resistance：how cancer protects from immune attack. *Cancer Discov*. 2015；5(9)：915-919. doi：10.1158/2159-8290.cd-15-0563

3. U.S. Food and Drug Administration. Drugs @FDA：FDA approved drug products. 2017； https://www.accessdata.fda.gov/scripts

4. Lizée G，Overwijk WW，Radvanyi L，et al. Harnessing the power of the immune system to target cancer. *Annu Rev Med*. 2013；64：71-90. doi：10.1146/annurev-med-112311-083918

5. Sharma P，Wagner K，Wolchok JD，et al. Novel cancer immunotherapy agents with survival benefit：recent successes and next steps. *Nat Rev Cancer*. 2011；11(11)：805-812. doi：10.1038/nrc3153

6. Krummel MF，Allison JP. CD28 and CTLA-4 have opposing effects on the response of T cells to stimulation. *J Exp Med*. 1995；182(2)：459-465. doi：10.1084/jem.182.2.459

7. Poschke I，Mougiakakos D，Kiessling R. Camouflage and sabotage：tumor escape from the immune system. *Cancer Immunol Immunother*. 2011；60(8)：1161-1171. doi：10.1007/ s00262011-1012-8

8. Leach DR，Krummel MF，Allison JP. Enhancement of antitumor immunity by CTLA-4 blockade. *Science*. 1996；271(5256)：1734-1736. doi：10.1126/science.271.5256.1734

9. Weber J. Ipilimumab：controversies in its development，utility and autoimmune adverse events. *Cancer Immunol Immunother*. 2009；58(5)：823. doi：10.1007/s00262-008-0653-8

10. Hodi FS，Mihm MC，Soiffer RJ，et al. Biologic activity of cytotoxic T lymphocyte-associated antigen 4 antibody blockade in previously vaccinated metastatic melanoma and ovarian carcinoma patients. *Proc Natl Acad Sci*. 2003；100(8)：4712-4717. doi：10.3410/ f.1014595.193929

11. Weber JS，Hersh EM，Yellin M，et al. The efficacy and safety of ipilimumab（MDX-010） in patients with unresectable stage Ⅲ or stage Ⅳ malignant melanoma *J Clin Oncol*. 2007；25(18_suppl)：8523-8523.

12. Fischkoff SA，Hersh E，Weber J，et al. Durable responses and long-term progression-free survival observed in a phase Ⅱ study of MDX-010 alone or in combination with dacarbazine（DTIC）in metastatic melanoma. *J Clin Oncol*. 2005；23(16_suppl)：7525-7525. doi：10.1200/jco.2005.23.16_suppl.7525

13. Weber JS，Berman D，Siegel J，et al. Safety and efficacy of ipilimumab with or without prophylactic budesonide in treatment-naive and previously treated patients with advanced melanoma. *J Clin Oncol*. 2008；26(15_suppl)：9010-9010. doi：10.1200/jco.2008.26.15_

suppl.9010

14. Hamid O，Chin K，Li J，et al. Dose effect of ipilimumab in patients with advanced melanoma： results from a phase Ⅱ，randomized，dose-ranging study. *J Clin Oncol*. 2008;26(15_ suppl)： 9025-9025. doi： 10.1200/jco.2008.26.15_suppl.9025

15. Hodi FS，O'day SJ，McDermott DF，et al. Improved survival with ipilimumab in patients with metastatic melanoma. *N Engl J Med*. 2010;363(8)： 711-723. doi： 10.1056/ nejmoa1003466

16. Robert C，Thomas L，Bondarenko I，et al. Ipilimumab plus dacarbazine for previously untreated metastatic melanoma. *N Engl J Med*. 2011;364(26)： 2517-2526. doi： 10. 1056/nejmoa1104621

17. Prieto PA，Yang JC，Sherry RM，et al. CTLA-4 blockade with ipilimumab： long-term follow-up of 177 patients with metastatic melanoma. *Clin Cancer Res*. 2012;18(7)： 2039-2047. doi： 10.1158/1078-0432.ccr-11-1823

18. Schadendorf D，Hodi FS，Robert C，et al. Pooled analysis of long-term survival data from phase Ⅱ and phase Ⅲ trials of ipilimumab in metastatic or locally advanced，unresectable melanoma. *Eur J Cancer*. 2013;49： S11-S11.

19. Suciu S，Ives N，Eggermont AM，et al. Predictive importance of ulceration on the efficacy of adjuvant interferon-a (IFN)： an individual patient data (IPD) meta-analysis of 15 randomized trials in more than 7,500 melanoma patients (pts). *J Clin Oncol*. 2014;32 (15_suppl)： 9067-9067.

20. Eggermont AM，Chiarion-Sileni V，Grob JJ，et al. Adjuvant ipilimumab versus placebo after complete resection of high-risk stage Ⅲ melanoma (EORTC 18071)： a randomised，double-blind，phase 3 trial. *Lancet Oncol*. 2015;16： 522-530. doi： 10.1016/s14702045 (15)70122-1

21. Eggermont AM，Chiarion-Sileni V，Grob JJ，et al. Prolonged survival in stage Ⅲ melanoma with ipilimumab adjuvant therapy. *N Engl J Med*. 2016;375(19)： 1845-1855. doi： 10.1056/nejmoa1611299

22. Weber J，Mandala M，Del Vecchio M，et al. Adjuvant nivolumab versus ipilimumab in resected stage Ⅲ or Ⅳ melanoma. *N Engl J Med*. 2017;377(19)： 1824-1835. doi： 10. 1056/ nejmoa1709030

23. Waterhouse P，Penninger JM，Timms E，et al. Lymphoproliferative disorders with early lethality in mice deficient in Ctla-4. *Science*. 1995;270(5238)： 985-988. doi： 10.1126/ science.270.5238.985

24. Okazaki T，Honjo T. The PD-1-PD-L pathway in immunological tolerance. *Trends Immunol*. 2006;27(4)： 195-201. doi： 10.1016/j.it.2006.02.001

25. Investigator's brochure version 20 for ipilimumab (BMS-734016/MDX-010). (March，2017) Bristol-Myers Squibb.

26. Gao J，He Q，Subudhi S，et al. Review of immune-related adverse events in prostate cancer patients treated with ipilimumab： MD Anderson experience. *Oncogene*. 2015;34

(43)：5411. doi：10.1038/onc.2015.5

27. Bertrand A，Kostine M，Barnetche T，et al. Immune related adverse events associated with anti-CTLA-4 antibodies：systematic review and meta-analysis. *BMC Med*. 2015;13 (1)：211. doi：10.1186/s12916-015-0455-8

28. Weber JS，Kähler KC，Hauschild A. Management of immune-related adverse events and kinetics of response with ipilimumab. *J Clin Oncol*. 2012;30(21)：2691-2697. doi：10. 1200/ jco.2012.41.6750

29. Wolchok JD，Hodi FS，Weber JS，et al. Development of ipilimumab：a novel immunotherapeutic approach for the treatment of advanced melanoma. *Ann N Y Acad Sci*. 2013;1291(1)：1-13. doi：10.1111/nyas.12180

30. Michot JM，Bigenwald C，Champiat S，et al. Immune-related adverse events with immune checkpoint blockade：a comprehensive review. *Eur J Cancer*. 2016;54：139-148. doi：10.1016/j.ejca.2015.11.016

31. Attia P，Phan GQ，Maker AV，et al. Autoimmunity correlates with tumor regression in patients with metastatic melanoma treated with anti-cytotoxic T-lymphocyte antigen-4. *J Clin Oncol*. 2005;23(25)：6043-6053. doi：10.1200/jco.2005.06.205

32. Beck KE，Blansfield JA，Tran KQ，et al. Enterocolitis in patients with cancer after antibody blockade of cytotoxic T-lymphocyte-associated antigen 4. *J Clin Oncol*. 2006;24 (15)：2283-2289. doi：10.1200/jco.2005.04.5716

33. Blansfield JA，Beck KE，Tran K，et al. Cytotoxic T-lymphocyte-associated antigen-4 blockage can induce autoimmune hypophysitis in patients with metastatic melanoma and renal cancer. *J Immunother*. 2005；28（6）：593. doi：10.1097/01.cji.0000178913 . 41256.06

34. Downey SG，Klapper JA，Smith FO，et al. Prognostic factors related to clinical response in patients with metastatic melanoma treated by CTL-associated antigen-4 blockade. *Clin Cancer Res*. 2007;13(22)：6681-6688. doi：10.1158/1078-0432.ccr-07-0187

35. Horvat TZ，Adel NG，Dang TO，et al. Immune-related adverse events，need for systemic immunosuppression，and effects on survival and time to treatment failure in patients with melanoma treated with ipilimumab at Memorial Sloan Kettering Cancer Center. *J Clin Oncol*. 2015;33(28)：3193-3198. doi：10.1200/jco.2015.60.8448

36. Teulings HE，Limpens J，Jansen SN，et al. Vitiligo-like depigmentation in patients with stage Ⅲ-Ⅳ melanoma receiving immunotherapy and its association with survival：a systematic review and meta-analysis. *J Clin Oncol*. 2015;33(7)：773-781. doi：10.1200/ jco .2014.57.4756

37. Hua C，Boussemart L，Mateus C，et al. Association of vitiligo with tumor response in patients with metastatic melanoma treated with pembrolizumab. *JAMA Dermatol*. 2016; 152(1)：45-51. doi：10.1001/jamadermatol.2015.2707

38. Wolchok JD，Neyns B，Linette G，et al. Ipilimumab monotherapy in patients with pretreated advanced melanoma：a randomised，double-blind，multicentre，phase 2，dose-

ranging study. *Lancet Oncol*. 2010;11: 155-164. doi: 10.1016/s1470-2045(09)70334-1

39. Ascierto PA, Del Vecchio M, Robert C, et al. Ipilimumab 10mg/kg versus ipilimumab 3mg/kg in patients with unresectable or metastatic melanoma: a randomised, double-blind, multicentre, phase 3 trial. *Lancet Oncol*. 2017;18(5): 611-622. doi: 10.1016/s14702045(17)30231-0

40. Hammers HJ, Plimack ER, Infante JR, et al. Safety and efficacy of nivolumab in combination with ipilimumab in metastatic renal cell carcinoma: the CheckMate 016 study. *J Clin Oncol*. 2017;35(34): 3851-3858. doi: 10.1200/jco.2016.72.1985

41. Kwon ED, Drake CG, Scher HI, et al. Ipilimumab versus placebo after radiotherapy in patients with metastatic castration-resistant prostate cancer that had progressed after docetaxel chemotherapy (CA184-043): a multicentre, randomised, double-blind, phase 3 trial. *Lancet Oncol*. 2014;15(7): 700-712. doi: 10.1016/s1470-2045(14)70189-5

42. Beer TM, Kwon ED, Drake CG, et al. Randomized, double-blind, phase III trial of ipilimumab versus placebo in asymptomatic or minimally symptomatic patients with metastatic chemotherapy-naive castration-resistant prostate cancer. *J Clin Oncol*. 2016;35(1): 40-47. doi: 10.1200/jco.2016.69.1584

43. Lynch TJ, Bondarenko I, Luft A, et al. Ipilimumab in combination with paclitaxel and carboplatin as first-line treatment in stage III B/IV non-small-cell lung cancer: results froma randomized, double-blind, multicenter phase II study. *J Clin Oncol*. 2012; 30(17): 2046-2054. doi: 10.1200/jco.2011.38.4032

44. Yang JC, Hughes M, Kammula U, et al. Ipilimumab (anti-CTLA4 antibody) causes regression of metastatic renal cell cancer associated with enteritis and hypophysitis. *J Immunother*. 2007;30(8): 825. doi: 10.1097/cji.0b013e318156e47e

45. Carthon BC, Wolchok JD, Yuan J, et al. Preoperative CTLA-4 blockade: tolerability and immune monitoring in the setting of a presurgical clinical trial. *Clin Cancer Res*. 2010;16(10): 2861-2871. doi: 10.1158/1078-0432.ccr-10-0569

46. Galsky MD, Hahn NM, Albany C, et al. Phase II trial of gemcitabine + cisplatin + ipilimumab in patients with metastatic urothelial cancer. *J Clin Oncol*. 2016;34(2_suppl): 357-357. doi: 10.1200/jco.2016.34.2_suppl.357

47. Ribas A, Camacho LH, Lopez-Berestein G, et al. Antitumor activity in melanoma and anti-self responses in a phase I trial with the anti-cytotoxic T lymphocyte-associated antigen 4 monoclonal antibody CP-675,206. *J Clin Oncol*. 2005;23(35): 8968-8977. doi: 10.1200/jco.2005.01.109

48. Camacho LH, Antonia S, Sosman J, et al. Phase I/II trial of tremelimumab in patients with metastatic melanoma. *J Clin Oncol*. 2009;27(7): 1075-1081. doi: 10.1200/jco.2008.19.2435

49. Kirkwood JM, Lorigan P, Hersey P, et al. Phase II trial of tremelimumab (CP675,206) in patients with advanced refractory or relapsed melanoma. *Clin Cancer Res*. 2010;16(3): 1042-1048. doi: 10.1158/1078-0432.ccr-09-2033

50. Ribas A, Kefford R, Marshall MA, et al. Phase III randomized clinical trial comparing tremelimumab with standard-of-care chemotherapy in patients with advanced melanoma. *J Clin Oncol*. 2013;31(5): 616-622. doi: 10.1200/jco.2012.44.6112

51. Ascierto PA. Is there still a role for tremelimumab in the treatment of cancer?. *Transl Cancer Res*. 2013;2(1): 48-50. doi: 10.3978/j.issn.2218-676X.2013.02.02

52. Blank CU, Enk A. Therapeutic use of anti-CTLA-4 antibodies. *Int Immunol*. 2015;27 (1): 3-10. doi: 10.1093/intimm/dxu076

53. Chung KY, Gore I, Fong L, et al. Phase II study of the anti-cytotoxic T-lymphocyte-associated antigen 4 monoclonal antibody, tremelimumab, in patients with refractory metastatic colorectal cancer. *J Clin Oncol*. 2010;28(21): 3485-3490. doi: 10.1200/jco. 2010.28.3994

54. Zatloukal PP, Heo DS, Kang J, et al. Randomized phase II clinical trial comparing tremelimumab (CP-675, 206) with best supportive care (BSC) following first-line platinum-based therapy in patients (pts) with advanced non-small cell lung cancer (NSCLC). ASCO Annual Meeting. *J Clin Oncol*. 2009;27(15s suppl) abstr8071.

55. Sangro B, Gomez-Martin C, de la Mata M, et al. A clinical trial of CTLA-4 blockade with tremelimumab in patients with hepatocellular carcinoma and chronic hepatitis C. *J Hepatol*. 2013;59(1): 81-88. doi: 10.1016/j.jhep.2013.02.022

56. Ralph C, Elkord E, Burt DJ, et al. Modulation of lymphocyte regulation for cancer therapy: a phase II trial of tremelimumab in advanced gastric and esophageal adenocarcinoma. *Clin Cancer Res*. 2010;16(5): 1662-1672. doi: 10.1158/1078-0432.ccr-09-2870

57. Wolchok JD, Chiarion-Sileni V, Gonzalez R, et al. Overall survival with combinednivolumab and ipilimumab in advanced melanoma. *N Engl J Med*. 2017;377(14): 1345-1356. doi: 10 . 1056/nejmoa1709684

58. Calabro L, Morra A, Fonsatti E, et al. Efficacy and safety of an intensified schedule of tremelimumab for chemotherapy-resistant malignant mesothelioma: an open-label, single-arm, phase 2 study. *Lancet Respir Med*. 2015;3(4): 301-309. doi: 10.1016/ s22132600(15)00092-2

59. Maio M, Scherpereel A, Calabrò L, et al. Tremelimumab as second-line or third-line treatment in relapsed malignant mesothelioma (DETERMINE): a multicentre, international, randomised, double-blind, placebo-controlled phase 2b trial. *Lancet Oncol*. 2017;18(9): 1261-1273. doi: 10.1016/s1470-2045(17)30446-1

60. Schumacher TN, Schreiber RD. Neoantigens in cancer immunotherapy. *Science*. 2015; 348(6230): 69-74. doi: 10.1126/science.aaa4971

61. Zaretsky JM, Garcia-Diaz A, Shin DS, et al. Mutations associated with acquired resistance to PD-1 blockade in melanoma. *N Engl J Med*. 2016;375(9): 819-829. doi: 10.1056/nejmoa 1604958

62. Patel SJ, Sanjana NE, Kishton RJ, et al. Identification of essential genes for cancer

immunotherapy. *Nature*. 2017;548(7669): 537. doi: 10.1038/nature23477

63. Gao J, Shi LZ, Zhao H, et al. Loss of IFN-γ pathway genes in tumor cells as a mechanism of resistance to anti-CTLA-4 therapy. *Cell*. 2016;167(2): 397-404. doi: 10.1016/j. cell.2016.08.069

64. Sharma P, Retz M, Siefker-Radtke A, et al. Nivolumab in metastatic urothelial carcinoma after platinum therapy (CheckMate 275): a multicentre, single-arm, phase 2 trial. *Lancet Oncol*. 2017;18(3): 312-322. doi: 10.1016/s1470-2045(17)30065-7

65. Thommen DS, Schreiner J, Müller P, et al. Progression of lung cancer is associated with increased dysfunction of T cells defined by coexpression of multiple inhibitory receptors. *Cancer Immunol Res*. 2015;3(12): 1344-1355. doi: 10.1158/2326-6066.cir-15-0097

66. Koyama S, Akbay EA, Li YY, et al. Adaptive resistance to therapeutic PD-1 blockade is associated with upregulation of alternative immune checkpoints. *Nat Commun*. 2016;7: 10501. doi: 10.1038/ncomms10501

67. Gao J, Ward JF, Pettaway CA, et al. VISTA is an inhibitory immune checkpoint that is increased after ipilimumab therapy in patients with prostate cancer. *Nat Med*. 2017;23(5): 551. doi: 10.1038/nm.4308

68. Buchbinder EI, Desai A. CTLA-4 and PD-1 pathways: similarities, differences, and implications of their inhibition. *Am J Clin Oncol*. 2016;39(1): 98. doi: 10.1097/coc.0000000 000000239

69. Motzer RJ, Tannir NM, McDermott DF, et al. Nivolumab plus Ipilimumab versus Sunitinib in Advanced Renal-Cell Carcinoma. *N Engl J Med*. 2018;378(14): 1277-1290. doi: 10.1056/ NEJMoa1712126

70. Hellmann MD, Ciuleanu TE, Pluzanski A, et al. Nivolumab plus ipilimumab in lung cancer with a high tumor mutational burden. *N Engl J Med*. 2018;378(22): 2093-2104. doi: 10.1056/ nejmoa1801946

第 2 章

PD-1 和 PD-L1 抑制剂概述

Nikolaos Andreatos，Shailender Bhatia，and Petro Grivas

概述

  细胞程序性死亡受体 1(PD-1)最早发现于 20 世纪 90 年代初[1,2]；而后，随着 1999 年发现细胞程序性死亡配体 1(PD-L1 或 B7H1/CD274)，PD-1 通路在调控 T 细胞功能和癌症相关免疫逃逸中的重要性得到了进一步认识[3,4]。在生理上，PD-1 与 PD-L1 的相互作用充当了 T 细胞介导的免疫反应的分子"刹车点"，通过多种机制对 T 细胞进行调控，如促进活化的 T 细胞凋亡、增加调节性 T 细胞功能、诱导 T 细胞失活及抑制 T 细胞增殖[5]。然而，癌细胞似乎能够通过 PD-L1 的异常表达有效地利用 PD-1/PD-L1 通路来逃避免疫系统的攻击[4,5]。总而言之，这一发现推动了这样一个假说的形成，即成功阻断 PD-1/PD-L1 之间的相互作用可能会大幅提高 T 细胞介导的针对肿瘤抗原的应答，从而杀伤肿瘤[6]。因此，作为一种免疫治疗药物，PD-1 和 PD-L1 抑制剂引起了科学家们和医药公司的广泛关注[7]。

  目前(在本章完成后，赛诺菲的 cemiplimab 也获得了批准)，已有两种 PD-1 抑制剂（帕博利珠单抗和纳武利尤单抗）和三种 PD-L1 抑制剂（阿替利珠单抗、度伐利尤单抗和阿维鲁单抗）已获美国食品与药品管理局（FDA）的批准，用于不同种类肿瘤的治疗。其中，最早获批的为帕博利珠单抗，早在 2014 年 9 月 4 日就获得了 FDA 的批准用于治疗黑色素瘤[7]。三种 PD-L1 抑制剂均为 IgG1 单克隆抗体，其中，阿替利珠单抗是人源化的抗体，而阿维鲁单抗和度伐利尤单抗是完全人源化的抗体[8-10]。与之不同的是，已上市的两种 PD-1 抑制剂均是 IgG4 单克隆抗体，帕博利珠单抗是人源化的抗体，而纳武利尤单抗则是完全人源化的抗体[11,12]。鉴于近年来这些药物的适应证迅速扩大，我们试图总结迄今为止直接促使 FDA 批准增添新适应证的最重要的几个临床试验(2018 年 3 月之前)；然而，由于篇幅所限，本综述仅简单叙述这些药物在几种癌症类型中的成功应用。

PD-1 抑制剂

帕博利珠单抗（Pembrolizumab）

适应证

- 伊匹单抗和/或 BRAF 抑制剂治疗后疾病进展的不可切除/转移性黑色素瘤。
- 一线治疗不可切除/转移性黑色素瘤，无论 BRAF 突变状态如何。
- 铂类化疗或靶向治疗中/后进展的表达 PD-L1 的局部晚期/转移性 NSCLC。
- 无 EGFR 或 ALK 突变且 PD-L1 阳性率至少 50% 的转移性 NSCLC。
- 转移性 NSCLC，与培美曲塞和卡铂联用。
- 铂类化疗后进展的局部晚期/转移性尿路上皮癌。
- 尚未接受化疗但不适合用顺铂治疗的局部晚期/转移性尿路上皮癌。
- 铂类化疗中/后进展的复发/转移性头颈部鳞状细胞癌。
- 两次全身系统治疗后，伴 PD-L1 表达的复发局部晚期/转移性胃食管交界性腺癌。
- 在经历了（a）自体干细胞移植和维布妥昔单抗，或（b）挽救性化疗和维布妥昔单抗，或（c）不使用维布妥昔单抗的自体干细胞移植后，仍复发的难治性经典霍奇金淋巴瘤。
- 在先前的治疗后再次进展的伴有微卫星不稳定（高 MSI）或错配修复缺陷（MMR-d）的不可切除/转移性实体瘤。

黑色素瘤

帕博利珠单抗是第一种被批准用于在接受伊匹单抗和 BRAF 抑制剂治疗后进展的晚期或不可切除的黑色素瘤的 PD-1 抑制剂（2014 年 9 月 4 日）[7]。这是基于 KEYNOTE-001 Ⅰ期临床试验的结果，该试验评估了各种剂量（每 3 周 2mg/kg 或 10mg/kg）帕博利珠单抗的疗效和安全性[12,13]。该项研究纳入了 173 例患者（89 例患者接受 2mg/kg 的治疗，84 例患者接受 10mg/kg 的治疗），平均随访时间 8 个月，研究表明，两个剂量组的总体缓解率（ORR）均为 26%，且毒性相对较轻，在 2mg/kg 和 10mg/kg 组中分别只有 15% 和 8% 的患者发生 3～4 级与治疗相关的不良事件（AE）[12]。

随后，KEYNOTE-002 Ⅱ期临床试验将帕博利珠单抗（每 3 周 2mg/kg 或 10mg/kg）与研究者选择的化疗方案（紫杉醇加卡铂，紫杉醇，卡铂，达卡巴嗪，替莫唑胺）在伊匹单抗及 BRAF 抑制剂治疗后进展的不可切除的Ⅲ/Ⅳ期黑色素瘤患者中进行了比较[14]。研究共分为三组，患者被随机分配，其中 180 例患者接受 2mg/kg 的帕博利珠单抗，181 例患者接受 10mg/kg 的帕博利珠单抗，

179 例患者接受研究者选择的化疗方案。在 10 个月的中位随访中,研究者们发现,与选定的化疗方案相比,帕博利珠单抗能够显著改善无进展生存期(PFS){2mg/kg:[风险比(HR):0.57,95％CI:0.45～0.73,P<0.0001];10mg/kg:(HR:0.50,95％CI:0.39～0.64,P<0.0001)}。因为各研究组之间的总生存期(OS)并未显示出差异,所以作者认为,这项研究尚不足以确认帕博利珠单抗在 OS 方面存在优越性。在安全性方面,化疗组(26％)比 2mg/kg(11％)和 10mg/kg(14％)的帕博利珠单抗剂量组更容易发生 3～4 级治疗相关的 AE。

后来,在 KEYNOTE-006 Ⅲ 期临床试验中,在无法切除或转移性黑色素瘤患者中(接受过不多于 1 次的系统治疗,不考虑 BRAF 突变状态),将帕博利珠单抗(每 2 或每 3 周 10mg/kg)与伊匹单抗(每 3 周 3mg/kg,共 4 次)进行了比较[15]。将患者随机分为 3 组,其中 279 例患者每 2 周接受 10mg/kg 的帕博利珠单抗,277 例患者每 3 周接受 10mg/kg 的帕博利珠单抗,278 例患者接受伊匹单抗。在 7.9 个月的中位随访中,与伊匹单抗相比,帕博利珠单抗显著降低了肿瘤进展的风险[每 2 周 10mg/kg:(HR:0.58,95％ CI:0.46～0.72,P<0.001);每 3 周 10mg/kg:(HR:0.58,95％ CI:0.47～0.72,P<0.001)]。同样,2 组帕博利珠单抗组的死亡风险也显著降低[每 2 周 10mg/kg:(HR:0.63,95％ CI:0.47～0.83,P<0.0005);每 3 周 10mg/kg:(HR:0.69,95％ CI:0.52～0.90,P=0.0036)]。与伊匹单抗(19.9％)相比,在 2 组帕博利珠单抗组中,与治疗相关的 3～5 级 AE 发生较少(每 2 周 10mg/kg:13.3％;每 3 周 10mg/kg:10.1％)。鉴于这些良好的结果,FDA 于 2015 年 12 月 18 日批准帕博利珠单抗用于一线治疗不可切除或转移性黑色素瘤的一线治疗(无论 BRAF 突变状态如何)[7]。

NSCLC

在 KEYNOTE-001 试验的基础上,帕博利珠单抗于 2015 年 10 月 2 日首次获得治疗转移性 NSCLC 的批准[16-18]。这项Ⅰ期临床试验评估了 550 例 PD-L1 阳性、局部晚期/转移性 NSCLC 患者中不同的帕博利珠单抗剂量(每 3 周 2mg/kg,每 3 周 10mg/kg,每 2 周 10mg/kg)的有效性和安全性。在这些患者中,有 449 例患者先前使用过铂类药物治疗或靶向治疗(经治组),101 例患者先前未接受过治疗(初治组)[18]。首先对 61 例患者先前接受过治疗的且 PD-L1 表达至少为 50％ 的患者进行了疗效评估,结果表明,每 3 周 2mg/kg 的 ORR 为 28％(95％CI:12.1～49.4),每 3 周 10mg/kg 的 ORR 为 41.2％(95％CI:24.7～59.3)[17]。KEYNOTE-001 试验的后续更新结果表明,初治组中位 OS 为 22.1 个月(95％CI:17.2～27.2),而经治组中位 OS 仅为 10.6 个月(95％CI:8.6～13.3)。同样,两组间 2 年 OS 率也存在差异,分别为 44.5％ 和 31.3％。此外,值得注意的是,PD-L1 表达增加与更长的 OS 之间密切相关[18]。研究者对 KEYNOTE-

001 中 495 位患者 PD-L1 的表达情况进行了分析,证实了 PD-L1 表达与治疗反应之间的关联,PD-L1 表达高于 50% 是较高 ORR 的良好预测指标。该队列的 ORR 为 19.4%(95%CI:16.0~23.2),其中 47 例患者经历了 3 级及以上的 AE。最常见的免疫介导的 AE 为输液反应(15 例)、甲状腺功能减退症(34 例)和肺炎(18 例)。其中,1 例输液反应的患者因此停止治疗,1 例肺炎患者死亡[16]。

KEYNOTE-010 Ⅱ/Ⅲ期临床试验随后评估了铂类或靶向治疗后进展的 PD-L1 阳性 NSCLC 患者中,帕博利珠单抗(每 3 周 2mg/kg 或 10mg/kg)对比于多西他赛化疗的安全性和有效性[19]。患者被随机分为 3 组,其中 345 例患者给予 2mg/kg 的帕博利珠单抗,346 例患者给予 10mg/kg 的帕博利珠单抗,343 例患者给予了多西他赛。中位随访 13.1 个月后,在所有患者群体中,与多西他赛相比,帕博利珠单抗 2mg/kg(HR:0.71,95% CI:0.58~0.88,$P=0.0008$)和帕博利珠单抗 10mg/kg(HR:0.61,95%CI:0.49~0.75,$P<0.0001$)均表现出显著的生存改善优势。然而,帕博利珠单抗仅会增加 PD-L1 表达至少为 50% 的患者的 PFS。此外,帕博利珠单抗的毒性也更低,使用 2mg/kg 和 10mg/kg 的帕博利珠单抗造成的 3~5 级与治疗相关的 AE 发生率分别仅为 13% 和 16%,而使用多西他赛则高达 35%。

最近,KEYNOTE-024 Ⅲ期临床试验将帕博利珠单抗(每 3 周 200mg)作为 EGFR 或 ALK 阴性且 PD-L1 表达至少 50% 的晚期 NSCLC 的一线治疗,与含铂化疗方法进行了比较[20]。154 例患者被随机分配使用帕博利珠单抗,另外 151 例患者进行了化疗。在 11.2 个月的中位随访中,帕博利珠单抗与疾病进展或死亡的风险显著降低密切相关(HR:0.50,95%CI:0.37~0.68,$P<0.001$)。同时,帕博利珠单抗的毒性也较小,特别是降低了 3~5 级 AE 的发生率(帕博利珠单抗:26.6%;含铂化疗:53.3%)。鉴于这些结果,FDA 于 2016 年 10 月 24 日批准了帕博利珠单抗的该适应证[7]。

此外,帕博利珠单抗最近还获得批准,可用于 EGFR 或 ALK 阴性ⅢB/Ⅳ期非鳞 NSCLC 的一线联合治疗(与培美曲塞或卡铂联合使用),而不用考虑 PD-L1 的表达情况(2017 年 5 月 10 日)[7]。具体而言,作为 KEYNOTE-021 Ⅱ期临床试验的一部分,60 例患者接受帕博利珠单抗联合化疗(每 3 周 200mg),另外 63 例患者单独接受化疗(卡铂和培美曲塞)[21]。中位随访 10.6 个月后,与单独化疗相比,联合治疗显示出显著提高的 ORR(预估的疗效差异性:26%,95%CI:9~42,$P=0.016$);联合治疗还改善了 PFS(HR:0.53,95%CI:0.31~0.91,$P=0.010$)。然而,未显示出联合治疗组与化疗组之间存在 OS 的差异。有 23 例患者接受联合治疗的患者发生至少为 3 级与治疗相关的 AE,而化疗组发生率较低仅为 16 例。联合治疗组中有 1 例患者发生与治疗相关的死亡(败血症），而化疗组中有 2 例。

尿路上皮癌

2017 年 5 月 18 日,帕博利珠单抗被批准用于局部晚期/转移性尿路上皮癌,作为不适合顺铂的患者的一线治疗方案(加速批准)和铂类化疗后进展的挽救性治疗方案(常规批准)[7]。首次批准基于 KEYNOTE-052 Ⅱ期临床试验,该试验检测了帕博利珠单抗在 370 例不适合顺铂的且未接受全身性化疗的晚期尿路上皮癌患者中的疗效和毒性[22,23]。中位随访时间为 9.5 个月,主要终点 ORR 29%(CRR 达 7%)。中位起效时间为 2 个月,中位缓解持续时间未获得。值得注意的是,有 82% 的缓解至少持续了 6 个月,而 67% 的患者在数据截止时仍保持缓解状态。从总体上来看,患者对帕博利珠单抗的耐受性良好,其中仅 18% 的患者发生 3～4 级与治疗相关的 AE。治疗相关的死亡主要继发合并肌炎、甲状腺炎、肝炎、肺炎和心肌炎等。即使在一般情况较差和年龄较大(≥75岁)的患者亚组中,疗效和安全性也都表现良好,这使帕博利珠单抗不仅在顺铂不适用患者中具有优势,而在所有化疗不适用患者中都是具吸引力的选择[24]。

KEYNOTE-045 Ⅲ期临床试验支持了在局部晚期/转移性尿路上皮癌中使用帕博利珠单抗作为挽救疗法的优越性[25]。该试验比较了帕博利珠单抗(每 3 周 200mg)与研究者选择的化疗(紫杉醇、多西他赛或长春氟宁)在 OS 和 PFS 方面的差异。共有 542 例患者入组,随机分配至接受帕博利珠单抗(n=270)和化疗(n=272),中位随访时间为 14.1 个月。尽管两组之间的 PFS 均无显著性差异,但使用帕博利珠单抗的患者死亡风险明显降低(HR:0.73,95%CI:0.59～0.91,P=0.002),中位 OS 和 1 年 OS 率也都有所提高(帕博利珠单抗组与化疗组中位 OS 分别为 10.3 个月和 7.4 个月;1 年 OS 率为 43.9% 和 30.7%),这些疗效在所有亚组分析中都是一致的。帕博利珠单抗与化疗相比,发生治疗相关的 AE 较低(所有 AE 发生率分别为 60.9% 和 90.2%,3～5 级 AE 发生率分别为 15.0% 和 49.4%,与毒性相关的治疗中止发生率分别为 5.6% 和 11.0%)。每一组都报道了 4 例与治疗相关的死亡。

头颈部鳞状细胞癌

KEYNOTE-012 开放性 1b 期临床研究的结果促成帕博利珠单抗于 2016 年 8 月 5 日被批准用于铂类化疗后进展的复发/转移性头颈部鳞状细胞癌[7,26]。该试验纳入了 60 例 PD-L1 表达至少 1% 的患者,每 2 周 10mg/kg 帕博利珠单抗治疗,中位随访时间为 14 个月。ORR 为 18%(95%CI:8～32);中位 PFS 为 2 个月,中位 OS 为 13 个月。值得注意的是,PD-L1 的表达情况与 ORR 和 PFS 密切相关。共有 10 名患者经历了 3～4 级与治疗相关的 AE,未发现与治疗相关的死亡案例。

胃癌

根据 KEYNOTE-059 试验的结果[7,27],帕博利珠单抗在 2017 年 9 月 22 日获批用于治疗晚期胃癌(加速批准)。这项Ⅱ期临床研究评估了帕博利珠单抗(每3周200mg)对259例患者至少经过2次全身治疗后进展的转移性/复发性局部晚期胃癌患者的疗效和毒性。在整个队列中,ORR为11.2%(95%CI:7.6~15.7),43例患者发生了与治疗有关的≥3级AE;2例患者发生了与治疗相关的死亡。

霍奇金淋巴瘤

KEYNOTE-087 Ⅱ期临床试验在复发性/难治性经典霍奇金淋巴瘤患者中分3个独立队列验证了帕博利珠单抗(每3周200mg)的有效性和安全性:(a)接受自体干细胞移植和维布妥昔单抗治疗的患者($n=69$);(b)接受挽救性化疗和维布妥昔单抗治疗的患者($n=81$);(c)单独接受自体干细胞移植而未接受维布妥昔单抗治疗的患者($n=60$)[28]。中位随访10.1个月后,所有队列的合并ORR为69%(95%CI:62.3~75.2)。其中,队列(a)的ORR为73.9%(95%CI:61.9~83.7),队列(b)的ORR为64.2%(95%CI:52.8~74.6),队列(c)的ORR为70%(95%CI:56.8~81.2)。最常见的与治疗相关的3~4级AE是中性粒细胞减少症(2.4%),其次是呼吸困难和腹泻(1%),有9名患者由于与治疗有关的毒性而终止治疗。在此临床试验的基础上,帕博利珠单抗于2017年3月15日被批准用于上述适应证[7]。

MSI高/MMR-d实体瘤

2017年5月23日,帕博利珠单抗成为第一种被批准用于具有特定基因组异常(MSI高和MMR-d)而无论组织学和起源的实体瘤的抗肿瘤药物[7]。这是基于一项Ⅱ期临床试验的结果,该试验报道了在治疗后进展的MSI高/MMR-d的不可切除/转移性肿瘤患者中,帕博利珠单抗表现出令人鼓舞的ORR(高达71%)[29,30]。正在进行的KEYNOTE-164和KEYNOTE-158全球多中心试验将提供进一步接受本适应证的帕博利珠单抗治疗患者的长期结局的证据[7]。

纳武利尤单抗(Nivolumab)

适应证

- 使用伊匹单抗和/或BRAF抑制剂治疗后进展的ⅢC/Ⅳ期黑色素瘤。
- 与伊匹单抗联合应用治疗初治的不可切除/转移性黑色素瘤。
- 外科切除术后淋巴结阳性或转移性黑色素瘤。
- 铂类化疗后进展的ⅢB/Ⅳ期NSCLC。
- 铂类化疗后进展的局部晚期或转移性尿路上皮癌。
- 抗血管生成药物治疗后进展的晚期肾细胞癌。
- 铂类化疗后进展的复发性/转移性头颈部鳞状细胞癌。
- 索拉非尼治疗无效的肝细胞癌。

- 标准化疗后进展的复发性/转移性 MSI-高或 MMR-d 大肠癌。
- 自体干细胞移植和维布妥昔单抗治疗后复发的难治性经典霍奇金淋巴瘤。

黑色素瘤

根据 CheckMate 037 Ⅲ期临床试验的结果[7,31]，纳武利尤单抗于 2014 年 12 月 22 日首次获得批准用于治疗在伊匹单抗（和 BRAF 抑制剂，如果有指征）治疗后进展的ⅢC/Ⅳ期黑色素瘤。患者被随机分为 2 组，272 例患者接受每 2 周 3mg/kg 的纳武利尤单抗，133 例患者接受研究者选定的化疗方案（达卡巴嗪或紫杉醇/卡铂）。中位随访 8.4 个月时，纳武利尤单抗的 ORR 为 31.7%（95% CI：23.5～40.8），而化疗的 ORR 仅为 10.6%（95%CI：3.5～23.1）。在 PD-L1 阳性的肿瘤患者中，对纳武利尤单抗的反应率更为明显（43.6%）。不良反应方面，接受纳武利尤单抗治疗的患者中有 9% 经历了 3～4 级治疗相关的 AE，而接受化疗的患者则高达 31%。

随后，CheckMate 069 Ⅲ期临床试验对比评估了纳武利尤单抗联合伊匹单抗与伊匹单抗单药用于一线治疗不可切除/转移性黑色素瘤的优劣[32]。总共 142 例患者以 2∶1 的比例被随机分配到联合治疗组和伊匹单抗单药治疗组。在没有 BRAF V600 突变的患者中，在联合治疗组中达到客观缓解的概率显著增加（优势比：12.96，95% CI：3.91～54.49，P＜0.001）；同样，进展风险降低（HR：0.40，95%CI：0.23～0.68，P＜0.001）。此外，研究者还发现，肿瘤对联合治疗良好的反应与 PD-L1 表达情况无关。在有 BRAF V600 突变的 33 例患者中，疗效评估方面也得到了类似的结果。但是，联合治疗会增加不良事件的发生率。据报道，联合治疗所致 3～4 级 AE 的发生率为 54.3%，而单独使用伊匹单抗仅为 23.9%。与单独使用伊匹单抗的患者相比，联合治疗还导致了 3 例与治疗相关的死亡。基于这些结果，2015 年 10 月 1 日，FDA 批准了纳武利尤单抗/伊匹单抗联合疗法作为 BRAF V600 野生型的不可切除/转移性黑色素瘤的一线治疗[7]。

CheckMate 067 Ⅲ期试验，扩大了纳武利尤单抗联合伊匹单抗一线治疗无法切除/转移性黑色素瘤患者的适应证，不需要再考虑 BRAF 突变状态如何（2016 年 1 月 23 日）[7,33]。总共 945 例先前未接受过系统治疗的Ⅲ/Ⅳ期黑色素瘤患者被随机以 1∶1∶1 的比例分配，分别接受伊匹单抗单药治疗、纳武利尤单抗单药治疗和伊匹单抗/纳武利尤单抗联合治疗。其中，有 31.5% 的患者 BRAF 突变阳性，根据 BRAF 突变情况进行分层随机分组（在 PD-L1 及疾病分期分层的基础上）。结果表明，与伊匹单抗单药治疗相比，联合治疗（HR：0.42，95%CI：0.31～0.57，P＜0.001）与纳武利尤单抗单药治疗（HR：0.57，95%CI：0.43～0.76，P＜0.001）均可延长 PFS。同时，试验结果还提示了一种趋势，即联合用药较纳武利尤单抗单药治疗相比,能带来更长的 PFS(HR:0.74,95％CI:0.60～0.92)。值得注意的是,PD-L1 阴性的肿瘤患者中联合治疗要明显优于纳武利尤单抗单药治疗(中位 PFS:联合治疗为 11.2 个月,纳武利尤单抗单药治疗为 5.3 个月;而对于 PD-L1 阳性患者,两组治疗的中位 PFS 均为 14 个月)。此外,不论 BRAF 突变状态如何,在疗效方面均取得了类似的结果。在 CheckMate 069 试验中,研究者发现,与单独使用纳武利尤单抗(16.3％)和伊匹单抗(27.3％)相比,联合治疗发生 3～4 级 AE 的概率更高(55％)。但是,联合治疗未发生与治疗相关的死亡案例,而纳武利尤单抗单药治疗组和伊匹单抗单药治疗组都各有 1 例死亡。

2017 年 12 月 20 日,纳武利尤单抗被批准作为完全切除术后淋巴结阳性或转移性黑色素瘤的辅助治疗[34]。该批准基于 CheckMate 238 Ⅲ期临床试验的结果,该试验将 906 例已经完全切除ⅢB,ⅢC 或Ⅳ期黑色素瘤的患者按照 1∶1 的比例随机分配接受纳武利尤单抗(每 2 周 3mg/kg)或伊匹单抗(每 3 周 10mg/kg)作为辅助治疗[35]。患者至少随访 18 个月,研究者观察到,对比于使用伊匹单抗,使用纳武利尤单抗的 1 年 PFS 明显改善(HR:0.65,97.56％CI:0.51～0.83,$P<0.001$)。在毒性方面,纳武利尤单抗引起的 3～4 级的与 AE 较少(纳武利尤单抗:14.4％;伊匹单抗:45.9％),因 AE 不得不中止治疗的患者比例也较小(纳武利尤单抗:9.7％;伊匹单抗:42.6％)。此外,伊匹单抗组有 2 例与治疗相关的死亡病例,而纳武利尤单抗组则无治疗相关死亡。

NSCLC

CheckMate 017 Ⅲ期临床试验在 272 例铂类化疗后进展的ⅢB/Ⅳ鳞状非小细胞肺癌患者中比较了纳武利尤单抗(每 2 周 3mg/kg)与多西他赛的疗效和安全性(36)。结果表明,无论 PD-L1 表达情况如何,纳武利尤单抗单药治疗均可显著降低死亡风险(HR:0.59,95％CI:0.44～0.79,$P<0.001$)和疾病进展风险(HR:0.62,95％CI:0.47～0.81,$P<0.001$)。此外,纳武利尤单抗较少造成严重的毒性反应,只有 7％的患者发生 3～4 级 AE,而多西他赛则高达 55％。在该临床试验中,有 3 例因化疗导致的与治疗相关的死亡事件,而纳武利尤单抗治疗组无治疗相关死亡。基于此研究结果,FDA 于 2015 年 3 月 4 日批准了纳武利尤单抗用于该适应证[7]。

此后,CheckMate 057 Ⅲ期试验的结果又促使 FDA 批准将上述适应证扩大至非鳞 NSCLC 的患者(2015 年 10 月 9 日)[7,37]。该试验将接受铂类化疗后进展的ⅢB/Ⅳ期非鳞 NSCLC 的患者随机分为 2 组,其中有 292 例患者接受每 2 周纳武利尤单抗 3mg/kg 的治疗,另外 290 例接受多西他赛治疗。结果表明,与多西他赛相比,纳武利尤单抗治疗可显著提高 ORR(19％ *vs.* 12％,$P=0.02$),并且降低了死亡风险(HR:0.73,95％CI:0.59～0.89,$P=0.002$)。尽管

PFS 也表现出了延长的趋势,但两组之间并没有达到统计学差异($P=0.39$)。在不良反应方面,纳武利尤单抗治疗的患者中只有 10% 出现 3~5 级 AE,而使用多西他赛治疗的患者则高达 54%。

尿路上皮癌

CheckMate 275 Ⅱ期临床试验评估了纳武利尤单抗在铂类化疗后进展的局部晚期或转移性尿路上皮癌患者中的安全性和有效性[38]。共 270 例患者接受 2 周 1 次,3mg/kg 的纳武利尤单抗治疗。总体队列的 ORR 为 19.6%(95% CI:15.0~24.9),PD-L1 表达低于 1% 患者的 ORR 为 16.1%(95% CI:10.5~21.3),PD-L1 表达高于 5% 患者的 ORR 为 28.4%(95% CI:18.9~39.5)。共有 48 例患者经历了 3~4 级与治疗相关的 AE,并记录到了 3 例与治疗相关的死亡。在此临床试验的基础上,FDA 于 2017 年 2 月 2 日加速批准了纳武利尤单抗在该适应证中的应用[7]。

肾细胞癌

CheckMate 025 Ⅲ期临床试验评估了纳武利尤单抗对比依维莫司在晚期肾细胞癌中的疗效和安全性[39]。总共 821 例接受过抗血管生成药物治疗后进展的晚期具有透明细胞成分的肾细胞癌患者按照 1:1 的比例被随机分配至纳武利尤单抗组(每 2 周 3mg/kg)或依维莫司组(每天 1 次)。结果表明,与依维莫司相比,纳武利尤单抗与较高的缓解率密切相关(ORR:5.98,95% CI:3.68~9.72,$P<0.001$),并且可以显著降低死亡风险(HR:0.73,98.5% CI:0.57~0.93,$P=0.0018$)。对比于依维莫司,接受纳武利尤单抗治疗的患者发生与治疗相关的 3~4 级 AE 较少(分别为 37% 和 19%),并且由于毒性反应而不得不中断治疗的发生频率也较低(分别为 13% 和 8%)。纳武利尤单抗未观察到与治疗相关的死亡病例,而依维莫司观察到了 2 例因治疗不良事件引起的死亡病例。因此,FDA 在 2015 年 11 月 23 日批准了纳武利尤单抗于该适应证的应用[7]。

最近,Checkmate 214 Ⅲ期临床试验将纳武利尤单抗/伊匹单抗组合与舒尼替尼单药在初治的晚期肾细胞癌患者中进行了比较[40]。共有 1096 名患者被随机分配接受纳武利尤单抗/伊匹单抗组合治疗(547 例)或舒尼替尼单药治疗(535 例)。相比于舒尼替尼单药治疗,纳武利尤单抗/伊匹单抗组合的 ORR(42% vs. 27%,$P<0.001$)和 OS(HR:0.63,99.8% CI:0.44~0.89,$P<0.001$)均显著改善。在用纳武利尤单抗/伊匹单抗联合治疗的患者中也观察到了 PFS 改善的趋势,但未达到预定的统计学显著性差异水平(HR:0.82,99.1% CI:0.64~1.05,$P=0.03$)。联合用药组中,有 46% 的患者发生了 3~4 级治疗相关的 AE,22% 的患者由于毒性而终止治疗;而舒尼替尼治疗组中,治疗相关的 AE 的发生率高达 63%,但因毒性而不得不中止治疗的仅 12%。联合治疗组中有 8

例因治疗相关的死亡,而舒尼替尼组则有 4 例。FDA 目前正在评估(2018 年 3 月)是否批准将纳纳武利尤单抗/伊匹单抗联合治疗作为晚期肾细胞癌的一线治疗药物。此外,在 IMmotion 151 Ⅲ期临床试验中,阿替利珠单抗/贝伐珠单抗联合相比于舒尼替尼单药治疗与更长的 PFS 密切相关,因此,FDA 也在考虑批准使用阿替利珠单抗/贝伐珠单抗联合用于该适应证的治疗[41]。

头颈部鳞状细胞癌

在 CheckMate 141 Ⅲ期临床试验中,评估了纳武利尤单抗用于铂类药物治疗后进展的复发性/转移性头颈部鳞状细胞癌患者的疗效及安全性。总共 361 例患者以 2∶1 的比例随机分配至纳武利尤单抗组(每 2 周 3mg/kg)或化疗组(甲氨蝶呤、多西他赛或西妥昔单抗)。中位随访 5.1 个月时的结果表明,纳武利尤单抗组的死亡风险显著降低(HR:0.70,97.73%CI:0.51~0.96,$P=0.01$);但是,没有显示出 PFS 在各组之间存在显著差异($P=0.32$)。相比于标准化疗组,纳武利尤单抗治疗组的 3~4 级不良事件较少(分别为 35.1% 和 13.1%);纳武利尤单抗组出现了 2 例因治疗相关的不良反应而死亡,而化疗组只有 1 例因不良反应而死亡。基于上述临床试验的结果,纳武利尤单抗于 2016 年 11 月 10 日获得 FDA 的批准,成为首个用于头颈部鳞状细胞癌的免疫疗法药物[7]。

肝细胞癌

CheckMate 040 Ⅰ/Ⅱ期试验评估了纳武利尤单抗在索拉非尼耐药后的晚期肝细胞癌患者中的安全性和有效性[42]。48 位患者每 2 周接受 0.1~10mg/kg 的治疗(剂量递增),另外 214 位患者每 2 周接受了 3mg/kg 的治疗。剂量递增组的 ORR 为 15%(95%CI:6~28)且有 12 例患者发生 3~4 级 AE,而 3mg/kg 组的 ORR 为 20%(95%CI:15~26)。基于这些发现,纳武利尤单抗于 2017 年 9 月 22 日获批用于上述适应证[7]。

大肠癌

2017 年 8 月 1 日,纳武利尤单抗获批用于氟嘧啶、奥沙利铂或伊立替康为基础的化疗后进展的复发性/转移性 MSI 高或 MMR-d 的结直肠癌[7]。该适应证的批准是基于 CheckMate 142 Ⅱ期临床试验,共 74 名患者每 2 周接受 3mg/kg 的纳武利尤单抗治疗[43]。中位随访 12 个月,ORR 为 31.1%(95%CI:20.8~42.9)。15 名患者经历了 3~4 级与治疗相关的 AE;没有报道与治疗有关的死亡。

霍奇金淋巴瘤

首先在 CheckMate 039 Ⅰ期临床试验中评估了纳武利尤单抗对复发难治性经典霍奇金淋巴瘤的疗效和安全性。在 23 例接受纳武利尤单抗治疗的患者中,ORR 为 87%(95%CI:66~97),有 5 例患者发生至少 3 级的与治疗相关的 AE[44]。随后,CheckMate 205 Ⅱ期临床试验试图评估纳武利尤单抗在自体干细胞移植和维布妥昔单抗联合治疗后的复发难治性经典霍奇金淋巴瘤的疗效[45]。共有 80 例患者接受了每 2 周 3mg/kg 的治疗。中位随访 8.9 个月，ORR 为 66.3%（95%CI：54.8～76.4）；6 个月 PFS 和 OS 率分别为 76.9%（95%CI：64.9～85.3）和 98.7%（95%CI：91.0～99.8）。共有 32 例患者经历了至少 3 级与治疗相关的 AE。基于上述临床试验的结果，FDA 于 2016 年 5 月 17 日批准了纳武利尤单抗用于该适应证的治疗[7]。

PD-L1 抑制剂

阿维鲁单抗（Avelumab）

适应证

- 转移性 Merkel 细胞癌。
- 铂类化疗后进展的局部晚期或转移性尿路上皮癌。

Merkel 细胞癌

根据 JAVELIN Merkel 200 的一项开放、单臂、多中心 Ⅱ 期临床试验的结果，阿维鲁单抗于 2017 年 3 月 23 日获得了用于治疗转移性 Merkel 细胞癌的批准[7,9]。在这项研究中，88 例化疗无效的 Ⅳ 期 Merkel 细胞癌患者接受每 2 周 10mg/kg 的阿维鲁单抗治疗。中位随访时间为 10.4 个月，ORR 为 31.8%（95.9%CI：21.9～43.1）；92%（95%CI：70～98）阿维鲁单抗起效患者的反应持续了至少 6 个月。中位 PFS 为 2.7 个月（95%CI：1.4～6.9）；在 6 个月时，仍有 40%[29-50] 的患者维持无进展生存。中位 OS 为 11.3 个月（7.5～14.0），而 6 个月时有 69% 的患者仍存活（95%CI：58～78）。62 例患者（70%）由于治疗而出现相关 AE，其中疲劳（24%）和输液相关反应（17%）是最常见的。共有 4 名患者报告了 5 次 3 级 AE（淋巴细胞减少和单一化验指标异常）。其中，只有 1 例 3 级事件被认为与免疫治疗相关（转氨酶升高）。没有发现 4 级 AE 或与治疗相关的死亡。

尿路上皮癌

根据 2017 年 5 月 9 日的 JAVELIN 实体瘤临床试验[7,46,47]，阿维鲁单抗获得了在铂类化疗耐药后局部晚期或转移性尿路上皮癌患者中应用的加速批准。该研究的早期结果来自每 2 周接受 10mg/kg 阿维鲁单抗治疗的 44 例患者的多中心单臂的队列研究[46]。中位随访时间 16.5 个月时，ORR 为 18.2%（95% CI：8.2～32.7）。中位 PFS 为 11.6 周（95%CI：6.1～17.4），19.1%（95%CI：8.5～32.8）的患者在 48 周时仍维持无进展生存。中位 OS 为 13.7 个月（95%CI：8.5～NE），1 年 OS 率为 54.3%（95%CI：37.9～68.1）。虽然 44 例患者中共有 29 例（65.9%）经历了与治疗相关的 AE，但只有 3 例患者出现 3～4 级 AE。其中，免疫介导的相关 AE 共有 9 例（20.5%），最常见是甲状腺功能减退（3 例）。此外，未出现与治疗相关的死亡。

该试验的最新临床研究结果于 2018 年 1 月发布[47]。在 249 名中位随访时间为 9.9 个月的扩大人群中，中位 PS 为 6.6 周（95％ CI：6.1～11.4），而 24％[18-31]的患者在 24 周时仍维持无进展生存。随访时间至少 6 个月的 161 例患者的 ORR 为 17％（95％CI：11～24）；中位 OS 为 6.5 个月（95％CI：4.8～9.5），而 6 个月 OS 率为 53％（95％CI：45～60）。不良反应方面，166 名患者（67％）经历了与治疗相关的 AE，但 3 级及以上的 AE 很少见（8％）；1 例患者死于与治疗有关的肺炎。

度伐利尤单抗（Durvalumab）

适应证

- 放化疗后无进展的不可切除的 Ⅲ 期 NSCLC。
- 铂类化疗后进展的局部晚期或转移性尿路上皮癌。

NSCLC

2018 年 2 月 16 日，FDA 批准度伐利尤单抗用于 Ⅲ 期不可切除的 NSCLC[7]，这是基于 Ⅲ 期临床试验 PACIFIC 研究的结果。该研究验证了度伐利尤单抗在两个或两个以上铂类放化疗治疗后未进展的患者中的巩固治疗疗效，分析了度伐利尤单抗（每 2 周 10mg/kg）与安慰剂进行比较的维持疗效的差异[10]。473 例患者接受了度伐利尤单抗维持治疗，236 例患者接受了安慰剂维持治疗；中位随访时间为 14.5 个月。相对于安慰剂组，度伐利尤单抗组的中位 PFS 较长（度伐利尤单抗组：16.8 个月；安慰剂组：5.6 个月）；ORR 较高（度伐利尤单抗组：28.4％；安慰剂组：16.0％）；进展或死亡的风险显著性降低（HR：0.52，95％CI：0.42～0.65，$P<0.001$）。值得注意的是，该试验的结果不受患者的人口统计学特征、肿瘤分期及组织学类型、先前治疗反应和 PD-L1 表达情况的影响。此外，度伐利尤单抗还可延长中位 OS 及减少远处转移的发生（HR：0.52，95％CI：0.39～0.69，$P<0.001$）。度伐利尤单抗组和安慰剂组的 AE 的总发生率和 3～4 级 AE 的发生率无明显差异，分别为 96.8％ vs. 94.9％ 和 29.9％ vs.26.1％。

尿路上皮癌

根据 Ⅰ/Ⅱ 期临床试验的结果（研究 1108）[7,48,49]，FDA 于 2017 年 5 月 1 日加速批准了度伐利尤单抗用于铂类耐药的局部晚期/转移性尿路上皮癌患者的治疗。61 例尿路上皮癌患者每 2 周接受 10mg/kg 度伐利尤单抗治疗。在 42 例可评估患者中的早期研究结果显示（中位随访时间为 4.3 个月），度伐利尤单抗具有可接受的安全性（仅 3 名患者发生 3 级 AE；未记录到 4～5 级 AE）及良好的疗效［ORR 为 31％（95％CI：17.6～47.1）][48]。值得注意的是，度伐利尤单抗仅对 PD-L1 阳性的患者产生效果。

1108 研究的后续试验,入组人数扩展至 191 例,中位随访时间延长至 5.8 个月。最新的研究结果继续支持度伐利尤单抗在转移性尿路上皮癌中应用的疗效和安全性[49]。具体而言,ORR 为 17.8%(95%CI:12.7～24.0),总体队列中位 PFS 为 1.5 个月(95%CI:1.4～1.9),而 16%(95%CI:10～23)的患者在 12 个月时仍维持无进展生存。总体队列的中位 OS 为 18.2 个月(95%CI:8.1～X),1 年 OS 率为 55%(95%CI:44～65)。此外,研究者发现,在 PD-L1 表达阴性的肿瘤患者也能够从度伐利尤单抗治疗中获益。3～4 级与治疗相关的 AE 相对较少(仅 6.8%),3～4 级免疫介导的 AE 更为罕见(仅 4 例),但出现了 2 例分别因严重的自身免疫性肝炎和肺炎而死亡的病例。

阿替利珠单抗(atezolizumab)

适应证

- 在铂类化疗期间或之后进展的转移性 NSCLC。
- 铂类化疗后进展的局部晚期或转移性尿路上皮癌。
- 尚未接受化疗但不适合顺铂的局部晚期或转移性尿路上皮癌。

NSCLC

在 POPLAR 和 OAK 临床试验中,评估了阿替利珠单抗对比于多西他赛,用于铂类方案化疗期间或之后进展的转移性 NSCLC 患者中的疗效和安全性。其结果使阿替利珠单抗于 2016 年 10 月 18 日获得该适应证的批准[7,8,50]。具体而言,在 POPLAR Ⅱ期临床试验中,144 例患者给予阿替利珠单抗(每 3 周 1200mg),另外 143 例患者接受多西他赛治疗[50],中位随访时间为 14.8 个月。虽然两组之间的 PFS 并无显著差异(阿替利珠单抗和多西他赛分别为 2.7 个月和 3.0 个月;HR:0.94,95%CI:0.72～1.23),但阿替利珠单抗与显著的 OS 获益相关(阿替利珠单抗和多西他赛分别为 12.6 个月和 9.7 个月;HR:0.73,95%CI:0.53～0.99,P=0.04)。值得注意的是,PD-L1 表达的增加与阿替利珠单抗治疗取得更大生存获益相关。同时,研究结果表明,PD-L1 表达低于 1% 的患者不会从阿替利珠单抗治疗中获得明显的生存获益。与多西他赛(39%)相比,阿替利珠单抗(11%)较少发生 3～4 级治疗相关的 AE。有 1 例患者死于阿替利珠单抗治疗相关 AE,多西他赛治疗组则高达 3 例。

POPLAR 的结论在 OAK Ⅲ期临床试验中得到了进一步证实,该试验在含铂类化疗方案治疗进展后的ⅢB/Ⅳ NSCLC 患者中对比了阿替利珠单抗(每 3 周 1200mg)与多西他赛的安全性与疗效。每个治疗组各有 425 例患者,中位随访时间为 21 个月。与多西他赛相比,使用阿替利珠单抗治疗的中位 OS 更长(阿替利珠单抗和多西他赛分别为 13.8 个月和 9.6 个月;HR:0.73;95%CI:

$0.62 \sim 0.87, P = 0.003$),但两组 PFS 相似(HR:0.95,95%CI:0.82~1.10)。与 POPLAR 试验的结果相似,PD-L1 的表达与阿替利珠单抗的 OS 获益程度密切相关;然而,与 POPLAR 不同的是,即使是 PD-L1 表达最低(<1%)的患者,在 OAK 中发现,也可以从阿替利珠单抗治疗中获得生存益处(HR:0.75,95%CI:0.59~0.96)。与多西他赛相比(43%),3~4 级与治疗相关的 AE 在阿替利珠单抗治疗组较少发生(15%),以及由于 AE 而导致的治疗中断也较少发生(阿替利珠单抗和多西他赛分别为 8% 和 19%)。记录到了 1 例因多西他赛治疗导致呼吸道感染引起的死亡案例。

尿路上皮癌

2016 年 5 月 18 日,阿替利珠单抗被加速批准成为第一种用于治疗含铂方案化疗进展后的局部晚期或转移性尿路上皮癌的 PD-L1 抑制剂[7]。这是基于 IMvigor 210 Ⅱ期临床试验的队列 2 的结果,该试验评估了阿替利珠单抗(每 3 周 1200mg)在 310 例尿路上皮癌患者中的疗效和毒性,中位随访时间为 11.7 个月[51]。总体队列的 ORR 为 15%(95%CI:11~19),显著优于当前标准挽救疗法的 10%。中位 PFS 为 2.1 个月,中位 OS 为 7.9 个月。值得注意的是,PD-L1 的高表达似乎与 ORR 和 OS 的改善有关,而 PFS 的改善与 PD-L1 的表达情况无关。不良反应方面,有 16% 的患者经历了 3~4 级与治疗相关的 AE,其中约有 1/3(总入组人数的 5%)是由免疫介导。但是,进一步验证该结果的 IMvigor 211 Ⅲ期试验,比较了阿替利珠单抗与经典挽救性化疗方案在 PD-L1 高表达(IC/2/3)亚组患者中的差异,未检测到明显的主要研究终点 OS 优势。而在整个研究队列中,阿替利珠单抗确实显示出优于化疗的 OS 优势,仅仅是一项探索性分析终点。在安全性方面,阿替利珠单抗优于经典化疗方案,与 IMvigor 210 试验结果一致,阿替利珠单抗能够带来快速且持久的反应[52]。

2017 年 4 月 17 日,根据 IMvigor 210 试验队列 1 的研究结果,FDA 扩大批准了阿替利珠单抗在尿路上皮癌中的适应证,增加其可用于不适合使用顺铂的局部晚期/转移性尿路上皮癌的一线治疗(加速批准)[7,53]。该试验对 119 例不符合顺铂治疗要求的尿路上皮癌患者进行了阿替利珠单抗治疗。中位随访17.2 个月后,ORR 为 23%(95%CI:16~31),且 ORR 与 PD-L1 表达情况相关。整个队列的中位 OS 为 15.9 个月(95%CI:10.4~X)。19 例患者经历了3~4 级与治疗相关的 AE;其中 8 例患者的 AE 为免疫介导的。此外,还报道了1 例病因不明的败血症而导致的治疗相关死亡。

结论

自 2014 年 9 月首次获得 FDA 批准以来,PD-1/PD-L1 抑制剂在各类疾病中的适应证在相对较短的时间内迅速激增[7]。并且,这种趋势可能会持续下去,因为与传统的细胞毒性化疗相比,抗 PD-1/ PD-L1 疗法似乎对多种不同类型肿瘤产生强大疗效及安全性良好。尽管如此,仍有许多需要研究人员和临床医生解决的重要问题。

首先,如前所述,不同肿瘤对于抗 PD-1/PD-L1 治疗的反应似乎有很大差异。虽然 PD-L1 的表达情况通常与反应率相关,但用于检测 PD-L1 的方法,彼此间差异性很大,因此,需要提供标准化的 PD-L1 检测方法对解决这一问题将有所帮助。而且,如同在前几个章节中所述一样,PD-L1 并不是一个完美的生物标志物,除少数医院外,在临床实践中并未纳入常规检测。目前,研究者正在寻找其他可能有助于治疗选择和预后评估的生物标志物(包括总突变负荷,DNA 修复基因突变,基因表达谱,肿瘤微环境的生物标志物,肠道微生物组成,血浆游离循环肿瘤 DNA 等)。这些标志物经过进一步验证,未来能够帮助临床医生对肿瘤患者进行个性化管理[55]。与此同时,寻找预测抗药性的生物标志物也同样很关键。由于抗 PD-1/PD-L1 疗法的应用越来越普遍,即使对于非肿瘤专业的医生而言,PD-1/PD-L1 抑制剂治疗所致毒性(尤其是免疫介导的 AE)的管理也变得越来越重要。近年来,已经有许多组织和权威机构出版了许多临床指南,为管理免疫相关毒性反应提供了坚实的框架,但我们仍非常需要进一步的数据来完善具体实施方案。在此背景下,来自众多学科的肿瘤 MDT 团队、多中心注册研究或数据库及专注于免疫介导毒性管理的临床试验的累积经验都有助于对 AE 进行更个性化和循证支持的管理[56,57]。此外,《实体肿瘤反应评价标准》(RECIST)1.1 对免疫治疗患者的适用性也受到了挑战,在基层医院临床治疗肿瘤的实践中,新制定的《免疫相关的实体肿瘤反应评估标准》(iRECIST)是否是一种更好的选择,是否会得到更普遍的认可尚待确定。此外,各种抗 PD-1/PD-L1 药物的最佳治疗持续时间及它们之间是否存在交叉耐药性尚待确定。例如,目前尚不清楚当用一种免疫检查点抑制剂治疗后肿瘤再次进展时,是否可以通过切换到相同或不同类别的另一种免疫检查点抑制剂来达到进一步控制的效果[59]。此外,多种联合疗法也正在各种临床试验中进行测试。最后,鉴于当前大量的抗 PD-1/PD-L1 单抗的适应证是 FDA 加速批准的结果(目前尚未获得 Ⅲ 期临床试验的确凿数据支持),因此临床医生在选择药物时应该结合临床判断尽可能采用支持证据水平最高的疗法。

总之,免疫检查点抑制剂确实已改变了癌症治疗的格局,而新的组合疗法和对更多生物标志物的验证可能会为肿瘤治疗提供进一步的改进。然而,对临床医生进行免疫疗法的适应证和禁忌证及免疫相关 AE 的早期识别和最佳管理的相关教育,是有效促进临床实践和指导未来研究的必要前提。

参考文献

1. Agata Y, Kawasaki A, Nishimura H, et al. Expression of the PD-1 antigen on the surface

of stimulated mouse T and B lymphocytes. *Int Immunol*. 1996;8(5): 765-772. doi: 10. 1093/ intimm/8.5.765

2. Ishida Y, Agata Y, Shibahara K, et al. Induced expression of PD-1, a novel member of the immunoglobulin gene superfamily, upon programmed cell death. *EMBO J*. 1992;11 (11): 3887-3895. doi: 10.1002/j.1460-2075.1992.tb05481.x

3. Dong H, Zhu G, Tamada K, et al. B7-H1, a third member of the B7 family, co-stimulates T-cell proliferation and interleukin-10 secretion. *Nat Med*. 1999;5(12): 1365-1369. doi: 10.1038/70932

4. Dong H, Strome SE, Salomao DR, et al. Tumor-associated B7-H1 promotes T-cell apoptosis: a potential mechanism of immune evasion. *Nat Med*. 2002;8(8): 793-800. doi: 10.1038/ nm730

5. He J, Hu Y, Hu M, et al. Development of PD-1/PD-L1 pathway in tumor immune microenvironment and treatment for non-small cell lung cancer. *Sci Rep*. 2015;5: 13110. doi: 10 .1038/srep13110

6. Iwai Y, Ishida M, Tanaka Y, et al. Involvement of PD-L1 on tumor cells in the escape from host immune system and tumor immunotherapy by PD-L1 blockade. *Proc Natl Acad Sci USA*. 2002;99(19): 12293-12297. doi: 10.1073/pnas.192461099

7. Gong J, Chehrazi-Raffle A, Reddi S, et al. Development of PD-1 and PD-L1 inhibitors as a form of cancer immunotherapy: a comprehensive review of registration trials and future considerations. *J Immunother Cancer*. 2018;6(1): 8. doi: 10.1186/s40425-018-0316-z

8. Rittmeyer A, Barlesi F, Waterkamp D, et al. Atezolizumab versus docetaxel in patients with previously treated non-small-cell lung cancer (OAK): a phase 3, open-label, multicentre randomised controlled trial. *Lancet*. 2017;389(10066): 255-265. doi: 10.1016/ s01406736(16)32517-x

9. Kaufman HL, Russell J, Hamid O, et al. Avelumab in patients with chemotherapy-refractory metastatic Merkel cell carcinoma: a multicentre, single-group, open-label, phase 2 trial. *Lancet Oncol*. 2016; 17 (10): 1374-1385. doi: 10. 1016/s1470-2045 (16) 30364-3

10. Antonia SJ, Villegas A, Daniel D, et al. Durvalumab after chemoradiotherapy in stage Ⅲ non-small-cell lung cancer. *N Engl J Med*. 2017;377(20): 1919-1929. doi: 10.1056/ nejmoa1709937

11. Ferris RL, Blumenschein G Jr, Fayette J, et al. Nivolumab for recurrent squamous-cell carcinoma of the head and neck. *N Engl J Med*. 2016;375(19): 1856-1867. doi: 10. 1056/ nejmoa1602252

12. Robert C, Ribas A, Wolchok JD, et al. Anti-programmed-death-receptor-1 treatment with pembrolizumab in ipilimumab-refractory advanced melanoma: a randomised dose-comparison cohort of a phase 1 trial. *Lancet*. 2014;384(9948): 1109-1117. doi: 10.1016/ s01406736(14)60958-2

13. Hamid O, Robert C, Daud A, et al. Safety and tumor responses with lambrolizumab

（anti-PD-1）in melanoma. *N Engl J Med*. 2013；369（2）：134-144. doi：10.1056/nejmoa1305133

14. Ribas A，Puzanov I，Dummer R，et al. Pembrolizumab versus investigator-choicechemotherapy for ipilimumab-refractory melanoma （KEYNOTE-002）：a randomised，controlled，phase 2 trial. *Lancet Oncol*. 2015；16(8)：908-918. doi：10.1016/s1470-2045(15)00083-2

15. Robert C，Schachter J，Long GV，et al. Pembrolizumab versus ipilimumab in advanced melanoma. *N Engl J Med*. 2015；372(26)：2521-2532. doi：10.1056/nejmoa1503093

16. Garon EB，Rizvi NA，Hui R，et al. Pembrolizumab for the treatment of non-small-cell lung cancer. *N Engl J Med*. 2015；372(21)：2018-2028. doi：10.1056/nejmoa1501824

17. Sul J，Blumenthal GM，Jiang X，et al. FDA approval summary：pembrolizumab for the treatment of patients with metastatic non-small cell lung cancer whose tumors express programmed death-ligand 1. *Oncologist*. 2016；21 （5）：643-650. doi：10.1634/theoncologist.2015-0498

18. Ramalingam S，Hui R，Gandhi L，et al. P2.39：Long-term OS for patients with advanced NSCLC enrolled in the KEYNOTE-001 study of pembrolizumab：track：immunotherapy. *J Thorac Oncol*. 2016；11(10S)：S241-S242. doi：10.1016/j.jtho.2016.08.110

19. Herbst RS，Baas P，Kim DW，et al. Pembrolizumab versus docetaxel for previously treated，PD-L1-positive，advanced non-small-cell lung cancer （KEYNOTE-010）：a randomised controlled trial. *Lancet*. 2016；387(10027)：1540-1550. doi：10.1016/s0140-6736(15)01281-7

20. Reck M，Rodriguez-Abreu D，Robinson AG，et al. Pembrolizumab versus chemotherapy for PD-L1-positive non-small-cell lung cancer. *N Engl J Med*. 2016；375(19)：1823-1833. doi：10.1056/nejmoa1606774

21. Langer CJ，Gadgeel SM，Borghaei H，et al. Carboplatin and pemetrexed with or without pembrolizumab for advanced，non-squamous non-small-cell lung cancer：a randomised，phase 2 cohort of the open-label KEYNOTE-021 study. *Lancet Oncol*. 2016；17（11）：1497-1508. doi：10.1016/s1470-2045(16)30498-3

22. Balar AV，Castellano D，O'Donnell PH，et al. First-line pembrolizumab in cisplatin-ineligible patients with locally advanced and unresectable or metastatic urothelial cancer （KEYNOTE-052）：a multicentre，single-arm，phase 2 study. *Lancet Oncol*. 2017；18（11）：1483-1492. doi：10.1016/s1470-2045(17)30616-2

23. O'Donnell PH，Grivas P，Balar AV，et al. Biomarker findings and mature clinical results from KEYNOTE-052：first-line pembrolizumab （pembro）in cisplatin-ineligible advanced urothelial cancer （UC）. *J Clin Oncol*. 2017；35(15_suppl)：4502-4502. doi：10.1200/ jco.2017.35.15_suppl.4502

24. Grivas P，Plimack ER，Balar AV，et al. Pembrolizumab （pembro）as first-line therapy in cisplatin-ineligible advanced urothelial cancer （UC）：outcomes from KEYNOTE-052 in senior patients （pts）with poor performance status. *Ann Oncol*. 2017；28(suppl_5)：301.

doi：10.1093/annonc/mdx371.011

25. Bellmunt J，de Wit R，Vaughn DJ，et al. Pembrolizumab as second-line therapy for advanced urothelial carcinoma. *N Engl J Med*. 2017;376(11)：1015-1026. doi：10.1056/nejmoa1613683

26. Seiwert TY，Burtness B，Mehra R，et al. Safety and clinical activity of pembrolizumab for treatment of recurrent or metastatic squamous cell carcinoma of the head and neck (KEYNOTE-012)：an open-label，multicentre，phase 1b trial. *Lancet Oncol*. 2016;17 (7)：956-965. doi：10.1016/s1470-2045(16)30066-3

27. Fuchs CS，Doi T，Jang RW-J，et al. KEYNOTE-059 cohort 1：efficacy and safety of pembrolizumab（pembro）monotherapy in patients with previously treated advanced gastric cancer. *J Clin Oncol*. 2017;35(15_suppl)：4003-4003. doi：10.1200/jco.2017.35.15_suppl.4003

28. Chen R，Zinzani PL，Fanale MA，et al. Phase II study of the efficacy and safety of pembrolizumab for relapsed/refractory classic Hodgkin lymphoma. *J Clin Oncol*. 2017;35(19)：2125-2132. doi：10.1200/jco.2016.72.1316

29. Le DT，Uram JN，Wang H，et al. PD-1 blockade in tumors with mismatch-repair deficiency. *N Engl J Med*. 2015;372(26)：2509-2520. doi：10.1056/NEJMoa1500596

30. Le DT，Durham JN，Smith KN，et al. Mismatch repair deficiency predicts response of solid tumors to PD-1 blockade. *Science*. 2017;357(6349)：409-413. doi：10.1126/science.aan6733

31. Weber JS，D'Angelo SP，Minor D，et al. Nivolumab versus chemotherapy in patients with advanced melanoma who progressed after anti-CTLA-4 treatment (CheckMate 037)：a randomised，controlled，open-label，phase 3 trial. *Lancet Oncol*. 2015;16(4)：375-384. doi：10.1016/s1470-2045(15)70076-8

32. Postow MA，Chesney J，Pavlick AC，et al. Nivolumab and ipilimumab versus ipilimumab in untreated melanoma. *N Engl J Med*. 2015;372(21)：2006-2017. doi：10.1056/nejmoa1414428

33. Larkin J，Chiarion-Sileni V，Gonzalez R，et al. Combined nivolumab and ipilimumab or monotherapy in untreated melanoma. *N Engl J Med*. 2015;373(1)：23-34. doi：10.1056/nejmoa1504030

34. U.S. Food & Drug Administration. FDA grants regular approval to nivolumab for adjuvant treatment of melanoma. https://www.fda.gov/Drugs/InformationOnDrugs/ApprovedDrugs/ucm590004.htm

35. Weber J，Mandala M，Del Vecchio M，et al. Adjuvant nivolumab versus ipilimumab in resected stage III or IV melanoma. *N Engl J Med*. 2017;377(19)：1824-1835. doi：10.1056/nejmoa1709030

36. Brahmer J，Reckamp KL，Baas P，et al. Nivolumab versus docetaxel in advanced squamous-cell non-small-cell lung cancer. *N Engl J Med*. 2015;373(2)：123-135. doi：10.1056/nejmoa1504627

37. Borghaei H，Paz-Ares L，Horn L，et al. Nivolumab versus docetaxel in advanced nonsquamous non-small-cell lung cancer. *N Engl J Med*. 2015;373(17): 1627-1639. doi: 10.1056/ nejmoa1507643

38. Sharma P，Retz M，Siefker-Radtke A，et al. Nivolumab in metastatic urothelial carcinoma after platinum therapy (CheckMate 275): a multicentre，single-arm，phase 2 trial. *Lancet Oncol*. 2017;18(3): 312-322. doi: 10.1016/s1470-2045(17)30065-7

39. Motzer RJ，Escudier B，McDermott DF，et al. Nivolumab versus everolimus in advanced renal-cell carcinoma. *N Engl J Med*. 2015; 373 (19): 1803-1813. doi: 10. 1056/ nejmoa1510665

40. Motzer RJ，Tannir NM，McDermott DF，et al. Nivolumab plus ipilimumab versus sunitinib in advanced renal-cell carcinoma. *N Engl J Med*. 2018;378(14): 1277-1290. doi: 10.1056/NEJMoa1712126

41. Motzer RJ，Powles T，Atkins MB，et al. IMmotion151: a randomized phase Ⅲ study of atezolizumab plus bevacizumab vs sunitinib in untreated metastatic renal cell carcinoma (mRCC). *J Clin Oncol*. 2018; 36(6_suppl): 578-578. doi: 10. 1200/jco. 2018. 36. 6_ suppl.578

42. El-Khoueiry AB，Sangro B，Yau T，et al. Nivolumab in patients with advanced hepatocellular carcinoma (CheckMate 040): an open-label，non-comparative，phase 1/2 dose escalation and expansion trial. *Lancet*. 2017;389(10088): 2492-2502. doi: 10.1016/ s01406736(17)31046-2

43. Overman MJ，McDermott R，Leach JL，et al. Nivolumab in patients with metastatic DNA mismatch repair-deficient or microsatellite instability-high colorectal cancer (CheckMate 142): an open-label，multicentre，phase 2 study. *Lancet Oncol*. 2017;18 (9): 1182-1191. doi: 10.1016/s1470-2045(17)30422-9

44. Ansell SM，Lesokhin AM，Borrello I，et al. PD-1 blockade with nivolumab in relapsed or refractory Hodgkin's lymphoma. *N Engl J Med*. 2015;372(4): 311-319. doi: 10.1056/ nejmoa1411087

45. Younes A，Santoro A，Shipp M，et al. Nivolumab for classical Hodgkin's lymphoma after failure of both autologous stem-cell transplantation and brentuximab vedotin: a multicentre，multicohort，single-arm phase 2 trial. *Lancet Oncol*. 2016;17(9): 1283-1294. doi: 10.1016/s1470-2045(16)30167-x

46. Apolo AB，Infante JR，Balmanoukian A，et al. Avelumab, an anti-programmed death-ligand 1 antibody，in patients with refractory metastatic urothelial carcinoma: results from a multicenter，phase Ib study. *J Clin Oncol*. 2017;35(19): 2117-2124. doi: 10. 1200/ jco.2016.71.6795

47. Patel MR，Ellerton J，Infante JR，et al. Avelumab in metastatic urothelial carcinoma after platinum failure (JAVELIN Solid Tumor): pooled results from two expansion cohorts of an open-label，phase 1 trial. *Lancet Oncol*. 2018;19(1): 51-64. doi: 10.1016/ s14702045(17)30900-2

48. Massard C, Gordon MS, Sharma S, et al. Safety and efficacy of durvalumab (MEDI4736), an anti-programmed cell death ligand-1 immune checkpoint inhibitor, in patients with advanced urothelial bladder cancer. *J Clin Oncol*. 2016;34(26): 3119-3125. doi: 10.1200/ jco.2016.67.9761

49. Powles T, O'Donnell PH, Massard C, et al. Efficacy and safety of durvalumab in locally advanced or metastatic urothelial carcinoma: updated results from a phase 1/2 open-label study. *JAMA Oncol*. 2017;3(9): e172411. doi: 10.1001/jamaoncol.2017.2411

50. Fehrenbacher L, Spira A, Ballinger M, et al. Atezolizumab versus docetaxel for patients with previously treated non-small-cell lung cancer (POPLAR): a multicentre, open-label, phase 2 randomised controlled trial. *Lancet*. 2016;387(10030): 1837-1846. doi: 10. 1016/ s0140-6736(16)00587-0

51. Rosenberg JE, Hoffman-Censits J, Powles T, et al. Atezolizumab in patients with locally advanced and metastatic urothelial carcinoma who have progressed following treatment with platinum-based chemotherapy: a single-arm, multicentre, phase 2 trial. *Lancet*. 2016;387(10031): 1909-1920. doi: 10.1016/S0140-6736(16)00561-4

52. Powles T, Duran I, van der Heijden MS, et al. Atezolizumab versus chemotherapy in patients with platinum-treated locally advanced or metastatic urothelial carcinoma (IMvigor211): a multicentre, open-label, phase 3 randomised controlled trial. *Lancet*. 2018;391(10122): 748-757. doi: 10.1016/s0140-6736(17)33297-x

53. Balar AV, Galsky MD, Rosenberg JE, et al. Atezolizumab as first-line treatment incisplatin-ineligible patients with locally advanced and metastatic urothelial carcinoma: a single-arm, multicentre, phase 2 trial. *Lancet*. 2017;389(10064): 67-76. doi: 10.1016/ s01406736(16)32455-2

54. Hirsch FR, McElhinny A, Stanforth D, et al. PD-L1 Immunohistochemistry assays for lung cancer: results from phase 1 of the blueprint PD-L1 IHC assay comparison project. *J Thorac Oncol*. 2017;12(2): 208-222. doi: 10.1016/j.jtho.2016.11.2228

55. Dijkstra KK, Voabil P, Schumacher TN, Voest EE. Genomics-and transcriptomics-based patient selection for cancer treatment with immune checkpoint inhibitors: a review. *JAMA Oncol*. 2016;2(11): 1490-1495. doi: 10.1001/jamaoncol.2016.2214

56. Puzanov I, Diab A, Abdallah K, et al. Managing toxicities associated with immune checkpoint inhibitors: consensus recommendations from the Society for Immunotherapy of Cancer (SITC) Toxicity Management Working Group. *J Immunother Cancer*. 2017;5 (1): 95. doi: 10.1186/s40425-017-0300-z

57. Brahmer JR, Lacchetti C, Schneider BJ, et al. Management of immune-related adverse events in patients treated with immune checkpoint inhibitor therapy: American Society of Clinical Oncology Clinical Practice Guideline. *J Clin Oncol*. 2018;36(17): 1714-1768. doi: 10.1200/JCO.2017.77.6385

58. Seymour L, Bogaerts J, Perrone A, et al. iRECIST: guidelines for response criteria for

use in trials testing immunotherapeutics. *Lancet Oncol*. 2017;18(3): e143-e152. doi: 10. 1016/ s1470-2045(17)30074-8

59. Martini DJ, Lalani AA, Bosse D, et al. Response to single agent PD-1 inhibitor after progression on previous PD-1/PD-L1 inhibitors: a case series. *J Immunother Cancer*. 2017;5(1): 66. doi: 10.1186/s40425-017-0273-y

第3章

免疫检查点抑制剂的适应证和毒性

Lavinia Spain，Michael A. Postow，

James Larkin，Jeffrey Weber

概述

　　免疫检查点抑制剂由于克服了肿瘤细胞免疫逃逸,显著改善了转移性黑色素瘤、肾癌、肺癌和膀胱癌等患者的生存率。最近已证明,同时阻断两个关键免疫检查点抑制剂(PD-1 和 CTLA-4)具有显著的临床疗效。

　　迄今为止,免疫检查点抑制剂治疗主要是抗 PD-1 单抗(如纳武利尤单抗或帕博利珠单抗),或抗 CTLA-4 单抗(如伊匹单抗或曲美珠单抗),或抗程序性细胞死亡配体 1 抗体(PD-L1)(如度伐利尤单抗,阿维鲁单抗或阿替利珠单抗)。所有免疫检查点抑制剂药物可单独应用也可联合应用,但联合应用有利于提高疾病缓解率,如伊匹单抗联合纳武利尤单抗(ipi＋nivo) 较伊匹单抗单药治疗显著改善恶性黑色素瘤患者总生存期。双免疗法相关中重度免疫相关不良事件(irAE)发生率较高,通过早期发现和适当治疗,大多数 irAE 多能解决[1]。

　　在本章中,我们将讨论 ipi＋nivo 在黑色素瘤中的适应证,ipi＋nivo 在肾癌中使用的证据,并讨论 ipi＋nivo 和度伐利尤单抗和曲美珠单抗(durva＋treme)在肺癌和间皮瘤中的证据。我们还回顾了联合 ICIs 治疗所致的 irAE 合并 ICI 的发生率和发生时间,描述了特定的管理问题,并讨论了 irAE 对疾病预后和后续治疗选择的影响。

晚期癌症中的适应证

黑色素瘤

　　初治的不可切除的Ⅲ期或Ⅳ期黑色素瘤患者中(不论 BRAF 突变状态),一线治疗推荐伊匹单抗 3mg/kg 联合纳武利尤单抗 1mg/kg,每 3 周 1 次,共 4 个周期,此后纳武利尤单抗每 2 周 3mg/kg 维持治疗,疾病缓解率优于伊匹单抗单药(58％ *vs*. 19％,P＜0.001),总生存期长于伊匹单抗单药(mOS 未达到 *vs*. 20 个月,HR: 0.55,P＜0.001)[2-4]。ipi＋nivo 双免联合治疗疾病缓解率优于纳武利尤单抗单药(58％ *vs*. 44％);对于 PD-L1 表达＜1％肿瘤患者亚组中双免联合治疗较纳武利尤单抗单药治疗无疾病进展生存期显著延长(11.2 个月 *vs*. 5.3

个月)。一项对比 ipi＋nivo 双免联合对比纳武利尤单抗单药治疗黑色素瘤患者的Ⅲ期临床试验(Checkmate-067)中,3 年生存率分别为 58%(双免联合)vs. 52%(纳武利尤单抗单药)vs. 34%（伊匹单抗单药）;对于 PD-L1 表达低于 1% 亚组患者,ipi＋nivo 双免联合较纳武利尤单抗单药可延长 PFS 及 OS[3]。因此,采用 PD-L1 作为一个可靠的疗效预测指标仍未确定。

肾癌

最近,初治的转移性透明细胞肾细胞癌中,伊匹单抗 1mg/kg 联合纳武利尤单抗 3mg/kg,每 3 周 1 次,4 个周期,此后纳武利尤单抗每 2 周 3mg/kg 维持治疗。此方案对比舒尼替尼发现,在 RCC 中风险和高风险患者中,ipi＋nivo 显著改善疾病缓解率(42% vs. 27%,P<0.0001),延长 PFS(11.6 个月 vs. 8.4 个月,P=0.0331)和 OS(未达到 vs. 26 个月)。但对于 RCC 低风险患者(IMDC 评分),ipi＋nivo 双免联合疗效逊于舒尼替尼(疾病控制率分比为 29% vs. 52%,PFS 15.3 个月 vs. 25.1 个月,OS 未报告)。这些结果可能改变高风险 RCC 患者临床实践。

肺癌和间皮瘤

在非小细胞肺癌(NSCLC)中,一线及后续治疗中评估 ipi＋nivo 双免组合及 treme＋durva 双免组合治疗情况。ipi＋nivo 在 NSCLC 中进行的Ⅰ期临床试验招募了 78 例患者,并评估了 3 种给药剂量方案的安全性(纳武利尤单抗 3mg/kg＋伊匹单抗 1mg/kg,每 6 周或每 12 周;纳武利尤单抗每 2 周 1mg/kg＋伊匹单抗每 6 周 1mg/kg),客观缓解率分比为 38% vs. 47%。Checkmat-227 研究(NCT02477826)比较 ipi＋nivo,纳武利尤单抗单药,含铂化疗,化疗联合纳武利尤单抗的四臂Ⅲ期研究目前正在招募受试者中。

Treme＋durva 双免疗法治疗 NSCLC 患者的Ⅰb期临床试验显示具有临床疗效,但对比 treme＋durva、度伐利尤单抗单药及细胞毒药物化疗 3 种方案一线治疗 NSCLC 的临床研究中期分析显示,treme＋durva 双免联合的 PFS 不优于细胞毒药物化疗,亦无法与度伐利尤单抗单药相区分。NEPTUNE (NCT02542293)旨评估 treme＋durva 对比化疗一线治疗 NSCLC 的临床试验目前正在招募中。

Checkmate-032 试验研究 ipi＋nivo 治疗小细胞肺癌(SCLC),试验共纳入 216 例铂类治疗失败患者,客观缓解率为 20%,部分患者表现为持久有效。在间皮瘤患者中,目前正在进行一线（NCT03075527）和二线（NCT02588131）treme＋durva 双免联合治疗。

毒性

ipi＋nivo 和 treme＋durva 的双免联合治疗 irAE 发生率较免疫检查点单药治疗高。本节将重点关注黑色素瘤中 ipi＋nivo 的研究证据及不良事件（CTCAE 标准）。由于受试人群之间差异及给药剂量和方案差异，从已发表文献中难以得出 treme＋durva 与 ipi＋nivo 之间毒性特征的差异。与免疫治疗单药相比，ipi＋nivo 导致的 irAE 发生时间较早，其中 30％ 患者会出现多脏器受累的 irAE；相比而言，纳武利尤单抗单药发生率为 5％。临床医生需要意识到任何器官系统都可能受到影响（图 3-1），而且表现为非典型症状。对患者进行教育以使他们能够及早识别出 irAE，与治疗团队进行有效沟通，对于减轻联合治疗方案相关毒性的影响至关重要。

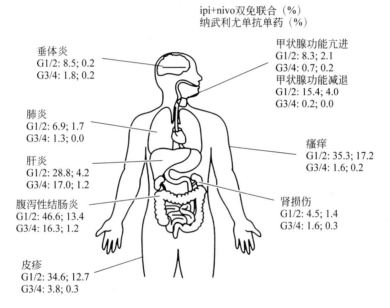

ipi+nivo双免联合（%）
纳武利尤单抗单药（%）

垂体炎
G1/2: 8.5; 0.2
G3/4: 1.8; 0.2

甲状腺功能亢进
G1/2: 8.3; 2.1
G3/4: 0.7; 0.2
甲状腺功能减退
G1/2: 15.4; 4.0
G3/4: 0.2; 0.0

肺炎
G1/2: 6.9; 1.7
G3/4: 1.3; 0.0

肝炎
G1/2: 28.8; 4.2
G3/4: 17.0; 1.2

瘙痒
G1/2: 35.3; 17.2
G3/4: 1.6; 0.2

腹泻性结肠炎
G1/2: 46.6; 13.4
G3/4: 16.3; 1.2

肾损伤
G1/2: 4.5; 1.4
G3/4: 1.6; 0.3

皮疹
G1/2: 34.6; 12.7
G3/4: 3.8; 0.3

图 3-1　黑色素瘤患者中伊匹单抗与纳武利尤单抗联合使用和纳武利尤单抗单药治疗所致不同器官系统免疫相关不良事件发生率的差异

IrAE 发生率及其发病时间

免疫检查点抑制剂治疗黑色素瘤的Ⅰ、Ⅱ和Ⅲ期临床试验荟萃分析中，纳入 448 例接受 ipi＋nivo 联合治疗，其中 94％ 患者报告了治疗相关的不良事件（AE），55％ 患者经历了 3～4 级 AE。总体上，最常见的 AE 是腹泻（44％）、疲劳（37％）、瘙痒（35％）和皮疹（35％）。3～4 级 AE 中最常见的分别为肝炎（17％）、腹泻（9.8％）、结肠炎（8.7％）和脂肪酶升高（8.5％）。值得注意的是，所有等级的垂体炎发生率为 8.5%,肺炎发生率为 6.9%,肾毒性发生率为 4.5%。相比之下,一项纳入 576 例患者的纳武利尤单抗单药治疗的荟萃分析发现,AE 发生率为 49%,3～4 级 AE 仅为 4%。最常见的 AE 为乏力(25%)、瘙痒(17%)、腹泻(13%)和皮疹(13%);最常见的 3～4 级 AE 分别为肝炎(1%)、结肠炎(0.7%)、腹泻(0.5%)和皮疹(0.3%)。图 3-1 详细描述了这些差异。

ipi＋nivo 双免联合的不同给药剂量似乎会影响 irAE 的发生率。在使用较低剂量伊匹单抗(1mg/kg)的 Checkmate-214 研究中,AE 总体发生率为 93%,其中 3～4 级 AE 占 46%,该方案的毒性低于标准治疗舒尼替尼,其 3～5 级 AE 发生率 63%,比较常见的 AE 是高血压(16%)、掌跖红斑(9%)、乏力(9%)和腹泻(5%)。对比 Checkmate-214 和 Checkmate-067 研究发现,AE 总体发生率相似,其中 Checkmate-067 中 AE 报告率为 100%,3～4 级 AE 占 69%,除甲状腺功能障碍外,irAE 更常见,可能是由于伊匹单抗 3mg/kg 的原因(表 3-1)。一项Ⅰb 期帕博利珠单抗 2mg/kg(标准剂量)联合伊匹单抗 1mg/kg(减量)的临床试验数据支持 AE 发生与伊匹单抗相关的观点。在这项研究中,irAE 发生率为60%,而 3～4 级 AE 发生率仅为 27%,ORR 为 61%,与 Checkmate-067 中ipi＋nivo 相当(58%)。Checkmate-515 研究中,在晚期黑色素瘤患者中直接比较伊匹单抗 1mg/kg＋纳武利尤单抗 3mg/kg 与伊匹单抗 3mg/kg＋纳武利尤单抗 1mg/kg 的疗效和安全性(NCT02714218),其结果有待公布。

表 3-1 黑色素瘤和肾癌试验中伊匹单抗和纳武利尤单抗联合使用的免疫相关不良事件发生率

	黑色素瘤(CM-067) Ipi 3mg/kg＋Nivo 1mg/kg		肾癌(CM-214) Ipi 1mg/kg＋Nivo 3mg/kg	
	所有级别 AE	3～4 级 AE	所有级别 AE	3～4 级 AE
皮疹	40	5	17	3
腹泻/结肠炎	44/12	9/8	10	5
肝炎	30	19	7	6
肾炎	NR	NR	5	2
肺炎	6	1	4	2
输液反应	R	R	1	0
甲状腺功能减退	15	0	19	<1
甲状腺功能亢进	10	1	12	<1
肾上腺功能不全	NR	NR	8	3
垂体炎	8	2	5	3
甲状腺炎	NR	NR	3	<1
糖尿病	NR	NR	3	1

NR 为未报告;CM-067 为 Checkmate-067;CM-214 为 Checkmate-214

尽管大多数归因于 ipi＋nivo 的 irAE 发生在治疗的最初 3～4 个月内,但也可发生在更晚时间(包括治疗停止后)。按器官系统分类时,最早的 AE 涉及皮肤(第 1 周期,中位时间 2 周),其次为胃肠道(第 2 周期,中位时间 5 周)和肝脏(第 2～3 周期,中位时间为 6 周)。图 3-2 总结了这些类别的 3～4 级 AE 发作时间。值得注意的是,皮肤、胃肠道和肝毒性可出现在开始治疗后的 11 个月内。

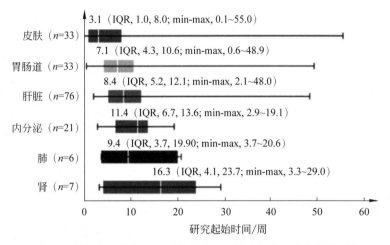

图 3-2　黑色素瘤发生 3～4 级 ipi＋nivo 治疗相关不良事件的时间

腹泻、结肠炎、肝炎、皮肤和内分泌性 irAE 已被充分研究,与 ICI 单药相比,双免联合治疗相关肺炎、肾功能不全和心脏毒性发生率高,但认识不足。已报道 ipi＋nivo 相关神经毒性,而且在一项单中心的病例研究中,ipi＋nivo 相关神经毒性的发生较单一免疫治疗发生率高(ipi＋nivo 14％ *vs.* nivo 3％ *vs.* ipi 1％)。鉴于神经性 irAE 致残、致死性高,因此,建议常规咨询神经科专家。

长期观察结果显示,ipi＋nivo 双免治疗安全性可控。在 Checkmate-067 研究中,经过至少 3 年随访,未发现 ipi＋nivo 新的安全性事件[3]。在一项纳入 448 例患者的大型荟萃分析中,仅显示 4 例与治疗相关性死亡(<1％)[1]。

IrAE 症状和治疗

双免联合治疗相关 irAE 与 ICI 单药治疗相关 AE 的症状相似。ipi＋nivo 双免联合会有 23％患者存在 2 种 irAE,约 6％患者产生 3 种 irAE,因此需要密切监测,尤其是在糖皮质激素减停后。临床医生还应密切注意患者的异常表现,如神经毒性累及膈肌而出现的呼吸困难。有些表现非常危重,如合并酮症酸中毒的 1 型糖尿病[16];合并失代偿性心力衰竭和心脏传导异常的心肌炎[13]。

双免联合 irAE 管理与 ICI 单药所致 irAE 管理相同。对于任何 3～4 级

irAE 和无法自行缓解的 2 级 irAE 通常应开始使用糖皮质激素(泼尼松 1mg/kg 或甲泼尼龙 1～2mg/kg)。另外,与 ICI 单药相比,ipi＋nivo 双免联合 irAE 的患者更需要免疫调节药物干预,如英夫利昔单抗、霉酚酸酯。因此,双免联合组患者中糖皮质激素和免疫调节药物相关的医源性并发症的风险更大,如机会性感染。伊匹单抗和纳武利尤单抗产品信息中包含的有关 irAE 管理的指南,这也是多篇综述文章探讨的主题。没有充分的证据表明使用免疫调节药物治疗 irAE 会损害患者预后。在 Checkmate-067 试验人群中应用英夫利昔单抗治疗 irAE 进行亚组分析,以及在接受糖皮质激素治疗伊匹单抗相关 irAE 患者的大型回顾性研究中,未显示出明显损害。

除了需要持久激素替代治疗的内分泌 irAE 外,临床试验中 79％由 ipi＋nivo 引起的 irAE 按照制定的规范进行适当管理后,4～5 周内患者症状能够得到有效控制[1]。所有级别的 irAE 平均中位控制时间分别为:皮肤,2 周;消化系统,5 周;肝炎,6.1 周;内分泌,7.4 周;肾功能不全,10.2 周;肺炎,10.6 周(图 3-3)。

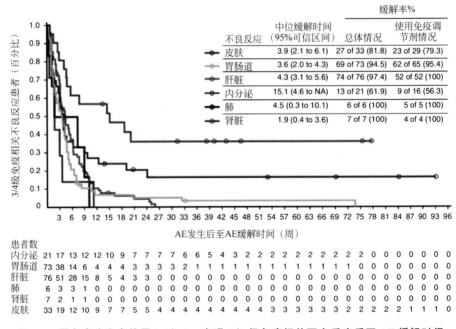

图 3-3　黑色素瘤患者使用 ipi＋nivo 出现 3/4 级免疫相关不良反应后至 AE 缓解时间

资料来源：Sznol M, FerrucciPF, Hogg D, et al. Pooled analysis safety profile of nivolumab and ipilimumab combination therapy in patients with advanced melanoma. J Clin Oncol, 2017; 35; 3815-3822. doi: 10.1200/JCO. 2016. 72. 1167; 图 4,第 6 页

出现 irAE 后的预后和治疗

不良反应作为免疫激活的替代标志物是否可预测 ICI 疗效并具有预后作用,这一问题目前仍未得到解答。在对 ipi＋nivo 治疗的患者进行大型荟萃分析发现,发生 irAE 患者具有较高的客观缓解率(63％ *vs.* 21％);然而,没有发生任何 irAE 的患者具有相对较大比例的不良预后特征,如分期为 M1c 和乳酸脱氢酶(LDH)升高,并且使用时长的偏差可能会使这种分析结果更加复杂。鉴于这些患者可能会更早进展,从而减少了治疗暴露并降低了发生 irAE 的机会,因此该数据过于混杂,可能无法可靠地支持毒性反应与疗效之间的关系[1]。

令人欣慰的是,与长时间治疗的患者相比,在治疗前 3 个月内因毒性反应而终止 ipi＋nivo 治疗的患者中,疾病结局似乎没有受到影响。在 Checkmate-067 试验中,ipi＋nivo 治疗组中,36％患者因不良反应而终止治疗,而 nivo 单药组,仅 8％患者因 AE 终止治疗[2,4]。在对 Checkmate-067 及 Checkmate-069 试验组(接受 ipi＋nivo 治疗)患者的汇总分析显示,治疗中断通常发生在诱导期(最初 3 个月内)和第四程 ipi＋nivo 计划周期之前[23]。在因 AE 而终止治疗的患者和未因 AE 而终止治疗的患者中,疾病缓解率分别为 58％和 50％,中位 PFS 分别为 8.4 个月和 10.8 个月,中位 OS(两组均未达到)相似。有建议表明,发生 ipi＋nivo 相关胃肠道毒性患者的生存率可能更高(2 年生存率 71％ *vs.* 64％)[10,11]。尽管治疗相关 AE 发生率显著提高,但 Checkmate-067 试验中 ipi＋nivo 组患者并未损害健康相关的生活质量[25]。

一项单中心、小样本回顾性研究,共 64 例患者接受 ipi＋nivo 联合治疗,结果显示,暂停或不暂停治疗、延迟治疗及终止治疗的患者之间,至治疗失败的时间各组间无明显差异。仅 39％患者完成了 4 个周期的联合治疗。91％患者出现具有临床上显著意义的 AE(定义为≥2 级 AE 或任何需要全身性类固醇治疗的 AE),50％出现在急诊科,36％出现在医院内。

目前尚缺乏强有力的证据来指导由于 irAE 停止 ICI 治疗的指导意见。一项多中心回顾性研究描述了 80 例转移性黑色素瘤患者的治疗结局,这些患者在经历 ipi＋nivo 相关 irAE 后重启抗 PD-1 治疗[27]。大多数患者(81％)再挑战纳武利尤单抗作为维持治疗,16％患者再挑战纳武利尤单抗是因疾病进展,中位时间为 58 天(范围 14～395)。再挑战 PD-1 抑制剂 18％患者存在 3～5 级 AE,其中 1 例死于 Stevens-Johnson 综合征(该患者先前因 ipi＋nivo 双免治疗出现 2 级皮疹)。肝炎发生率为 17％,结肠炎发生率为 6％;与停止糖皮质激素患者相比,仍在使用糖皮质激素治疗 irAE 患者更容易再次发生毒性。这项研究提供了一些有用的信息,并表明恢复纳武利尤单抗维持治疗是合理的,尽管存在一定风险。但是,仅对患者进行观察,直至发生疾病进展,然后在重新开始

治疗这无疑是最安全的办法。在这一点上,如合适,可考虑进行靶向治疗,对
BRAF 突变型黑色素瘤患者可给予达拉非尼联合曲美替尼或威罗非尼,而不是
选择再挑战 ICI 治疗。

　　对于遭受 AE 的患者是否再挑战 ipi＋nivo,或者遭受 ICI 单药所致相关严
重 AE 的患者是否再挑战 ipi＋nivo 尚无法给出确切建议,但必须充分考虑
irAE 的本质及严重性。例如,ipi＋nivo 相关的可治疗的皮疹、内分泌毒性患者
再挑战风险可能低于 ipi＋nivo 相关心肌炎、结肠炎或 3～4 级神经系统 AE
患者。

结论

　　与单药治疗相比,双免联合治疗晚期黑色素瘤和肾细胞癌显示出更高的疾
病缓解率及更长的生存期。正在研究 ICI 与其他免疫肿瘤学和表观遗传药物
的新组合,包括吲哚胺 2,3-脱氧酶(IDO)抑制剂,基因修饰的病毒溶瘤物(如
talimogene laherparepvec),其他免疫检查点靶点和恩替诺特。尽管有临床疗效
的证据,但双免联合治疗在肺癌中作用尚未确定,相关临床试验正在进行中。
在头颈部肿瘤和尿路上皮癌及其他恶性肿瘤中,也正在评估 ICI 治疗的最优方
案。已有的免疫检查点抗体(如帕博利珠单抗和度伐利尤单抗)正在与 IDO 抑
制剂依帕司他组合用于黑色素瘤(NCT02752074)、肾细胞癌(NCT03260894)、
非小细胞肺癌和其他类型肿瘤(NCT02318266)治疗中。针对免疫检查点的抑
制性抗体,如 LAG-3(NCT01968109)和 TIM-3(NCT03099109),也已用于晚期
肿瘤的联合治疗策略中。黑色素瘤正在开展 ipi＋nivo 方案的新辅助及辅助治
疗(NCT03068455 和 NCT02977052),肾细胞癌中 durva＋treme 的辅助治疗正
在开展中(NCT03288532)。

　　鉴于双免联合治疗策略的优势,更多的探索性研究在开展。对于临床医生
而言,重要的是要牢记这些方案带来的 AE。尽管目前证据表明,大多数 irAE
可通过适当的治疗而缓解,但是大多数安全性信息来自黑色素瘤的大型随机研
究和未达试验纳入标准的患者人群。例如,体能状况差、先前存在自身免疫性
疾病或潜在器官功能障碍患者可能更容易出现 AE。在这些情况下,双免联合
治疗经验丰富的中心进行多学科的讨论和管理可能更有助于改善患者预后。

参考文献

1. Sznol M, Ferrucci PF, Hogg D, et al. Pooled analysis safety profile of nivolumab and
   ipilimumab combination therapy in patients with advanced melanoma. *J Clin Oncol*. 2017;
   35(34): 3815-3822. doi: 10.1200/JCO.2016.72.1167
2. Larkin J, Chiarion-Sileni V, Gonzalez R, et al. Combined nivolumab and ipilimumab or
   monotherapy in untreated melanoma. *N Engl J Med*. 2015;373(1): 23-34. doi: 10.1056/

NEJMoa1504030

3. Wolchok JD, Chiarion-Sileni V, Gonzalez R, et al. Overall survival with combined nivolumab and ipilimumab in advanced melanoma. *N Engl J Med*. 2017;377(14): 1345-1356. doi: 10.1056/NEJMoa1709684

4. Larkin J, Chiarion-Sileni V, Gonzalez R, et al. Efficacy and safety in key patient subgroups of nivolumab (NIVO) alone or combined with ipilimumab (IPI) versus IPI alone in treatment-naive patients with advanced melanoma (MEL) (CheckMate 067). Paper presented at the European Cancer Congress, Vienna. *Eur J Cancer*. 2015;51: 664-665. doi: 10.1016/s0959-8049(16)31822-6

5. Escudier B, Tannir N, McDermott DF, et al. CheckMate 214: efficacy and safety of nivolumab + ipilimumab (N + I) v sunitinib (S) for treatment-na. ve advanced or metastatic renal cell carcinoma (mRCC), including IMDC risk and PD-L1 expression subgroups. Paper presented at the ESMO, Madrid. *Ann Oncol*. 2017;28(suppl_5). doi: 10.1093/ annonc/mdx440.029

6. Hellmann MD, Rizvi NA, Goldman JW, et al. Nivolumab plus ipilimumab as first-line treatment for advanced non-small-cell lung cancer (CheckMate 012): results of an open-label, phase 1, multicohort study. *Lancet Oncol*. 2017;18(1): 31-41. doi: 10.1016/ S1470-2045(16)30624-6

7. Antonia S, Goldberg SB, Balmanoukian A, et al. Safety and antitumour activity of durvalumab plus tremelimumab in non-small cell lung cancer: a multicentre, phase 1b study. *Lancet Oncol*. 2016;17(3): 299-308. doi: 10.1016/S1470-2045(15)00544-6

8. AstraZeneca. (2017). https://www.astrazeneca.com/media-centre/press-releases/2017/ astrazeneca-reports-initial-results-from-the-ongoing-mystic-trial-in-stage-iv-lung-cancer-27072017.html

9. Antonia SJ, Lopez-Martin JA, Bendell J, et al. Nivolumab alone and nivolumab plus ipilimumab in recurrent small-cell lung cancer (CheckMate 032): a multicentre, open-label, phase 1/2 trial. *Lancet Oncol*. 2016;17(7): 883-895. doi: 10.1016/S1470-2045(16) 30098-5

10. Weber JS, Hodi FS, Wolchok JD, et al. Safety profile of nivolumab monotherapy: a pooled analysis of patients with advanced melanoma. *J Clin Oncol*. 2017;35(7): 785-792. doi: 10.1200/JCO.2015.66.1389

11. Weber JS, Larkin JMG, Schadendorf D, et al. Management of gastrointestinal (GI) toxicity associated with nivolumab (NIVO) plus ipilimumab (IPI) or IPI alone in phase Ⅱ and Ⅲ trials in advanced melanoma (MEL). *J Clin Oncol*. 2017;35(15_suppl): 9523-9523. doi: 10.1200/JCO.2017.35.15_suppl.9523

12. Long GV, Atkinson V, Cebon JS, et al. Standard-dose pembrolizumab in combination with reduced-dose ipilimumab for patients with advanced melanoma (KEYNOTE-029): an open-label, phase 1b trial. *Lancet Oncol*. 2017;18(9): 1202-1210. doi: 10.1016/ S14702045(17)30428-X

13. Johnson DB, Balko JM, Compton ML, et al. Fulminant myocarditis with combination immune checkpoint blockade. *N Engl J Med*. 2016;375(18): 1749-1755. doi: 10.1056/NEJMoa1609214

14. Larkin J, Chmielowski B, Lao CD, et al. Neurologic serious adverse events associated with nivolumab plus ipilimumab or nivolumab alone in advanced melanoma, including a case series of encephalitis. *Oncologist*. 2017;22(6): 709-718. doi: 10.1634/theoncologist.2016-0487

15. Spain L, Walls G, Julve M, et al. Neurotoxicity from immune-checkpoint inhibition in the treatment of melanoma: a single centre experience and review of the literature. *Ann Oncol*. 2017;28(2): 377-385. doi: 10.1093/annonc/mdw558

16. Lowe JR, Perry DJ, Salama AK, et al. Genetic risk analysis of a patient with fulminant autoimmune type 1 diabetes mellitus secondary to combination ipilimumab and nivolumab immunotherapy. *J Immunother Cancer*. 2016;4: 89. doi: 10.1186/s40425-016-0196-z

17. Del Castillo M, Romero FA, Arguello E, et al. The spectrum of serious infections among patients receiving immune checkpoint blockade for the treatment of melanoma. *Clin Infect* Dis. 2016;63(11): 1490-1493. doi: 10.1093/cid/ciw539

18. Friedman CF, Proverbs-Singh TA, Postow MA. Treatment of the immune-related adverse effects of immune checkpoint inhibitors: a review. *JAMA Oncol*. 2016;2(10): 1346-1353. doi: 10.1001/jamaoncol.2016.1051

19. Haanen J, Carbonnel F, Robert C, et al. Management of toxicities from immunotherapy: ESMO Clinical Practice Guidelines for diagnosis, treatment and follow-up. *Ann Oncol*. 2017;28(suppl_4): iv119-iv142. doi: 10.1093/annonc/mdx225

20. Hassel JC, Heinzerling L, Aberle J, et al. Combined immune checkpoint blockade (anti-PD-1/anti-CTLA-4): Evaluation and management of adverse drug reactions. *Cancer Treat* Rev. 2017;57: 36-49. doi: 10.1016/j.ctrv.2017.05.003

21. Puzanov I, Diab A, Abdallah K, et al. Managing toxicities associated with immune checkpoint inhibitors: consensus recommendations from the Society for Immunotherapy of Cancer (SITC) Toxicity Management Working Group. *J Immunother Cancer*. 2017;5(1): 95. doi: 10.1186/s40425-017-0300-z

22. Spain L, Diem S, Larkin J. Management of toxicities of immune checkpoint inhibitors. *Cancer Treat Rev*. 2016;44: 51-60. doi: 10.1016/j.ctrv.2016.02.001

23. Schadendorf D, Wolchok JD, Hodi FS, et al. Efficacy and safety outcomes in patients with advanced melanoma who discontinued treatment with nivolumab and ipilimumab because of adverse events: a pooled analysis of randomized phase Ⅱ and Ⅲ trials. *J Clin Oncol*. 2017;35(34): 3807-3814. doi: 10.1200/JCO.2017.73.2289

24. Horvat TZ, Adel NG, Dang TO, et al. Immune-related adverse events, need for systemic immunosuppression, and effects on survival and time to treatment failure in patients with melanoma treated with ipilimumab at Memorial Sloan Kettering Cancer Center. *J Clin Oncol*. 2015;33(28): 3193-3198. doi: 10.1200/JCO.2015.60.8448

25. Schadendorf D, Larkin J, Wolchok J, et al. Health-related quality of life results from the phase Ⅲ CheckMate 067 study. *Eur J Cancer*. 2017;82: 80-91. doi: 10.1016/j.ejca.2017 .05.031

26. Shoushtari AN, Friedman CF, Navid-Azarbaijani P, et al. Measuring toxic effects and time to treatment failure for nivolumab plus ipilimumab in melanoma. *JAMA Oncol*. 2017;4(1): 98. doi: 10.1001/jamaoncol.2017.2391

27. Pollack MH, Betof A, Dearden H, et al. Safety of resuming anti-PD-1 in patients with immune-related adverse events (irAEs) during combined anti-CTLA-4 and anti-PD1 in metastatic melanoma. *Ann Oncol*. 2017;29(1): 250-255. doi: 10.1093/annonc/mdx642

第二部分

第4章

免疫相关毒性的一般原则

Osama E. Rahma and Patrick A. Ott

概述

随着免疫检查点抑制剂(ICI)的快速发展及其在许多恶性肿瘤中的广泛应用和适应证的不断扩展,了解这些药物相关的各种毒性反应,并根据它们的安全性特点确定合适的患者人群这点非常重要。与化疗或靶向治疗不同,ICI 并非直接攻击癌细胞,而是通过解除免疫抑制途径来诱导或激发针对癌细胞上特定抗原的免疫应答。激活针对癌症的免疫系统是一把双刃剑,因为活化的 T 细胞可能与宿主抗原具有交叉反应性,这可能会诱导免疫相关的不良事件(irAE)。可以说,介导 ICI 的临床疗效和毒性反应的实际"效应物"不是作用于免疫检查点(CTLA-4,PD-1 等)的抗体,而是免疫抑制作用解除后释放出的效应 T 细胞和其他免疫细胞。ICI 的几个关键特征包括治疗反应的潜在持久性、抗肿瘤反应和免疫相关毒性的延迟发作及某种程度上的不可预测性,ICI 的给药与其疗效之间缺乏严格的时间相关性。虽然 ICI 引起的 irAE 的发病机制尚不完全清楚,但外周 T 细胞耐受性的破坏可能起关键作用。ICI 可能导致先前存在的器官特异性 T 细胞活化、增殖,该过程达到临界阈值时,随之而来的就是器官损伤。

尽管大多数 irAE 属于轻度至中度,但已报道严重危及生命的 irAE,尤其 ICI 联合使用时,导致高达 2% 的患者死亡[1]。这些 irAE 可能影响任何器官,最常见的部位是皮肤,甲状腺,垂体和肾上腺,胃肠道,肌肉骨骼和肺部,而肾脏、心血管和神经系统受到的影响则较小(图 4-1)。可能危及生命的严重 irAE 包括中毒性坏死性表皮松解症、脑炎、心肌炎、肺炎、结肠炎和导致糖尿病性酮症酸中毒的 1 型糖尿病[2]。值得注意的是,在单个患者的多个不同器官中同时发生 irAE 的情况相对罕见。与化疗不同,irAE 在开始治疗后较晚发生(通常在 4～8 周内),可持续数周至数月,甚至可能在 ICI 停用后数月发生[3,4]。

临床表现和流行病学

CTLA-4 抑制剂和 PD-1/PD-L1 抑制剂相比,irAE 的发生率和模式有所不同(表 4-1,图 4-1)。据报道,使用伊匹单抗治疗的患者中有多达 75%(3～4 级

43%)出现 irAE[5],而用 PD-1/PD-L1 抑制剂治疗的患者中有 30%(3～4 级占 20%)出现 irAE[6],而在使用抗 PD-1(纳武利尤单抗)和抗 CTLA-4(伊匹单抗)联合治疗的患者中,irAE 发生率为 99.5%(3～4 级占 55%)[7]。抗 CTLA-4 和抗 PD-1/PD-L1 治疗均可发生皮炎(11%～28%),CTLA-4 抑制剂的结肠炎和肝炎更为常见(10%)[9-13],而 CTLA-4 抑制剂相关肺炎少见,PD-1/PD-L1 抑制剂相关肺炎发生率高达 5%[14]。这些药物特异性 irAE 的发生机制尚不完全清楚。据推测,抗 PD-1 治疗所致肺炎与肺中 PD-L2 表达有关。然而,用抗 PD-L1 选择性阻断 PD-L1 与降低肺炎发生率无关[11]。报道显示,有 4%的患者出现了 CTLA-4 抑制剂相关垂体炎,其原因与垂体催乳素和促甲状腺素分泌细胞上 CTLA-4 的表达相关[15];但是,抗 PD-1 和 PD-L1 也可诱发垂体炎(<1%)[9-13]。因此,需要进一步研究以了解导致个体器官特异性免疫相关毒性反应的发生机制。

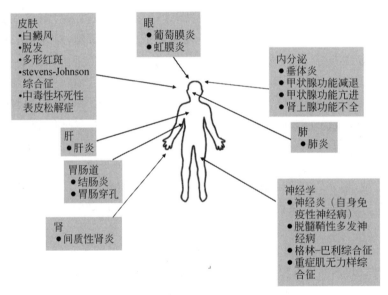

图 4-1 免疫相关不良事件的分布

表 4-1 不同 ICIs 所致免疫相关不良事件(抗 PD-1/PD-L1,抗 CTLA-4,或抗 CTLA-4 和 PD-1 联合治疗)

	皮炎	结肠炎	肝炎	内分泌病变	肺炎
	%所有级别(%3-4 级)				
依匹木单抗	14.5(12)	10(7)	5(2)	10(3)	<1%
依匹木单抗+纳武单抗	30(3)	26(16)	13(6)	35(4)	6(2.2)

续表

	皮炎	结肠炎	肝炎	内分泌病变	肺炎
纳武单抗	28(1.5)	2.9(0.7)	1.8(0.7)	12(0)	3.1(1.1)
帕博利珠单抗	20(0.5)	1.7(1.1)	0.7(0.4)	12.5(.3)	3.4(1.3)
阿特利珠单抗	17(0.8)	1(<1)	1.3(<1)	5.9(<1)	2.6(<1)
阿维鲁单抗	15(0.4)	1.5(0.4)	0.9(.7)	6.5(0.3)	1.2(0.5)
德瓦鲁单抗	11(1)	1.3(0.3)	1.1(.6)	16.2(0.1)	2.3(0.5)

CTLA-4，细胞毒性 T 淋巴细胞抗原 4；ICIs，免疫检查点抑制剂；PD-1，程序性细胞死亡受体 1；PD-L1，程序性细胞死亡配体 1.

ICI 单药治疗

与包括癌症疫苗在内的其他免疫疗法的经验一样，目前尚未明确 ICI 剂量与毒性之间的相关性[16]，但不同 ICI 之间可能存在差异。在伊匹单抗 10mg/kg 对 3mg/kg 的 Ⅰ 期研究中及在包括 22 项临床试验在内的大型荟萃分析研究中[5]，由 CTLA-4 抑制剂引起的不良事件（AE）与剂量有关[17]。PD-1/PD-L1 抑制剂尚未明确类似的相关性。尽管一项荟萃分析报道认为帕博利珠单抗治疗相关的 AE 与剂量增加有关[18]，但该研究数据排除了大量相关研究，并且未专门评估免疫相关事件。

双免联合治疗

伊匹单抗联合纳武利尤单抗方案中不同给药剂量和给药间隔诱发的 AE 谱不同。每 3 周给予纳武利尤单抗（1mg/kg 或 3mg/kg）和伊匹单抗（1mg/kg 或 3mg/kg），后续每 2 周给予纳武利尤单抗 3mg/kg 的组合方案，患者耐受性差，50%～55% 的患者发生 3～4 级 irAE[19,20]。另外，在纳武利尤单抗 3mg/kg，每 2 周一次的基础上给予每 12 周或每 6 周一次的伊匹单抗 1mg/kg 治疗，发现每 12 周队列中有 37% 的患者发生 3～4 级与治疗相关的毒性，耐受性更好；每 6 周的队列中有 33% 的患者发生 3～4 级与治疗相关的毒性[21]。目前，正在进行的 Ⅲb/Ⅳ 期随机双盲研究，比较在晚期黑色素瘤中使用纳武利尤单抗 3mg/kg 联合伊匹单抗 1mg/kg 对比纳武利尤单抗 1mg/kg 联合伊匹单抗 3mg/kg 的效果，以期回答给药剂量问题（NCT02714218）。有趣的是，在 Checkmate-069 研究中，比较纳武利尤单抗 1mg/kg 联合伊匹单抗每 3 周 3mg/kg，或安慰剂联合伊匹单抗 3mg/kg，4 个周期，后续在纳武利尤单抗组中继续纳武利尤单抗每 2 周 3mg/kg 治疗，由于联合治疗的毒性而导致的高停药率（36%）似乎对其疗效没有不利影响[22]。

ICI 治疗的持续时间

另一个重要的问题是,长时间使用 ICI 是否会导致累积毒性和较高的 irAE 发生率。ICI 治疗最佳持续时间能否最大限度发挥临床疗效,同时最大限度降低毒性的相关性尚不确定。在某些患者中,irAE 的发生与 ICI 的临床获益之间似乎存在关联[22]。例如,帕博利珠单抗治疗转移性黑色素瘤患者中,白癜风的发生与客观缓解率相关[23]。需要进行大型回顾性和前瞻性研究,以评估其他 irAE 与 ICI 的客观缓解率或生存之间的潜在相关性。

生物标志物

正在进行许多研究来鉴定生物标志物,这些标志物与患者临床特征,或者与肿瘤组织或其他组织中有关炎症、遗传和微环境组成成分有关,这些生物标志物能够预测 irAE 的发生。一项对 CTLA-4,PD-1 和 PD-L1 抑制剂相关 AE 的不良事件报告系统 (FAERS)中数据进行的研究表明,老年患者更有可能出现 irAE,并且更需要住院[24]。

肠道微生态

肠道菌群最近已被确定为 PD-1 抑制剂疗效的潜在预测因子,并且发现抗生素的使用通过改变肠道微生物组的多样性对 PD-1/PD-L1 抑制剂的疗效产生负面影响[25]。是否可以观察到与 irAE 相关的肠道微生态仍有待确定。

细胞因子和趋化因子

细胞因子和趋化因子介导能够引起自身免疫的淋巴细胞的募集、存活、扩增、效应功能和淋巴细胞介导的免疫反应的缩减。有两项研究发现,在伊匹单抗的治疗前和治疗期间 IL-17 水平与黑色素瘤患者发生 3 级腹泻/结肠炎相关[26,27],但另有研究却显示,治疗前 IL-6 水平较低与伊匹单抗治疗相关的 3～4 级毒性发生风险更高相关[28]。还需要进一步探索其他炎性细胞因子对 irAE 发生的影响。

器官特异性

ICI 在不同瘤种中的临床试验显示,这些药物的毒性谱在很大程度上是一致的。但是器官特异性 irAE 发生率可能因原发肿瘤类型或转移部位而异。例如,在一项回顾性研究中,与黑色素瘤相比,非小细胞肺癌中出现由 PD-1 抑制剂导致的 3 级以上的免疫相关性肺炎的发生率更高。目前正在研究其他器官特异性 irAE(如结肠炎和肝炎)在各种肿瘤类型之间是否存在差异。

基因组表达特征

与 T 细胞细胞毒性功能,抗原呈递和干扰素(IFN-γ)信号传导相关的免疫相关基因表达特征在多种肿瘤类型中都显示与 PD-1 抑制剂的疗效相关。探索与 irAE 相关的类似基因表达特征[29],并用于预测哪些患者在接受 ICI 治疗后患 irAE 的风险更高,这将非常有意义。

既往存在自身免疫性疾病的患者

关于自身免疫性疾病史患者使用 ICI 的数据有限。迄今为止可获得的最大数据是一项回顾性研究报告,该研究报道了 30 例既往罹患自身免疫性疾病的黑色素瘤患者使用伊匹单抗进行治疗的情况[30]。有趣的是,这些患者中有 27% 的患者出现了自身免疫疾病病情恶化,而 33% 患者出现 3 级以上 irAE 并成功治疗,其余 50% 患者未观察到免疫相关症状或自身免疫疾病恶化。先前有 ICI 暴露的患者中,irAE 复发或加重风险的数据也很少。在一项回顾性研究中对这个问题进行了调查,该研究纳入了 119 名既往患有自身免疫性疾病或使用伊匹单抗出现严重毒性而换用 PD-1 抑制剂的黑色素瘤患者[31]。类风湿关节炎患者中有 54% 病情加重,而炎症性肠病患者均无发作。但在需要免疫抑制治疗的伊匹单抗引起的 67 例 irAE 患者中,只有 2 例(3%)复发了与伊匹单抗相同的 irAE,23 例(34%)出现了新的 irAE,其中 21% 的 irAE 属于 3~4 级,12% 患者因此而停药[31]。鉴于 FDA 批准的 ICI 种类不断增加,导致 ICI 在实体瘤和血液系统恶性肿瘤中使用迅速增加,预计 ICI 治疗导致 AE 的患者人数将会增加。因此,我们期望将来有更多有关 irAE 真实发生率的数据。另外,目前许多新靶点作为单一或联合治疗的研究正在进行中,关于它们的毒性情况还有很多要研究。在 ICI 时代,对既往患有自身免疫性疾病或出现过 irAE 的患者使用 ICI 时,肿瘤医生应时刻保持警惕和谨慎,权衡药物的潜在益处及有自身免疫疾病加重的风险。关于 ICI 的毒性应进行前瞻性研究。

免疫缺陷患者

近期报道于 17 位 HIV 患者接受帕博利珠单抗治疗的安全性[32]。该试验基于 CD4+T 淋巴细胞计数,将患者分为 3 组(100~199、200~350 和 >350 个细胞/μL)。要求患者接受抗逆转录病毒治疗,且 HIV 病毒载量小于 200 拷贝/mL。结果显示 HIV 患者的安全性与普通人群中安全性相当,大多数副作用为 1~2 级,并且与帕博利珠单抗报道的安全性数据一致。PD-1 抑制剂治疗不影响 CD4+T 细胞计数及病毒载量。因此,罹患癌症的 HIV 患者应可考虑接受抗 PD-1 治疗,而不应被排除在临床试验之外。

ICI 与化疗、靶向治疗和放疗的联合

当前,许多临床试验正在研究 ICI 和标准化疗、靶向治疗和放射治疗的联合来利用它们之间的协同作用。例如,化疗诱导免疫原性细胞死亡或靶向药物通过抗血管生成效应产生免疫调节作用,以及许多其他机制。迄今为止,这些研究已报道了联合治疗模式所预期的不良反应和安全性,并没有加剧 irAE[33,34]。

在管理 irAE 时,调整 ICI 剂量似乎没有作用

对于用 ICI 治疗癌症患者的临床医生而言,重要的是要了解这些疗法产生的抗肿瘤活性和免疫相关毒性的基本机制。针对宿主器官的 T 细胞反应是一个免疫激活后的反应,在某种程度上与 ICI 的疗效无关,通常需要用免疫抑制剂进行治疗来控制中度或重度 irAE,而对于不涉及重要器官的低级别 irAE,只需要简单地暂停甚至继续使用 ICI 都可以恢复 irAE。因为 CTLA-4 抑制剂的剂量/给药频次与 irAE 发生率之间似乎存在关联,而迄今为止,尚未确定 PD-1/PD-L1 抑制剂的剂量/给药间隔与 irAE 发生率之间存在明确关系,减量是管理化疗或靶向治疗引起的毒性反应的一种常见做法,在 ICI 相关毒性的管理中没有作用。

IrAE 的管理

迄今为止,从 ICI 的经验中得出的重要教训是,如果能尽早识别并及时处理,能够有效治疗和管理绝大多数 irAE。要成功缓解 ICI 毒性,需要:

- 训练有素的肿瘤科医生、护士和药剂师团队。
- 肿瘤科医生和患者教育。
- 对所有患者进行全面系统的实验室检查,以确保系统和早期检测出 irAE。
- 肿瘤学家与专科医生(胃肠病学家、肺病学家、风湿病学家等)紧密合作的多学科团队早期参与,对于有挑战性的 irAE,建立和执行诊断性检查和治疗。

皮质类固醇是中度至重度 irAE 的主要治疗药物,对 ICI 产生的大多数毒性有效。不同靶器官管理 irAE 的一般原则包括:

- 对 2 级或更高毒性,暂停 ICI 药物。
- 对于 3 级或更高级别的事件,启动皮质类固醇治疗并永久终止 ICI。
- 如果类固醇不能缓解症状,可考虑使用英夫利昔单抗(胃肠道毒性)或霉酚酸酯(肝毒性)。

在接下来的章节中,将给出适用于各个受影响器官的更具体的指导。应该认识到,由于缺乏关于最佳剂量、给药间隔或持续时间及减量方法的高质量证据,现有的治疗建议最大限度上是经验性的。

皮质类固醇

尽管回顾性分析表明,接受皮质类固醇治疗的 irAE 患者预后并不差。但对个体患者而言[4,35],类固醇激素介导的免疫抑制与潜在的强大的针对肿瘤的免疫应答(由 ICI 介导)之间的平衡,及其对预后的相对影响并不能区分[36]。考虑到皮质类固醇激素对效应 T 细胞抑制作用和介导 Treg 发育,在一线使用非类固醇药物(对 T 细胞反应的破坏性较小)可能会改善疗效,应该进行临床试验。长期接受皮质类固醇激素治疗的患者发生机会性感染(如卡氏肺囊虫性肺炎)的风险增加,应预防性使用抗生素。高剂量和长期使用皮质类固醇激素的其他已知风险包括糖尿病和骨质疏松症。因此,患者应在接受糖皮质激素治疗时密切监测血糖,并应补充维生素 D 和钙。

结论

总之,ICI 使用与独特的 AE 相关,所产生的 AE 与其靶向效应免疫细胞而不是直接靶向癌细胞的作用机制一致。这些不良事件的发生率在单一药物治疗中为 20%～30%,而联合治疗时高达 90% 以上,包括从轻度的 1～2 级皮炎、结肠炎或肝炎,仅需通过暂停 ICI 药物解决,到重度的 3～4 级结肠炎或肺炎,需要住院,高剂量皮质类固醇激素和其他免疫抑制剂,如英夫利昔单抗。

尽管已经出现了与特定 ICI 相关的毒性模式(即 CTLA-4 或 PD-1/PD-L1 单药治疗及 CTLA-4/PD-1/PD-L1 联合治疗),但尚无确定的预测性标志物可以帮助预测 irAE 的发生时机或器官。随着 PD-1/PD-L1 抑制剂、CTLA-4 抑制剂、其他新型 ICI 的发展,以及免疫共刺激分子和非免疫调节药物剂的结合等药物开发的快速发展,人们需要学习更多的免疫相关毒性特征。未来的研究应前瞻性地研究可预测 irAE 的发生和严重程度的相关因素,以及如何在维持这些药物疗效的同时预防 irAE。

参考文献

1. Puzanov I, Diab A, Abdallah K, et al. Managing toxicities associated with immune checkpoint inhibitors: consensus recommendations from the Society for Immunotherapy of Cancer (SITC) Toxicity Management Working Group. *J Immunother Cancer*. 2017;5: 95. doi:10.1186/s40425-017-0300-z

2. Michot JM, Bigenwald C, Champiat S, et al. Immune-related adverse events with immune checkpoint blockade: a comprehensive review. *Eur J Cancer*. 2016;54:139-148. doi:10.

1016/j.ejca.2015.11.016

3. Weber JS，Kahler KC，Hauschild A. Management of immune-related adverse events and kinetics of response with ipilimumab. *J Clin Oncol*. 2012;30: 2691-2697. doi: 10.1016/j.ejca.2015.11.016

4. Weber JS，Hodi FS，Wolchok JD，et al. Safety profile of nivolumab monotherapy: a pooled analysis of patients with advanced melanoma. *J Clin Oncol*. 2017;35: 785-792. doi: 10.1200/ jco.2015.66.1389

5. Bertrand A，Kostine M，Barnetche T，et al. Immune related adverse events associated with anti-CTLA-4 antibodies: systematic review and meta-analysis. *BMC Medicine*. 2015; 13: 211. doi: 10.1186/s12916-015-0455-8

6. Maughan BL，Bailey E，Gill DM，et al. Incidence of immune-related adverse events with program death receptor-1- and program death receptor-1 ligand-directed therapies in genitourinary cancers. *Front Oncol*. 2017;7: 56. doi: 10.3389/fonc.2017.00056

7. Wolchok JD，Chiarion-Sileni V，Gonzalez R，et al. Overall survival with combined nivolumab and ipilimumab in advanced melanoma. *N Engl J Med*. 2017;377: 1345-1356. doi: 10.1056/nejmoa1709684

8. Ipilimumab（Yervoy）Highlights of Prescribing Information. 2017. https: //www.accessdata .fda.gov/drugsatfda_docs/label/2015/125377s073lbl.pdf

9. Nivolumab（Opdivo）Highlights of Prescribing Information. 2017. https: //packageinserts. bms.com/pi/pi_opdivo.pdf

10. Pembrolizumab（Keytruda）Highlights of Prescribing Information 2017. https: //www .merck.com/product/usa/pi_circulars/k/keytruda/keytruda_pi.pdf

11. Atezolizumab（Tecentriq）Highlights of Prescribing Information 2017. https: //www.gene .com/download/pdf/tecentriq_prescribing.pdf

12. Durvalumab（Imfinzi）Highlights of Prescribing Information. 2017. https: //www .accessdata.fda.gov/drugsatfda_docs/label/2017/761069s000lbl.pdf

13. Avelumab（Bavencio）Highlights of Prescribing Information. 2017. https: //www.bavencio .com/en_US/document/Prescribing-Information.pdf

14. Nishino M，Giobbie-Hurder A，Hatabu H，et al. Incidence of programmed cell death 1 inhibitor-related pneumonitis in patients with advanced cancer: a systematic review and meta-analysis. *JAMA Oncol*. 2016;2: 1607-1616. doi: 10.1001/jamaoncol.2016.2453

15. Iwama S，De Remigis A，Callahan MK，et al. Pituitary expression of ctla-4 mediates hypophysitis secondary to administration of ctla-4 blocking antibody. *Sci Transl Med*. 2014;6: 230ra45. doi: 10.1126/scitranslmed.3008002

16. Rahma OE，Gammoh E，Simon RM，et al. Is the "3+3" dose-escalation phase I clinical trial design suitable for therapeutic cancer vaccine development? A recommendation for alternative design. *Clin Cancer Res*. 2014; 20: 4758-4767. doi: 10. 1158/1078-0432.ccr13-2671

17. Ascierto PA，Del Vecchio M，Robert C，et al. Ipilimumab 10 mg/kg versus ipilimumab 3

mg/kg in patients with unresectable or metastatic melanoma: a randomised, double-blind, multicentre, phase 3 trial. *Lancet Oncol*. 2017;18: 611-622. doi: 10.1016/ s1470-2045(17)30231-0

18. Lin Z, Chen X, Li Z, et al. PD-1 Antibody monotherapy for malignant melanoma: a systematic review and meta-analysis. *PloS One*. 2016;11: e0160485.

19. Sznol M, Ferrucci PF, Hogg D, et al. Pooled analysis safety profile of nivolumab and ipilimumab combination therapy in patients with advanced melanoma. *J Clin Oncol*. 2017;35: 3815-3822. doi: 10.1200/jco.2016.72.1167

20. Wolchok JD, Kluger H, Callahan MK, et al. Nivolumab plus ipilimumab in advanced melanoma. *N Engl J Med*. 2013;369: 122-133. doi: 10.1056/nejmoa1302369

21. Hellmann MD, Rizvi NA, Goldman JW, et al. Nivolumab plus ipilimumab as first-line treatment for advanced non-small-cell lung cancer (CheckMate 012): results of an open-label, phase 1, multicohort study. *Lancet Oncol*. 2017; 18: 31-41. doi: 10.1016/ s14702045(16)30624-6

22. Schadendorf D, Wolchok JD, Hodi FS, et al. Efficacy and safety outcomes in patients with advanced melanoma who discontinued treatment with nivolumab and ipilimumab because of adverse events: a pooled analysis of randomized phase II and III trials. *J Clin Oncol*. 2017;35: 3807-3814. doi: 10.1200/jco.2017.73.2289

23. Hua C, Boussemart L, Mateus C, et al. Association of vitiligo with tumor response in patients with metastatic melanoma treated with pembrolizumab. *JAMA Dermatol*. 2016; 152: 45-51. doi: 10.1001/jamadermatol.2015.2707

24. Elias R, Rider J, Tan X, et al. Single agent and combination checkpoint inhibitors therapy: a post marketing safety analysis. *J Clin Oncol*. 2017;35(15_suppl): 4125-4125. doi: 10.1200/ jco.2017.35.15_suppl.4125

25. Routy B, Le Chatelier E, Derosa L, et al. Gut microbiome influences efficacy of PD-1based immunotherapy against epithelial tumors. *Science*. 2018;359: 91-97. doi: 10. 1126/ science.aan3706

26. Tarhini AA, Zahoor H, Lin Y, et al. Baseline circulating IL-17 predicts toxicity while TGF-beta1 and IL-10 are prognostic of relapse in ipilimumab neoadjuvant therapy of melanoma. *J Immunother Cancer*. 2015;3: 39. doi: 10.1186/s40425-015-0081-1

27. Callahan MK, Yang A, Tandon S, et al. Evaluation of serum IL-17 levels during ipilimumab therapy: correlation with colitis. *J Clin Oncol*. 2011;29(15_suppl): 2505-2505. doi: 10.1200/jco.2011.29.15_suppl.2505

28. Valpione S, Pasquali S, Campana L, et al. Predictors of toxicity for metastatic melanoma patients treated with ipilimumab. *Immunother Cancer*. 2015;3: 247. doi: 10.1186/2051-14263-s2-p247

29. Ayers M, Lunceford J, Nebozhyn M, et al. Relationship between immune gene signatures and clinical response to PD-1 blockade with pembrolizumab (MK-3475) in patients with advanced solid tumors. *J Immunother Cancer*. 2015;3(Suppl 2): 1. doi:

10.1186/2051-14263-s2-p80

30. Johnson DB, Sullivan RJ, Ott PA, et al. Ipilimumab therapy in patients with advanced melanoma and preexisting autoimmune disorders. *JAMA Oncol*. 2016;2: 234-240. doi: 10.1001/jamaoncol.2015.4368

31. Menzies AM, Johnson DB, Ramanujam S, et al. Anti-PD-1 therapy in patients with advanced melanoma and preexisting autoimmune disorders or major toxicity with ipilimumab. *Ann Oncol*. 2017;28: 368-376. doi: 10.1093/annonc/mdw443

32. Uldrick TS, Ison G, Rudek MA, et al. Modernizing clinical trial eligibility criteria: recommendations of the American Society of Clinical Oncology-Friends of Cancer Research HIV Working Group. *J Clin Oncol*. 2017;35: 3774-3780. doi: 10.1200/jco. 2017.73.7338

33. Langer CJ, Gadgeel SM, Borghaei H, et al. Carboplatin and pemetrexed with or without pembrolizumab for advanced, non-squamous non-small-cell lung cancer: a randomised, phase 2 cohort of the open-label KEYNOTE-021 study. Lancet Oncol. 2016;17: 1497-1508. doi: 10.1016/s1470-2045(16)30498-3

34. Katz MH, Varadhachary GR, Bauer TW, et al. Preliminary safety data from a randomized multicenter phase Ib/II study of neoadjuvant chemoradiation therapy (CRT) alone or in combination with pembrolizumab in patients with resectable or borderline resectable pancreatic cancer. *J Clin Oncol*. 2017;35(15_suppl): 4125-4125. doi: 10.1200/jco.2017.35.15_ suppl.4125

35. Horvat TZ, Adel NG, Dang TO, et al. Immune-related adverse events, need for systemic immunosuppression, and effects on survival and time to treatment failure in patients with melanoma treated with ipilimumab at Memorial Sloan Kettering Cancer Center. *J Clin Oncol*. 2015;33: 3193-3198. doi: 10.1200/jco.2015.60.8448

36. Libert C, Dejager L. How steroids steer T cells. *Cell Reports*. 2014;7: 938-939. doi: 10. 1016/j. celrep.2014.04.041

第5章

皮肤毒性：皮疹、黏膜刺激和瘙痒

Jennifer Wu and Mario E. Lacouture

概述

皮肤的不良事件(AE)是最常见的免疫相关不良事件(irAE)通常出现在免疫治疗开始后的最初几周[1,2]。包括皮疹和白癜风在内的皮肤 irAE 的发生发展与无进展生存期(PFS)和总生存期(OS)相关,这说明了及时处理皮肤不良事件的重要性[3-6]。

皮肤不良事件发生的可能机制

皮肤 irAE 的发生机制尚不清楚,但可能与免疫检查点抑制剂(ICI)干扰了免疫稳态有关。细胞毒性 T 淋巴细胞抗原 4(CTLA-4)通过减弱 T 细胞启动阶段的活化来抑制免疫反应。而程序性细胞死亡受体 1(PD-1)/程序性细胞死亡配体 1(PD-L1)在外周组织的免疫应答中有抑制效应期的 T 细胞功能。抗 CTLA-4 和抗 PD-1/PD-L1 抑制剂在疗效和毒性方面的差异反映了 CTLA-4 和 PD-1 的不同功能[7-10]。

- 使用抗 CTLA-4 单抗发生皮肤 irAE 的概率和严重程度通常高于抗 PD-1/PD-L1 单抗[11]。
- 据报道,某些皮肤 irAE 是特殊类型的 AE,如抗 PD-1/PD-L1 药物更常引起大疱性天疱疮和苔藓样皮疹[12]。抗 PD-1/PD-L1 治疗除了影响 T 细胞介导的细胞免疫外,还影响体液免疫。
- 自身反应性 T 细胞和/或自身抗体可能在不同程度上影响 irAE 的发生发展。

目前,已经提出了 4 种可能的 ICI 引起 irAE 的机制,它们也同样适用于皮肤 irAE：

- ICI 增加了 T 细胞针对肿瘤和正常组织中常见抗原的活性。例如,在 ICI 治疗的黑色素瘤患者中经常见到发生白癜风的现象,这是由于 T 细胞对正常组织中的黑色素细胞和黑色素瘤的交叉反应所致。
- ICI 会引起自身抗体水平不断提高,如大疱性类天疱疮中的抗 BP1800/BP-230。

- ICI 会引起炎性细胞因子水平的提高(据报道,与纳武利尤单抗治疗相关的牛皮癣样皮炎患者的 IL-6 水平会上升)[13]。
- 由于抗 CTLA-4 单抗与正常组织上表达的 CTLA-4 直接结合而增强了补体介导的炎症[7]。

皮肤不良事件的发病率和临床表现

皮肤 irAE 是一系列的疾病,其与使用抗 CTLA-4 和抗 PD-1/PD-L1 单克隆抗体相关。抗 CTLA-4 与抗 PD-1/PD-L1 引发的有关皮肤 AE 可能有所不同。

- 与抗 PD-1/PD-L1 治疗的患者相比(发病率为 37%～42%),接受抗 CTLA-4 治疗的患者皮肤毒性更常见(发病率为 44%～68%)[1,8,9,14]。
- 接受抗 CTLA-4 联合抗 PD-1 治疗的患者中,多达 58%～71% 的患者会出现皮肤相关的 irAE[9]。
- <5% 的患者发生与抗 PD-L1 相关的严重皮肤 irAE[15,16]。

瘙痒和皮疹是最常见的皮肤 irAE,在接受 ICI(抗 CTLA-4 和抗 PD-1)的患者中分别占 47% 和 55%。与其他实体瘤相比,黑色素瘤患者中发生白癜风更常见。表 5-1 总结了与不同 ICI 相关的常见皮肤 irAE 的发生率[1,7-9,11]。

表 5-1　免疫相关皮肤不良反应的发生率

全部等级皮肤性 irAE/%	伊匹单抗/%	纳武利尤单抗/%	帕博利珠单抗/%	伊匹单抗十纳武利尤单抗/%	阿替利珠单抗/%	度伐利尤单抗/%	阿维鲁单抗/%
瘙痒	24～36 (1)	17～18.8 (0.5)	14.1～20.7 (1)	33.2～47 (2)	10 (<1)	7.1 (<1)	4.5 (0)
皮疹	14.5～26.1 (2)	15～21.7 (0.5)	13.4～20.7 (2)	28.4～55 (5)	7 (<1)	6.6 (<1)	6.8 (0)
斑丘疹	2.7～17.4 (0.4)	2.5～4.2 (0.3)	1.5～3.6 (0.4)	11.8～16 (3)	NA	2 (<1)	5.7 (0)
白癜风	1.6～8.7 (0)	7～10.7 (0.3)	8.9～11 (0)	6.7～11 (0)	0	0	0

其他皮肤不良事件包括苔藓样皮炎、大疱性天疱疮、银屑病或银屑病样皮炎、斑秃、干燥病、皮肌炎、Swees 综合征、硬皮病、黏膜炎、口干症、结节病、Grover 病、发疹性角化棘皮瘤和环状肉芽肿等。ICI 所致常见皮肤不良反应见图 5-1。

- 严重的皮肤不良反应(SCAR)偶有报道,包括多形红斑(EM),Stevens-Johnson 综合征(SJS),中毒性表皮坏死(TEN)及伴有嗜酸性粒细胞增多和全身症状的药物皮疹(DRESS)[8,11,12,15,17,22]。

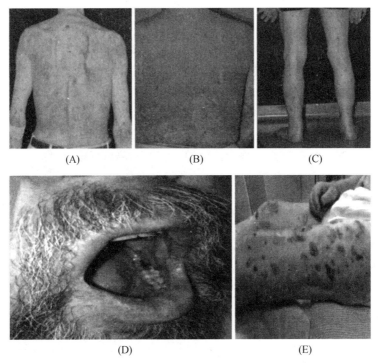

图 5-1　ICI 相关常见皮肤不良反应
(A)斑丘疹；(B)银屑病样皮疹；(C)苔藓样皮疹；(D)苔藓样黏膜炎；
(E)大疱性类天疱疮 ICIs：免疫检查点抑制剂

瘙痒

瘙痒是一种可能会对患者的生活质量产生负面影响的皮肤 irAE[23-26]。抗
CTLA-4 和抗 PD-1 药物都会引起瘙痒，使用伊匹单抗治疗的患者发生瘙痒的
概率为 24%～36%，使用抗 PD-1 单抗的患者发生瘙痒的概率为 14%～21%，
而联合治疗的患者发生瘙痒的概率则高达 33%～47%[1,9,27]。高度难以忍受的
瘙痒的发生率通常低于 1%[1,9,27]。

- 瘙痒可发生于免疫治疗开始后数周之内，也可发生于数月或数年之后，
  瘙痒可单独发生或伴有皮疹。

皮疹

各种等级的皮疹的综合发生率：抗 CTLA-4 单抗 15%～26%，抗 PD-1 单
抗 14%～22%，抗 PD-L1 单抗 6%～7%，联合治疗 28%～55%[1,7-9,11]。文献中
报道的 irAE 的皮疹均为非特异性的，主要类型包括斑丘疹和其他类型的皮疹，
我们将在以下各节中分别进行讨论。

斑丘疹

斑丘疹是 ICI 引起的皮疹的最主要类型,接受抗 CTLA-4 单抗治疗的患者中有 3%～17% 的患者发生过斑丘疹,联合治疗中 11%～16% 的患者发生了斑丘疹,在 PD-1/PD-L1 单抗单药治疗中较少报道有发生斑丘疹[9]。

- 斑丘疹通常在首次 ICI 治疗后迅速发生,并且在随后的治疗周期后可能进一步进展。
- 斑丘疹的病变通常表现为红斑和/或丘疹,离散或融合,伴有或不伴有鳞屑和/或瘙痒。主要分布在躯干和四肢而较少发生在面部[1,8,9]。
- 抗 PD-1/PD-L1 单抗治疗也可能发生风团样的荨麻疹,这与寻常斑丘疹不同。

严重皮肤不良反应

需要特别值得注意的是,斑丘疹可能是 SCAR 的最初表现,如 SJS/TEN 或 DRESS 综合征。

- 尽管非常少见,但已有报道称接受伊匹单抗、纳武利尤单抗和帕博利珠单抗治疗的患者均发生过 SJS/TEN;此外,接受伊匹单抗治疗的患者还报道过发生 DRESS 综合征[21,28-30]。
- 可能威胁生命的皮肤不良反应的症状包括靶形病变、水疱形成、Nikolsky 征、黏膜病变、皮肤疼痛及发热[31-33]。

苔藓样皮疹/皮炎

在接受抗 PD-1/PD-L1 单抗治疗的患者中也可见到苔藓样皮疹/皮炎,并且其发生率可能被低估。

- 与斑丘疹相比,起病相对较延迟,直到免疫治疗开始后数月才发生[18]。
- 苔藓样皮疹通常主要分布在躯干,偶尔在四肢,表现为离散的或多个分散的紫色多边形丘疹/斑,可能伴有瘙痒和口腔受累[9,15,18]。

银屑病

据报道,发现在抗 CTLA-4 单抗和抗 PD-1/PD-L1 单抗治疗的患者中,有出现新发的银屑病及原本存在的银屑病进一步进展的病例。

- 病变表现为在躯干和四肢出现红斑丘疹/斑块,边界清晰,呈鳞片状,伴有或不伴有瘙痒。
- 可以看到主要累及皮肤皱褶和肛门、生殖器区域的掌跖型银屑病或逆型银屑病[9,15]。

白癜风

白癜风的发展是在黑素瘤患者中最常见的皮肤 irAE，有 2％～11％接受 ICI 治疗的患者会发病。

- 与对称分布，边界清楚的特发性白癜风相比，ICI 诱导产生的白癜风通常表现为在无 Koebner 现象的光暴露区域上有散在的深浅不一的脱色斑块。
- 白癜风通常在 ICI 治疗后几个月的出现。
- 使用帕博利珠单抗或纳武利尤单抗治疗黑色素瘤患者产生的白癜风与其良好的癌症预后相关[1,9,19,21,34]。

黏膜受累

皮肤相关不良事件的黏膜受累的表现主要包括口干、非特异性口炎或黏膜炎及苔藓样黏膜炎，同时，抗 PD-1 和 PD-L1 疗法也偶尔有报道其他口腔受累的皮肤疾病。

- 苔藓样黏膜炎表现为白色融合的丘疹，在舌、嘴唇、齿龈、硬腭或颊黏膜上有特征性的 Wickham 纹（白色网状条纹），也可累及肛门生殖器黏膜。
- 据报道，约 5％接受 ICI 治疗的患者存在口臭和口干症。
- 必须排除口腔念珠菌病，并应考虑进行自身免疫抗体的检查，如检测抗核抗体（ANA）和 SSA（抗 Ro）SSB（抗 LA）以筛查干燥综合征[15,18]。

皮肤不良事件的评估和管理

治疗前的患者咨询，适当的预防性皮肤护理，及早识别和干预对于皮肤 AE 的管理都至关重要，这些措施可能有助于维持患者的免疫疗法和其生活质量，最终有益于癌症的治疗。

诊断评估

- 应使用不良事件通用术语标准（CTCAE）分级系统对皮肤 AE 进行初步评估[35]。
- 仅通过 CTCAE 对于皮肤病 AE 进行分类存在一定的局限性（文献中报道的皮疹和非特异性斑丘疹的高发率可以反映这一点）。免疫相关的皮肤不良事件应更准确地进行分类，以优化支持治疗干预措施。
- CTCAE 目前仍是多学科交流的最实用的初始评估工具。
- 患者应接受全面的皮肤和黏膜检查。
- 在治疗过程中首次出现皮肤病学 AE 或在治疗过程中发生变化时，建议使用摄影或素描成像以帮助记录其形态学、分布及所占据的体表面积（BSA）的情况[36,37]。

- 这些措施有助于皮肤科咨询时及时、准确的诊断，疾病的监测及后续必要时对皮肤 AE 的分析[36]。
- 建议对有免疫相关皮肤病史的患者（如牛皮癣、湿疹、大疱性天疱疮或狼疮）早期进行皮肤病学评估[36]。

何时需要咨询皮肤科

- 对于任何皮肤病学不良反应 CTCAE≥2 级，都建议皮肤科就诊。
- 包括诊断不明确的皮疹、可疑多形红斑（EM）、水疱性疾病、牛皮癣、苔藓样皮炎或对局部干预无反应的皮疹。
- 任何 3 级皮肤病学毒性都需要当天进行皮肤病学咨询。
- 覆盖超过 1％BSA 的水泡或皮肤脱离，伴黏膜病变的皮疹，覆盖超过 30％BSA 的所有类型皮疹，伴有疼痛的皮疹（伴有或不伴有水泡，带状疱疹除外）。
- 皮肤活检进行病理和免疫荧光检测可能对部分患者的诊断有帮助。
- 怀疑患有 SJS/TEN，DRESS 综合征，自身免疫性大疱性皮肤病，严重黏膜病变伴有表皮坏死或脱离≥10％ 或发生其他严重并发症的患者，应立即住院并由皮肤科医生评估以进行进一步处理[36]。

皮肤不良事件的一般管理策略

皮肤相关不良反应的初步管理方法是局部用药或口服用药。推荐采取预防性策略及温和的皮肤护理，包括无香料的清洁剂、肥皂、保湿剂和防晒霜。

- 1～2 级皮肤科不良事件的治疗通常从局部止痒药和皮质类固醇开始。
- 局部治疗无反应的 2 级皮肤科不良事件可采用口服抗组胺药。
- 3 级皮肤科不良事件或难以忍受的 2 级瘙痒可选择包括口服抗组胺药，GABA 激动剂（加巴喷丁、普瑞巴林），多塞平，抗抑郁药，NK-1 受体拮抗剂（阿瑞匹坦）或皮质类固醇在内的全身治疗[21,38-42]。
- 对于其他确诊的 3 级皮肤科不良事件或无法耐受的 2 级皮肤科 AE，应考虑全身性免疫抑制剂或免疫调节剂（如全身性皮质类固醇、生物制剂、霉酚酸酯等）以达到最佳的治疗反应和最小的副作用。
- 对于 3 级或无法忍受的 2 级皮肤科不良事件，重新评估确认后可考虑中断 ICI 治疗[1,36,43,44]。
- 可以通过支持性护理来治疗黏膜 AE，如口腔护理可使用局部的糖皮质激素、黏性盐酸利多卡因漱口液及保持良好的口腔卫生。口服药物，如唾液刺激剂（如西维美林或盐酸毛果芸香碱）可能可以改善口干症状[11]。

图 5-2 总结了上述所提出的处理流程。

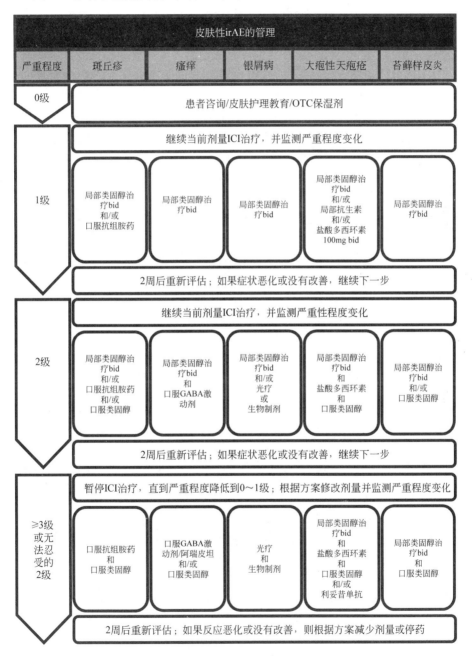

皮肤性irAE的管理					
严重程度	斑丘疹	瘙痒	银屑病	大疱性天疱疮	苔藓样皮炎
0级	患者咨询/皮肤护理教育/OTC保湿剂				
1级	继续当前剂量ICI治疗，并监测严重程度变化				
1级	局部类固醇治疗bid 和/或 口服抗组胺药	局部类固醇治疗bid	局部类固醇治疗bid	局部类固醇治疗bid 和/或 局部抗生素 和/或 盐酸多西环素 100mg bid	局部类固醇治疗bid
1级	2周后重新评估；如果症状恶化或没有改善，继续下一步				
2级	继续当前剂量ICI治疗，并监测严重性程度变化				
2级	局部类固醇治疗bid 和/或 口服抗组胺药 和/或 口服类固醇	局部类固醇治疗bid 和 口服GABA激动剂	局部类固醇治疗bid 和/或 光疗 或 生物制剂	局部类固醇治疗bid 和 盐酸多西环素 和 口服类固醇	局部类固醇治疗bid 和/或 口服类固醇
2级	2周后重新评估；如果症状恶化或没有改善，继续下一步				
≥3级 或无 法忍 受的 2级	暂停ICI治疗，直到严重程度降低到0～1级；根据方案修改剂量并监测严重程度变化				
≥3级 或无 法忍 受的 2级	口服抗组胺药 和 口服类固醇	口服GABA激动剂/阿瑞皮坦 和/或 口服类固醇	光疗 和 生物制剂	局部类固醇治疗bid 和 盐酸多西环素 和 口服类固醇 和/或 利妥昔单抗	局部类固醇治疗bid 和 口服类固醇
≥3级 或无 法忍 受的 2级	2周后重新评估；如果反应恶化或没有改善，则根据方案减少剂量或停药				

图 5-2　免疫相关的皮肤病学不良事件的处理

ICI：免疫检查点抑制剂；irAE：免疫相关不良事件；OTC：非处方药

讨论

瘙痒和皮疹是最常报道的 irAE,并在 ICI 治疗后最早出现。但是,这些毒性比其他器官 irAE 能更早地被报道,可能是因为与其他器官系统的不良反应相比(如 GI 或甲状腺 irAE),它们更加明显和引人注目。白癜风是另一种常见的皮肤 irAE,主要见于 ICI 治疗后的黑色素瘤患者。尽管尚不能完全了解所有皮肤 irAE 的确切免疫生物学特性,但白癜风的机制得到了大多数研究者的公认,是通过独特的免疫反应介导的一种反应,类似于抗肿瘤免疫反应。除此之外,还报道了其他几种较少见但较严重的皮肤性 irAE。值得注意的是,已经发现皮肤性 irAE(如皮疹和白癜风)的发生与黑色素瘤患者对 ICI 治疗效果的阳性反应相关。因此,可对这类不良事件进行仔细的评估和管理而不需要停用 ICI 治疗,除非 SITC 指南明确指出必须停药。

参考文献

1. Belum VR, Benhuri B, Postow MA, et al. Characterisation and management of dermatologic adverse events to agents targeting the PD-1 receptor. *Eur J Cancer*. 2016; 60: 12-25. doi: 10.1016/j.ejca.2016.02.010

2. Weber JS, Yang JC, Atkins MB, et al. Toxicities of immunotherapy for the practitioner. *J Clin Oncol*. 2015;33(18): 2092-2099. doi: 10.1200/jco.2014.60.0379

3. Freeman-Keller M, Kim Y, Cronin H, et al. Nivolumab in resected and unresectable metastatic melanoma: characteristics of Immune-Related Adverse Events and Association with Outcomes. *Clin Cancer Res*. 2016;22(4): 886-894. doi: 10.1158/1078-0432.ccr-15-1136

4. Hua C, Boussemart L, Mateus C, et al. Association of vitiligo with tumor response in patients with metastatic melanoma treated with pembrolizumab. *JAMA Dermatol*. 2016; 152(1): 45-51. doi: 10.1001/jamadermatol.2015.2707

5. Weber JS, O'Day S, Urba W, et al. Phase I / II study of ipilimumab for patients with metastatic melanoma. *J Clin Oncol*. 2008;26(36): 5950-5956. doi: 10.1200/jco.2008.16.1927

6. Teulings HE, Limpens J, Jansen SN, et al. Vitiligo-like depigmentation in patients with stage III-IV melanoma receiving immunotherapy and its association with survival: a systematic review and meta-analysis. *J Clin Oncol*. 2015;33(7): 773-781. doi: 10.1200/jco.2014.57.4756

7. Postow MA, Sidlow R, Hellmann MD. Immune-related adverse events associated with immune checkpoint blockade. *N Engl J Med*. 2018;378(2): 158-168. doi: 10.1056/nejmra1703481

8. Curry JL, Tetzlaff MT, Nagarajan P, et al. Diverse types of dermatologic toxicities from immune checkpoint blockade therapy. *J Cutan Pathol*. 2017;44(2): 158-176. doi: 10.

1111/ cup.12858

9. Sibaud V，Meyer N，Lamant L，et al. Dermatologic complications of anti-PD-1/PD-L1 immune checkpoint antibodies. *Curr Opin Oncol*. 2016;28(4)：254-263. doi：10.1097/cco.0000000000000290

10. Hoos A. Development of immuno-oncology drugs—from CTLA4 to PD1 to the next generations. *Nat Rev Drug Discov*. 2016;15(4)：235-247. doi：10.1038/nrd.2015.35

11. Michot JM，Bigenwald C，Champiat S，et al. Immune-related adverse events with immune checkpoint blockade：a comprehensive review. *Eur J Cancer*. 2016;54：139-148. doi：10.1016/j.ejca.2015.11.016

12. Naidoo J，Schindler K，Querfeld C，et al. Autoimmune bullous skin disorders with Immune Checkpoint Inhibitors Targeting PD-1 and PD-L1. *Cancer Immunol Res*. 2016;4(5)：383-389. doi：10.1158/2326-6066.cir-15-0123

13. Tanaka R，Okiyama N，Okune M，et al. Serum level of interleukin-6 is increased in nivolumab-associated psoriasiform dermatitis and tumor necrosis factor-alpha is a biomarker of nivolumab recativity. *J Dermatol Sci*. 2017;86(1)：71-73. doi：10.1016/j.jdermsci.2016.12.019

14. Minkis K，Garden BC，Wu S，et al. The risk of rash associated with ipilimumab in patients with cancer：a systematic review of the literature and meta-analysis. *J Am Acad Dermatol*. 2013;69(3)：e121-e128. doi：10.1016/j.jaad.2012.12.963

15. Sibaud V，Eid C，Belum VR，et al. Oral lichenoid reactions associated with anti-PD-1/PD-L1 therapies：clinicopathological findings. *J Eur Acad Dermatol Venereol*. 2017;31(10)：e464-e469. doi：10.1111/jdv.14284

16. Kroschinsky F，Stolzel F，von Bonin S，et al. New drugs，new toxicities：severe side effectsof modern targeted and immunotherapy of cancer and their management. *Crit Care*. 2017;21(1)：89. doi：10.1186/s13054-017-1678-1

17. Zarbo A，Belum VR，Sibaud V，et al. Immune-related alopecia (areata and universalis) in cancer patients receiving immune checkpoint inhibitors. *Br J Dermatol*. 2017;176(6)：1649-1652. doi：10.1111/bjd.15237

18. Tetzlaff MT，Nagarajan P，Chon S，et al. Lichenoid dermatologic toxicity from immune checkpoint blockade therapy：a detailed examination of the clinicopathologic features. *Am J Dermatopathol*. 2017;39(2)：121-129. doi：10.1097/dad.0000000000000688

19. Larsabal M，Marti A，Jacquemin C，et al. Vitiligo-like lesions occurring in patients receiving anti-programmed cell death-1 therapies are clinically and biologically distinct from vitiligo. *J Am Acad Dermatol*. 2017;76(5)：863-870. doi：10.1016/j.jaad.2016.10.044

20. Freites-Martinez A，Kwong BY，Rieger KE，et al. Eruptive keratoacanthomas associated with pembrolizumab therapy. *JAMA Dermatol*. 2017;153(7)：694. doi：10.1001/jamadermatol.2017.0989

21. Collins LK，Chapman MS，Carter JB，Samie FH. Cutaneous adverse effects of the

immune checkpoint inhibitors. *Curr Probl Cancer*. 2017;41(2): 125-128. doi: 10.1016/j. currproblcancer.2016.12.001

22. Wu J, Kwong BY, Martires KJ, et al. Granuloma annulare associated with immune checkpoint inhibitors. *J Eur Acad Dermatol Venereol*. 2017;32(4): e124-e126. doi: 10. 1111/jdv.14617

23. Lacouture ME, Wolchok JD, Yosipovitch G, et al. Ipilimumab in patients with cancer and the management of dermatologic adverse events. *J Am Acad Dermatol*. 2014;71(1): 161-169. doi: 10.1016/j.jaad.2014.02.035

24. Rosen AC, Case EC, Dusza SW, et al. Impact of dermatologic adverse events on quality of life in 283 cancer patients: a questionnaire study in a dermatology referral clinic. *Am J Clin Dermatol*. 2013;14(4): 327-333. doi: 10.1007/s40257-013-0021-0

25. Ensslin CJ, Rosen AC, Wu S, et al. Pruritus in patients treated with targeted cancer therapies: systematic review and meta-analysis. *J Am Acad Dermatol*. 2013;69(5): 708-720. doi: 10.1016/j.jaad.2013.06.038

26. Kini SP, DeLong LK, Veledar E, et al. The impact of pruritus on quality of life: the skin equivalent of pain. *Arch Dermatol*. 2011; 147 (10): 1153-1156. doi: 10. 1001/ archdermatol.2011.178

27. Weber JS, Dummer R, de Pril V, et al. Patterns of onset and resolution of immune-related adverse events of special interest with ipilimumab: detailed safety analysis from a phase 3 trial in patients with advanced melanoma. *Cancer*. 2013;119(9): 1675-1682. doi: 10.1002/ cncr.27969

28. Nayar N, Briscoe K, Fernandez Penas P. Toxic epidermal necrolysis-like reaction with severe satellite cell necrosis associated with nivolumab in a patient with ipilimumab refractory metastatic melanoma. *J Immunother*. 2016;39(3): 149-152. doi: 10.1097/ cji.0000000000000112

29. Goldinger SM, Stieger P, Meier B, et al. Cytotoxic cutaneous adverse drug reactions during anti-pd-1 therapy. *Clin Cancer Res*. 2016;22(16): 4023-4029. doi: 10.1158/1078-0432. ccr-15-2872

30. Weber JS, Kahler KC, Hauschild A. Management of immune-related adverse events and kinetics of response with ipilimumab. *J Clin Oncol*. 2012;30(21): 2691-2697. doi: 10. 1200/ jco.2012.41.6750

31. Chung WH, Wang CW, Dao RL. Severe cutaneous adverse drug reactions. *J Dermatol*. 2016;43(7): 758-766. doi: 10.1111/1346-8138.13430

32. Wu J, Lee YY, Su SC, et al. Stevens-Johnson syndrome and toxic epidermal necrolysis in patients with malignancies. *Br J Dermatol*. 2015;173(5): 1224-1231. doi: 10.1111/ bjd.14052

33. Bastuji-Garin S, Fouchard N, Bertocchi M, et al. SCORTEN: a severity-of-illness score for toxic epidermal necrolysis. *J Invest Dermatol*. 2000;115(2): 149-153. doi: 10.1046/ j.15231747.2000.00061.x

34. Mochel MC，Ming ME，Imadojemu S，et al. Cutaneous autoimmune effects in the setting of therapeutic immune checkpoint inhibition for metastatic melanoma. *J Cutan Pathol*. 2016;43(9): 787-791. doi: 10.1111/cup.12735

35. U. S. Department of Health and Human Services. Common Terminology Criteria for Adverse Events (CTCAE) Version 4.03. Bethesda，MD: National Institutes of Health. National Cancer Institute; 2010.

36. Puzanov I，Diab A，Abdallah K，et al. Managing toxicities associated with immune checkpoint inhibitors: consensus recommendations from the Society for Immunotherapy of Cancer (SITC) Toxicity Management Working Group. *J Immunother Cancer*. 2017;5 (1). doi: 10.1186/s40425-017-0300-z

37. Brahmer JR，Lacchetti C，Schneider BJ，et al. Management of immune-related adverse events in patients treated with immune checkpoint inhibitor therapy: American Society of Clinical Oncology Clinical Practice Guideline. *J Clin Oncol*. 2018;36(17): 1714-1768.

38. Lacouture ME，Anadkat MJ，Bensadoun RJ，et al. Clinical practice guidelines for the prevention and treatment of EGFR inhibitor-associated dermatologic toxicities. *Support Care Cancer*. 2011;19(8): 1079-1095. doi: 10.1007/s00520-011-1197-6

39. de Golian E，Kwong BY，Swetter SM，et al. Cutaneous complications of targeted melanoma therapy. *Curr Treat Options Oncol*. 2016;17(11): 57. doi: 10.1007/s11864-016-0434-0

40. Melosky B，Leighl NB，Rothenstein J，et al. Management of egfr tki-induced dermatologic adverse events. *Curr Oncol*. 2015;22(2): 123-132. doi: 10.3747/co.22.2430

41. Bergman H，Walton T，Del Bel R，et al. Managing skin toxicities related to panitumumab. *J Am Acad Dermatol*. 2014;71(4): 754-759. doi: 10.1016/j.jaad.2014. 06.011

42. Fischer A，Rosen AC，Ensslin CJ，et al. Pruritus to anticancer agents targeting the EGFR，BRAF，and CTLA-4. *Dermatol Ther*. 2013; 26 (2): 135-148. doi: 10.1111/ dth.12027

43. Spain L，Diem S，Larkin J. Management of toxicities of immune checkpoint inhibitors. *Cancer Treat Rev*. 2016;44: 51-60. doi: 10.1016/j.ctrv.2016.02.001

44. Friedman CF，Proverbs-Singh TA，Postow MA. Treatment of the immune-related adverse effects of immune checkpoint inhibitors: a review. *JAMA Oncol*. 2016;2(10): 1346-1353. doi: 10.1001/jamaoncol.2016.1051

第6章

肌肉骨骼和风湿疾病性毒性

Noha Abdel-Wahab，Clifton O. Bingham Ⅲ，
and Maria E. Suarez-Almazor

概述

癌症的免疫检查点抑制剂(ICI)治疗后出现的肌肉骨骼及风湿性免疫相关不良事件(irAE)的潜在不良后果越来越受到重视[1]。缺乏对这类 irAE 的认识可能会导致相关诊断和治疗延迟，从而对临床工作带来巨大的挑战[2,3]。这类 irAE 可能会成为一种慢性病，严重影响患者的功能和日常生活活动，并最终导致不可逆的器官损害。此外，对这类 irAE 的治疗往往需要长期服用大剂量糖皮质激素和其他免疫抑制药物，而这类药物可能会减弱机体的抗肿瘤免疫[4]。为防止这些危害，临床工作者必须了解可能增加患者发生这类 irAE 风险的因素，在早期及时识别各类潜在症状并充分监测及积极治疗发生的肌肉骨骼和风湿性 irAE[1,5-7]。

在本章中，我们将简要回顾接受 ICI 治疗的患者中最常见的肌肉骨骼和风湿性 irAE 的流行病学、致病机制、临床表现及治疗管理策略。这些 irAE 主要包括关节痛、炎性关节炎、肌炎和多肌痛样综合征。我们还将重点介绍迄今为止在文献中已记录的其他罕见的肌肉骨骼和风湿性 irAE。最后，我们将总结那些原本就患有风湿性疾病的患者接受 ICI 治疗后的 irAE 和潜在的自身免疫状况恶化的证据。

流行病学

在 ICI 相关的临床试验中，关节痛是最常见的肌肉骨骼和风湿性 irAE，发生率为 1%～43%；肌痛则第二常见，发生率为 2%～21%；炎性关节炎较少见，发生率为 1%～7%[1]。最近，美国食品和药品监督管理局不良事件报告系统地专题报道了小部分的炎症性肌病病例，包括多发性肌炎、皮肌炎和坏死性肌炎[8,9]。这些 irAE 常发生在接受抗 PD-1/ PD-L1 单抗治疗的患者中，尤其是将纳武利尤单抗与伊匹单抗联合使用时，此类 irAE 的报道更为频繁[2,8-11]。在其他曾经报道过的风湿性不良事件中，值得关注的事件还包括：风湿性多肌痛，巨细胞动脉炎，血管炎，伴有干燥症状和腮腺炎的干燥综合征，狼疮性肾炎，结节病和硬皮病等[6,12]。

值得注意的是,肌肉骨骼和风湿性 irAE 的真实发生率可能比已发表的统计数据高,因为这些事件在肿瘤临床试验中可能被漏报,而且通常没有相关的临床、检验和影像学数据的详细描述来确定是否真实存在炎性关节病或其他风湿性 irAE。当前使用的《不良事件通用术语标准》(CTCAE)v.4.03 不能准确地定义发生 irAE 的患者中可能发生的多种风湿性疾病的表现[3]。例如,关节肿胀可以被归类为关节炎、关节积液、关节痛或关节功能障碍,肌病可以被归类为肌痛、肌肉无力或下肢功能改变。在大多数情况下,临床试验仅报道 3 级及以上的不良事件。此外,临床医生可能会将大多数风湿性疾病的表现归类为不太严重的,他们更关注那些直接威胁生命的事件,而不是对生活质量产生隐蔽影响的不良事件。值得注意的是,如果风湿性 irAE 需要使用糖皮质激素及其他免疫调节疗法,或限制了患者的日常生活活动(如准备饭菜,购物,理财,使用电话或交通)则通常被标记为 2 级不良事件[13]。但是,从风湿性疾病学的角度来看,根据《风湿病常见毒性标准》v.2.0,这些不良事件(AE)应该被定义为 3 级不良事件,因为它们会导致实质性的功能限制,从而影响患者的生活质量[14]。

病理生理学

接受 ICI 治疗的患者产生 irAE 的致病机制尚未完全明确。ICI 治疗后可增强患者体内 Th1 和 Th17 的反应,并增加促炎细胞因子的产生(如 IL-1、IL-6、IL-8、IL-12、IL-17、TNF-α、IFN-β)。Th1 和 CD8$^+$ T 细胞在抗肿瘤免疫中起着至关重要的作用,而 Th17 则相对更为复杂并具有相反的调控作用,可能参与诱导 ICI 引起的炎症和自身免疫事件中[17]。值得注意的是,Treg/Th17 平衡轴在多种自身免疫性疾病的发展中都发挥着重要的作用[18-23],如 ICI 诱导的结肠炎[24]。T 细胞功能失调及随之产生的包括 IL-6 在内的多种促炎性细胞因子分泌增加可能会导致接受 ICI 治疗的患者发生 irAE。研究者在 ICI 诱发的炎性关节炎中检测到的发病模式与类风湿关节炎(RA)及脊柱关节病相似,都是由于 Th17 细胞上调所介导的[2,10,25]。IL-6 会诱导 T 细胞向 Th17 分化,而抑制 IL-6 可以在不抑制 Th1-CD8$^+$ T 细胞亚群的基础上,重新平衡失调的 Treg/Th17 轴[20,26]。托珠单抗是一种抗 IL-6 受体的单克隆抗体,已用于部分 ICI 诱导的炎性关节炎,并明显改善了患者症状[10,27]。同样,抗 TNF-α 疗法也对 ICI 诱导的关节炎有效,其机制可能是通过对 Th1 反应的直接作用,或者是通过减少 IL-6 的产生及抑制 Th17 的激活来间接起作用[25]。B 细胞在 ICI 引起的风湿性 AE 上的作用目前尚未明确,但一些患者会产生出自身抗体,如类风湿因子(RF),抗核抗体(ANA),抗 SSA 或 SSB[10,25]。

　　接受 ICI 治疗的患者发生 irAE 的易感性可能受到遗传影响。一部分患者会发展为严重的多器官系统炎症的 irAE，而另一部分患者则仅发展为局限于一个器官的 irAE，甚至可能持续使用 ICI 也从未产生毒性反应[28]。已有大量文献报道，CTLA-4 和 PD-1 的突变与多种自身免疫性疾病相关。研究表明，Treg 细胞的 CTLA-4 基因敲除小鼠将死于 T 淋巴细胞过度增殖和炎症反应[29]；而 PD-1/PD-L1 基因敲除的小鼠发生炎症和自身免疫性疾病的风险也较高，但死亡的可能性较小[30]。在人类中，某些 CTLA-4 和 PD-1 等位基因的单核苷酸多态性已被确定为多种风湿性自身免疫疾病（包括 RA、强直性脊柱炎和系统性红斑狼疮）的易感性遗传标记[31-38]。然而，研究者尚未完全了解相关基因在这些疾病中发挥的功能。关于 ICI 引起的炎性关节炎，一些患者表现为典型的血清反应阳性 RA，表明这些患者接受 ICI 治疗前就处于前-RA 状态，并在 ICI 治疗后被诱导了出来[39]。对这些患者在开始 ICI 治疗前收集的血清样本进行的回顾性分析显示，三分之二的患者中抗环瓜氨酸多肽（anti-CCP）抗体阳性，但他们在治疗前均未出现过相应的临床症状。在 1 名 ICI 诱发的多发性肌炎伴重症肌无力患者开始 ICI 治疗前收集的血清样本中，也检测到了阳性的抗乙酰胆碱受体抗体[40]。类似的发现在冷球蛋白血症性血管炎、干燥综合征和其他一些自身免疫性疾病中也有报道，一些无临床症状仅有实验室指标异常的患者在开始 ICI 治疗后临床症状被诱发[41-45]。

炎性关节炎

临床表现

　　最初，患者可能会主诉关节疼痛（伴或不伴有关节僵硬），随后，可迅速发展为明显的滑膜炎。关节僵硬通常发生在早晨或休息/停止运动一段时间后，持续至少 30～60 分钟，并随着运动而逐渐缓解。体格检查主要表现为关节压痛、肿胀及活动范围受限，周围软组织可能出现发热、红斑。相邻的肌腱及肌腱与骨相连的位置也可能受到影响产生炎症反应。炎性关节炎可以在 ICI 治疗后的任何时刻发生。据报道，部分患者在首次给药后即发展为关节炎，而也有部分患者表现为迟发效应，有 1 例患者在开始治疗后 44 个月才发生关节炎[10]。关节炎可以是 ICI 治疗的唯一 irAE，但它常与其他 irAE 同时出现[2,10,46]。ICI 停用后，关节炎仍可能持续存在并严重限制患者的关节功能和生活质量。当关节炎持续长达 2 年时，需要持续的免疫调节治疗[7]。

　　ICI 引起的炎性关节炎有几种类型[10,46]（表 6-1）。

表 6-1　使用免疫检查点抑制剂(ICI)后报告的肌肉和骨关节毒性

毒性	临床表现	诊断评估	治　　疗
炎性关节炎	血清阴性寡/多发性关节炎(类风湿因子和抗 CCP 抗体一般为阴性) 血清阴性脊柱关节病/类风湿关节炎(类风湿因子、抗 CCP 抗体和抗核抗体可能为阳性)	结构:X 线摄片、肌肉骨骼超声、MRI 炎症标志物:红细胞沉降率、C 反应蛋白 自身免疫标志物:抗核抗体、类风湿因子、抗 CCP 抗体 血清阴性脊柱关节病:HLA-B27	1 级:继续 ICI 治疗。镇痛:对乙酰氨基酚/NSAID 2 级:暂停 ICI 治疗。口服泼尼松或同等剂量激素;10~20mg/d,连续 4 周;当≤2 个大关节时行关节穿刺及关节内注射糖皮质激素;当症状消失且泼尼松≤10mg/d 后恢复 ICI 3~4 级:暂停 ICI 治疗。口服泼尼松或同等剂量激素:0.5~1mg/(kg·d),持续 4 周。合成类 DMARD:MTX,柳氮磺吡啶,羟氯喹,来氟米特;生物类 DMARD:英夫利昔单抗,抗 TNF 抗体或托珠单抗(不伴结肠炎)
炎症性肌炎	肌炎是最常见的 偶尔可见严重的坏死性肌炎合并横纹肌溶解 伴有皮疹的皮肌炎(包括 Gottron 皮疹)	肌酸激酶 AST、ALT、LDH 炎症标志物:红细胞沉降率、C 反应蛋白 肌钙蛋白 肌炎自身免疫性抗体 肌电图、神经传导 MRI,肌肉活检,超声 心动图	1 级:继续 ICI 治疗。镇痛:对乙酰氨基酚/NSAID 2 级:暂停 ICI 治疗。口服泼尼松或同等剂量激素:如果肌酸激酶水平比正常水平高 3 倍,则为 0.5~1mg/(kg·d)。当肌酸激酶水平恢复正常,症状消失且泼尼松≤10mg/d 后恢复 ICI;可能会因 CK 升高、肌电图,MRI 或肌肉活检中发现肌肉异常而终止 ICI;如果有心肌受累,永久终止 ICI 3~4 级:进行 ICI 治疗。口服泼尼松或同等剂量激素:1mg/(kg·d);静脉推注甲强龙 1~2mg/(kg·d),IVIG;合成类 DMARD:MTX,硫唑嘌呤或霉酚酸酯;生物类 DMARD:利妥昔单抗,抗 CD20 抗体;如果症状改善到 1 级,恢复 ICI;如果有心肌受累则永久终止 ICI;当出现严重无力和危及生命的并发症时住院治疗

续表

毒性	临床表现	诊断评估	治　疗
多肌痛风湿样综合征	体格检查：正常肌力，但受疼痛限制，通常无关节肿胀 部分患者近端关节积液（超声或 MRI 发现） 类风湿因子和抗 CCP 抗体阴性，肌酸激酶水平正常，炎症标志物显著升高	肌酸激酶 炎症标志物：红细胞沉降率、C 反应蛋白 自身免疫抗体：抗核抗体、类风湿因子、抗 CCP 抗体 如果患者主诉头痛或视觉障碍，请转诊至眼科并考虑颞动脉活检	1 级：继续 ICI 治疗。镇痛：对乙酰氨基酚/NSAID 2 级：暂停 ICI 治疗。口服泼尼松或同等剂量激素：20mg/d；当症状消失且泼尼松≤10mg/d 后恢复 ICI 3～4 级：暂停 ICI 治疗。口服泼尼松或同等剂量激素：20mg/d；合成类 DMARD：MTX；生物类 DMARD；托珠单抗；在严重的情况下，考虑住院治疗疼痛

　　ALT,丙氨酸转氨酶；AST,天冬氨酸转氨酶；CCP,环瓜氨酸多肽；DMARD,可缓解病情的抗风湿药；IVIG,静脉注射免疫球蛋白；LDH,乳酸脱氢酶；MTX,甲氨蝶呤；NSAID,非甾体抗炎药；TNF,肿瘤坏死因子

- 中到大关节的血清阴性寡/多发性关节炎。这些患者的关节炎主要发生在较大的关节,如膝关节、踝关节或腕关节,在某些情况下类似于反应性关节炎。关节炎可以对称或不对称分布存在。类风湿因子和抗 CCP 通常是阴性的,一些患者的抗核抗体可能阳性。在目前的报道中,大多数病例的 X 线片均表现正常,但持续的炎症也可导致侵蚀性疾病。有时,患者还可能会出现反应性关节炎的关节外特征,如结膜炎或尿道炎。
- 血清阴性的脊柱关节病。除寡/多发性关节炎外,一些患者还表现为炎症性背痛或颈椎疼痛。这些患者可发展为肌腱附着点炎症,表现为足跟或髂嵴等部位的疼痛和压痛。原发性脊柱关节病患者常携带人类白细胞抗原（HLA）B27 等位基因;然而,ICI 诱导关节炎患者,少数检测 HLA-B27 呈阴性。
- RA。患者可能出现对称性多关节炎,主要累及手和腕的小关节及其他较大的关节。血清检测类风湿因子、抗 CCP 抗体和抗核抗体往往呈现阳性。这种类型的关节炎具有潜在的侵蚀性,可能会导致永久性关节损伤。

评估与管理

　　进行评估时,临床医生应首先确认症状是在接受 ICI 治疗后才出现的,并排除任何可能导致相似症状的风湿性疾病[5]。鉴别诊断主要包括其他关节疾病,如骨关节炎、晶体诱发的关节病、软组织区域综合征及相邻骨或关节结构肿瘤转移性疾病[47]。单个关节发炎的患者需要排除化脓性关节炎,尤其存在相关

危险因素时,如其他器官感染、发热或中性粒细胞增多。

　　癌症免疫治疗协会(SITC)毒性管理工作组[3]和美国临床肿瘤学会(ASCO)已发布根据 CTCAE 等级制定的管理 ICI 诱发的炎性关节炎的建议,这些建议总结在以下诊断评估和治疗部分[48]。在几周内出现症状的感染性关节炎患者中,有少数病例报告了侵蚀性和不可逆的关节损伤。因此,当存在以下情况时都应及时进行风湿科会诊:关节炎程度≥2级,关节疼痛持续超过4周,存在节肿胀(滑膜炎)的证据,或者患者在4周内不能将糖皮质激素的剂量减至少于10mg/d。尽早进行风湿科会诊对确定炎性关节炎的诊断,排除其他风湿性疾病,确定关节损伤的早期征兆,评估关节穿刺和糖皮质激素的关节内注射的必要性,以及评估开始和选择改善病情的抗风湿药(DMARD)的最佳给药剂量等方面都至关重要。

诊断评估

　　所有患者均应接受完整的风湿病史询问、体格检查(包括外周和中央大关节及脊柱)和功能评估(表 6-1)。

- 可以进行影像学检查以明确诊断并评估关节结构损伤程度。受损关节的影像学检查可以评估关节损伤的程度,尤其是受侵蚀和关节间隙变窄的程度。在检测滑膜炎,炎性信号,肌腱病变、附着点炎及骨膜下侵蚀,骨质破坏等方面,肌肉骨骼超声检查和/或 MRI 检查比普通 X 线摄片更敏感。
- 实验室检查应包括:
  - 炎症标志物:如果炎症症状持续存在,则进行红细胞沉降率(ESR 率)和 C 反应蛋白(CRP)的检测。
  - 自身免疫指标:如果炎症症状持续存在,则进行抗核抗体、类风湿因子和抗 CCP 的检测。
  - HLA-B27:如果关节炎的发病模式类似于血清阴性的脊柱关节病或反应性关节炎则应检测 HLA-B27。

　　建议尽早转诊风湿病科。在问题解决之前,应每 2~4 周通过定期的临床评估来监测关节炎的发展过程,包括关节检查和炎症标志物的评估(ESR 和/或CRP)。应该对患者进行乙型/丙型肝炎、艾滋病病毒和结核病的检测,因为他们可能需要进行免疫抑制疗法,担心重新激活潜在的传染病。

治疗

　　1 级:轻度关节痛,有炎症、红斑或关节肿胀的迹象。对 ADL 没有功能影响(表 6-1)。

- 继续 ICI 治疗。
- 镇痛:如果没有禁忌证,可用对乙酰氨基酚或非甾体抗炎药(NSAID)。

- 如果在 4 周内没有改善,请升级为 2 级管理。

2 级:中度关节痛,有炎症、红斑或关节肿胀迹象。ADL 功能限制,不影响自我护理。

- 暂停 ICI 治疗。
- 口服泼尼松或等效剂量:每天 10～20mg,持续 4 周;如果症状改善,则在 4～6 周内逐渐减量。
- 如果涉及≤2 个大关节,则可进行关节穿刺术和关节内注射糖皮质激素。
- 症状缓解后,且泼尼松≤10mg/d 时恢复 ICI。
- 如果在 4～6 周后仍无改善,或在 3 个月后无法将泼尼松减量至 10mg/d,则升级为 3 级管理。

3～4 级:严重的关节疼痛,有炎症、红斑或关节肿胀的迹象。自我护理 ADL 功能限制。影片可显示关节损伤。

- 暂停 ICI 治疗。
- 口服泼尼松或同等剂量:0.5～1mg/(kg·d),持续 4 周;如果症状改善,则在 4～6 周内逐渐减量。
- 加用 DMARD 药物:如果激素治疗 4 周后仍无改善或治疗期间症状恶化,可以加用 DMARD。
- 合成类 DMARD:口服小剂量甲氨蝶呤(MTX)最常用,剂量为每周一次 15～25mg,每天补充叶酸。也可以考虑每周皮下或肌内注射 MTX。可以使用的其他合成类 DMARD 包括柳氮磺吡啶、羟氯喹或来氟米特。
- 生物类 DMARD:英夫利昔单抗(一种抗 TNF 单克隆抗体)已用于许多其他 irAE,如结肠炎、肺炎或眼毒性。与使用英夫利昔单抗可以迅速解决结肠炎不同,炎性关节炎可能需要延长抗 TNF 治疗的时间,目前尚不清楚长期治疗是否会削弱 ICI 的抗肿瘤效力[4]。托珠单抗是另一种可选择的药物,但考虑到其带来的肠穿孔的潜在风险,其可能不是结肠炎或胃肠道疾病患者的最合适药物,尽管个别病例报道显示患有结肠炎或炎症性肠病的患者接受 ICI 和托珠单抗治疗 irAE 也没有出现并发症[27,49]。迄今为止,尚无使用其他靶向生物制剂治疗 ICI 诱发关节炎的经验。

如果关节炎改善至 1 级,可以重新开始 ICI 治疗。如果 4～6 周治疗后仍没有改善,则应永久停用 ICI。

炎症性肌炎

临床表现

肌炎是 ICI 治疗的罕见并发症,但可能很严重,有时甚至致命。它通常在开始治疗后的早期发生,并且主要在接受抗 PD-1 药物或联合治疗的患者中被报道。患者通常会主诉虚弱无力,偶有肌痛,难以将手臂抬起超过头顶,站立和行走困难;如果症状十分严重,他们可能会出现吞咽困难、声音嘶哑和呼吸困难。严重的肌炎可引起心肌炎,这是一种潜在的致命并发症,在某些情况下与三度房室传导阻滞有关,同时也有报道引起急性横纹肌溶解症。在体格检查中,患者主要表现为上、下肢的近端肌肉无力和颈部屈肌无力。有通过治疗缓解的肌炎案例,但也有导致死亡的肌炎案例报道[9,50-55]。ICI 所引起的炎症性肌炎通常以如下方式之一发生(表 6-1):

- 单独的肌炎是临床实践中最常见的发病模式,仅影响肌肉而没有伴随的皮疹,有时可表现为横纹肌溶解的严重坏死性肌炎。
- 皮肌炎在一些病例中也有报道,这些病例或是已经存在的副肿瘤性疾病的再激活[9],或是新发的 irAE[56]。在这些患者中,肌肉无力常与皮疹共存,皮疹类型包括掌指和指间关节背面的 Gottron 丘疹、粗糙皮肤角质层,以及指甲皱襞异常、上眼睑的嗜日性皮疹和水肿、横穿鼻唇沟的面部红斑、颈部和上胸部红斑(V 领征)、背部红斑(披巾征)或大腿外侧红斑(皮套征)。

评估与管理

临床医生应首先确认症状是在接受 ICI 治疗后产生,并排除任何可能引起类似症状的风湿病,如副肿瘤性肌炎[5]。鉴别诊断主要包括引起肌肉无力的其他原因,如肌肉营养不良、药物引起的肌病(如他汀类药物或糖皮质激素的使用)、神经系统综合征及内分泌紊乱,如甲状腺功能低下或肾上腺功能不全,它们也可能以 irAE 的形式出现。肌炎主要引起肌肉无力,应主要与肌肉疼痛相关的疾病(如纤维肌痛或风湿性多肌痛)相区别。ASCO 治疗 ICI 引起的肌炎的指南概述如下[48]。

因为肌炎是可能危及生命的 irAE,所以任何在接受 ICI 治疗后怀疑患有肌炎的患者都需要立即进行风湿科或神经科会诊。

诊断评估

所有患者均应接受全面的病史询问和体格检查,包括评估主要肌肉群的肌力,进行神经系统检查及对皮肌炎皮疹进行皮肤检查(表 6-1)。

- 实验室检查包括:
  - 肌酸激酶(CK):醛缩酶、天冬氨酸转氨酶(AST)、丙氨酸转氨酶(ALT)和乳酸脱氢酶(LDH)也通常会升高,但肌酸激酶是用于监测疾病活动最常用的指标。
  - 炎症标志物:红细胞沉降率和 C 反应蛋白。

- 肌钙蛋白：评估心肌受累情况。
- 肌炎自身免疫性抗体：肌炎自身免疫性指标可以帮助确定患者是否患有副肿瘤性肌炎。然而，目前尚不清楚临床常检测的与原发性或副肿瘤性肌炎相关的特异性自身抗体在 ICI 诱导的肌炎中是否起作用。
- 其他用于评估神经系统疾病的副肿瘤综合征的自身抗体，如肌无力样综合征，这些疾病可以以 irAE 或副肿瘤疾病的形式发生。
- 可以进行肌电图（EMG）和神经传导速度检测，以区分肌无力是肌肉还是神经的原因造成的。肌肉纤维性颤动是一种典型的肌病。
- 如果诊断不清楚或需要进行组织活检时，则可以进行 MRI 成像以定位有炎症变化的区域。受影响的区域通常显示为水肿和信号增强。
- 肌肉活检对治疗可能不是必须的，但在诊断不明确的情况下可以采取，尤其是在肌酸激酶仅轻度升高的情况下，因为肌酸激酶轻度升高也可见于神经系统疾病患者。
- 如果怀疑是心肌炎，应进行超声心动图检查。

肌炎应根据严重程度进行监测，每 2～4 周定期监测肌力，肌酸激酶和炎症标志物（如红细胞沉降率和 C 反应蛋白）并进行临床和实验室评估直至疾病消退。对于关节炎，应在开始免疫抑制治疗之前就对患者进行乙型/丙型肝炎、艾滋病病毒和结核病的筛查。

治疗

1 级：轻度无力，伴有或不伴有疼痛（表 6-1）。

- 继续 ICI 治疗。
- 如果没有禁忌证，可以根据需要使用对乙酰氨基酚或非甾体抗炎药进行镇痛。
- 如果患者的肌无力伴肌酸激酶升高，则升级为 2 级管理。

2 级：中度无力，伴有或不伴有疼痛，以及 ADL 功能受限。

- 暂停 ICI 治疗。
- 对乙酰氨基酚或非甾体抗炎药可根据需要使用来缓解肌肉疼痛。
- 口服泼尼松或同等剂量激素：如果肌酸激酶水平升高至正常水平的 3 倍，则使用 0.5～1mg/（kg·d）的泼尼松。
- 症状缓解、泼尼松≤10mg/d 且肌酸激酶水平恢复正常后恢复 ICI。
- 在肌电图、MRI 或肌肉活检中发现肌肉异常或 CK 升高患者，有可能会永久终止 ICI。
- 如果有心肌受累，永久终止 ICI。
- 如果治疗没有改善，请升级为 3 级管理。

3～4 级：严重的肌肉疼痛和无力，自我护理 ADL 受限。

- 因严重无力和危及生命的并发症而住院治疗。
- 暂停 ICI 治疗。
- 口服泼尼松或同等剂量激素：1mg/（kg·d），直到症状改善至 1 级，然后在 4～6 周内逐渐减量。
- 静脉甲强龙：如果患者有吞咽困难，心脏、呼吸或严重的肌肉无力，限制了活动能力，则 1～2mg/kg 或更高剂量的静脉甲强龙。
- 如果对糖皮质激素没有足够的反应并且患者出现危及生命的并发症，则可以考虑血浆置换术。
- 可以考虑静脉注射内免疫球蛋白（IVIG）治疗。
- 如果在 4～6 周治疗后仍无改善或症状及实验室检查结果同时恶化，则可考虑使用 DMARD 药物，但其作用起效比血浆置换术或 IVIG 治疗慢。

合成类 DMARD：MTX，硫唑嘌呤或霉酚酸酯。

生物类 DMARD：利妥昔单抗是一种抗 CD20 嵌合单克隆抗体，通常用于原发性多发性肌炎或皮肌炎。但是，由于其作用持续时间较长，建议对接受 ICI 治疗的癌症患者谨慎使用。

- 如果症状改善至 1 级且患者已停用免疫抑制治疗，可恢复 ICI。
- 如果有心肌受累，永久终止 ICI。

风湿性多肌痛样综合征

临床表现

患者典型症状主要表现为风湿性多肌痛样综合征，上下肢近端肌肉和关节处明显肌痛，晨僵和疲劳明显[39,57-59]。体格检查显示肌力正常，仅受疼痛限制而无法过度用力，通常无关节肿胀（表 6-1）。一些患者在近端大关节（肩关节和髋关节）通过超声或 MRI 检查可能发现存在积液。实验室检查方面，炎症标志物明显升高，类风湿因子和抗 CCP 抗体通常为阴性，肌酸激酶水平正常。通常在 MRI、肌电图或组织学上没有发现肌肉炎症或肌病的证据。

评估与管理

患有多肌痛样症状的患者，其主诉为疼痛，与肌炎患者不同的是，他们一般不存在客观的虚弱，并且肌酸激酶水平正常。应排除其他引起肌痛的原因，如纤维肌痛、他汀类药物引起的肌病及引起广泛的近端关节疼痛的风湿关节性疾病的其他可能原因。建议尽早进行风湿科会诊以进行评估及鉴别诊断，尤其要鉴别肌炎。如果患者主诉双侧颞部头痛、视力障碍或下颌歪斜，则需要考虑巨细胞性动脉炎，这是一种与风湿性多肌痛样综合征相关的疾病，并且在以前报道的接受伊匹单抗治疗的患者中也有发生[60]。这类患者需要紧急的眼科检查和颞动脉活检，因为这种形式的血管炎发展迅速且可导致永久性失明。以下的诊断评估和治疗部分总结了 ASCO 根据 CTCAE 分级管理 ICI 诱发的多肌痛样综合征的建议[48]。

诊断评估

患者应接受全面的风湿病学检查，包括评估肌力（表 6-1）。

- 实验室检查应包括：肌酸激酶（评估可能的肌炎）；炎性标志物（红细胞沉降率和 C 反应蛋白），以及类风湿因子、抗 CCP 和抗核抗体（其他风湿性疾病的鉴别诊断）。
- 如果患者主诉头痛或视觉障碍，请转诊至眼科，并考虑进行颞动脉活检。

除非无法明确诊断，否则通常不需要影像学检查、肌电图和肌肉活检。

应每 4 周对患者进行评估，直到症状有所改善，并通过检测炎症标志物来监测治疗反应。

治疗

1 级：肌肉轻度疼痛和僵硬，无虚弱（表 6-1）。

- 继续 ICI 治疗。
- 镇痛：对乙酰氨基酚或非甾体抗炎药（如果没有禁忌证）。

2 级：肌肉中度疼痛和僵硬，无力。ADL 受限。

- 暂停 ICI 治疗。
- 口服泼尼松或同等剂量激素：20mg/d，直到症状改善，然后在 3～4 周后逐渐减量。
- 症状缓解且泼尼松≤10mg 时恢复 ICI。
- 如果 4 周后症状仍无改善或需要更高剂量的泼尼松，则升级为 3 级管理。

3～4 级：严重的肌肉疼痛和僵硬，但不存在肌无力。自我护理 ADL 受限。

- 暂停 ICI 治疗。
- 口服泼尼松或同等剂量激素：20mg/d，直到症状改善，然后在 3～4 周后逐渐减量。
- DMARD 药物被认为是减停激素所需要药物：如果症状没有改善或长时间需要更高剂量的泼尼松，则可以考虑使用。
- 合成类 DMARD：MTX。
- 生物类 DMARD：托珠单抗是治疗巨细胞动脉炎的有效药物，这种疾病与风湿性多肌痛有关。尽管尚无类似多肌痛的 irAE 的经验，也未获准用于这种适应证，但托珠单抗可能有效。
- 重症患者可以考虑入院治疗疼痛。

如果症状改善至 1 级,患者可以恢复 ICI。但是,据报道,某些患者在恢复治疗后症状再次复发。

其他风湿病和肌肉骨骼 AE

已有多个案例报道在 ICI 治疗的患者出现干燥症状(干眼和口干),伴或不伴有关节炎[25]。有时也能检测出抗 Ro/SSA 抗体或抗 La/SSB 抗体阳性。但将干燥症状归因于 irAE 必须谨慎,因为许多患者的干燥症状可能归因于其使用的其他常用化疗药物[61]。

其他风湿病性 irAE 也偶有报道,包括单器官血管炎(视网膜和子宫),狼疮性肾炎,结节病,硬皮病,伴有可凹性水肿的复发性血清阴性对称性滑膜炎和嗜酸性筋膜炎[1,6,12,60,62-66]。如果怀疑存在这些罕见的 irAE 中的任何一种,即使患者仅有轻度的症状,也强烈建议需要接受风湿病咨询以进行进一步评估和治疗,以防止潜在的永久性器官损害[3,48]。目前尚不存在针对以 irAE 形式出现的这类综合征的管理指南,但一般可以应用上述讨论到的常见 irAE 的治疗原则。

自身免疫疾病患者接受 ICI 治疗

癌症患者中已经存在自身免疫性疾病并不应该是 ICI 治疗的绝对禁忌证。这些患者可能有较高的产生不良反应的风险,但现有证据表明,大部分风险与先前存在的自身免疫疾病状况恶化有关,不一定与新发 irAE 发生率增加有关[5]。据文献报道,有 50% 的患者在接受 ICI 治疗时其潜在的自身免疫性疾病会加重,而超过 1/3 的患者出现了新的 irAE(其中以结肠炎和垂体炎最为常见),这与临床试验中的报道类似。抗 PD-1/PD-L1 单抗药物治疗的案例中则报道了更多潜在的自身免疫性疾病被诱发。尽管无论在是否存在自身免疫性疾病的患者中,新发 irAE 的概率可能相似,但在具有自身免疫性疾病的患者中新发 irAE 可能更为严重,并导致 2.4% 的患者因严重 AE 而死亡。在 ICI 治疗开始时,活动性和非活动性自身免疫性疾病患者的 AE 发生概率无显著差异。目前,尚无明确证据表明在 ICI 开始时已进行维持免疫抑制治疗的那些患者是否能对已有的自身免疫性疾病产生保护作用。

这些患者的治疗指南与上述 ICI 所引起的肌肉骨骼和风湿性 irAE 相似,但开始采取 ICI 治疗需要多学科讨论来共同决定,仔细权衡癌症的预后、是否能采取 ICI 以外的其他有效治疗方法、潜在的自身免疫性疾病的严重程度及患者对不同风险的可耐受程度。多数患者一旦患上 irAE 或自身免疫性疾病加重,就需要同时进行免疫抑制治疗,因此需要严密监测病情。根据临床表现的严重程度和危及生命的风险,他们可能采取继续进行 ICI 治疗,暂时停止 ICI 直至改善其 irAE 或永久终止治疗。

结论

目前专家已就与 ICI 治疗相关的各种肌肉骨骼和风湿病毒副作用的处理提供了意见。他们指出，由于轻度的肌肉酸痛和关节僵硬频繁发生且常被忽视，因此这些副作用的发生率很可能被低估。另外，风湿性的症状也可能非常严重，在患者管理中占据了重要地位。在这些情况下，咨询具有熟练管理经验的专科医生对改善症状、提高抗癌效果都至关重要。此外，这对于使用哪些正在研究中的新型生物制剂来治疗 irAE 也非常重要，因这些生物制剂本身也具有其特定的毒副作用谱。

参考文献

1. Cappelli LC，Gutierrez AK，Bingham CO 3rd，et al. Rheumatic and musculoskeletal immune-related adverse events due to immune checkpoint inhibitors：a systematic review of the literature. *Arthritis Care Res*. 2016;69(11)：1751-1763. doi：10.1002/acr.23177

2. Cappelli LC，Brahmer JR，Forde PM，et al. Clinical presentation of immune checkpoint inhibitor-induced inflammatory arthritis differs by immunotherapy regimen. *Semin Arthritis Rheum*. 2018;48(3)：553-557. doi：10.1016/j.semarthrit.2018.02.011

3. Puzanov I，Diab A，Abdallah K，et al. Managing toxicities associated with immune checkpoint inhibitors：consensus recommendations from the Society for Immunotherapy of Cancer (SITC) Toxicity Management Working Group. *J Immunother Cancer*. 2017;5(1)：95. doi：10.1186/s40425-017-0300-z

4. Calzascia T，Pellegrini M，Hall H，et al. TNF-alpha is critical for antitumor but not antiviral T cell immunity in mice. *J Clin Invest*. 2007;117(12)：3833-3845.

5. Abdel-Wahab N，Shah M，Lopez-Olivo MA，et al. Use of immune checkpoint inhibitors in the treatment of patients with cancer and preexisting autoimmune disease：a systematic review. *Ann Intern Med*. 2018;168(2)：121. doi：10.7326/m17-2073

6. Abdel-Wahab N，Shah M，Suarez-Almazor ME. Adverse events associated with immune checkpoint blockade in patients with cancer：a systematic review of case reports. *PLoS ONE*. 2016;11(7)：e0160221. doi：10.1371/journal.pone.0160221

7. Calabrese L，Velcheti V. checkpoint immunotherapy：good for cancer therapy，bad for rheumatic diseases. *Ann Rheum Dis*. 2016;76(1)：1-3. doi：10.1136/annrheumdis-2016-209782

8. Pundole X，Shah M，Abdel-Wahab N，et al. Immune checkpoint inhibitors and inflammatory myopathies：data from the US Food and Drug Administration Adverse Event Reporting System. *Arthritis Rheumatol*. 2017;69(10)：1192-1193.

9. Shah M，Tayar J，Abdel-Wahab N，et al. Myositis as a complication of checkpoint blockade at a comprehensive cancer center. *Arthritis Rheumatol*. 2017; 69 (10)：

3030-3030.

10. Abdel-Wahab N，Tayar JH，Diab A，et al. Inflammatory arthritis induced by the use of checkpoint inhibitors for immunotherapy of cancer. *J Immunother Cancer*. 2017;5(2): 215-215.

11. Suarez-Almazor ME，Kim ST，Abdel-Wahab N，et al. Review: immune-related adverse events with use of checkpoint inhibitors for immunotherapy of cancer. *Arthritis Rheumatol*. 2017;69(4): 687-699. doi: 10.1002/art.40043

12. Barbosa NS，Wetter DA，Wieland CN，et al. Scleroderma induced by pembrolizumab: a case series. *Mayo Clin Proc*. 2017;92(7): 1158-1163. doi: 10.1016/j.mayocp.2017. 03.016

13. U.S. Department of Health and Human Services. Common Terminology Criteria for Adverse Events (CTCAE) Version 4.03. 2010. http://www.hrc.govt.nz/sites/default/ files/CTCAE%20manual%20-%20DMCC.pdf

14. Woodworth T，Furst DE，Alten R，et al. Standardizing assessment and reporting of adverse effects in rheumatology clinical trials Ⅱ: the Rheumatology Common Toxicity Criteria v.2.0. *J Rheumatol*. 2007;34(6): 1401-1414.

15. Dulos J，Carven GJ，van Boxtel SJ，et al. PD-1 blockade augments Th1 and Th17 and suppresses Th2 responses in peripheral blood from patients with prostate and advanced melanoma cancer. *J Immunother*. 2012; 35 (2): 169-178. doi: 10.1097/ cji.0b013e318247a4e7

16. von Euw E，Chodon T，Attar N，et al. CTLA4 blockade increases Th17 cells in patients with metastatic melanoma. *J Transl Med*. 2009;7: 35. doi: 10.1186/1479-5876-7-35

17. Bailey SR，Nelson MH，Himes RA，et al. Th17 cells in cancer: the ultimate identity crisis. *Front. Immunol*. 2014;5: 276. doi: 10.3389/fimmu.2014.00276

18. Gracey E，Qaiyum Z，Almaghlouth I，et al. IL-7 primes IL-17 in mucosal-associated invariant T (MAIT) cells，which contribute to the Th17-axis in ankylosing spondylitis. *Ann Rheum Dis*. 2016;75(12): 2124-2132. doi: 10.1136/annrheumdis-2015-208902

19. Karczewski J，Dobrowolska A，Rychlewska-Hanczewska A，et al. New insights into the role of T cells in pathogenesis of psoriasis and psoriatic arthritis. *Autoimmunity*. 2016;49 (7): 435-450. doi: 10.3109/08916934.2016.1166214

20. Kimura A，Kishimoto T. IL-6: regulator of Treg/Th17 balance. *Eur J Immunol*. 2010; 40(7): 1830-1835. doi: 10.1002/eji.201040391

21. Noack M，Miossec P. Th17 and regulatory T cell balance in autoimmune and inflammatory diseases. *Autoimmun Rev*. 2014;13(6): 668-677. doi: 10.1016/j.autrev. 2013.12.004

22. Raychaudhuri SP，Raychaudhuri SK. IL-23/IL-17 axis in spondyloarthritis-bench to bedside. *Clin Rheumatol*. 2016;35(6): 1437-1441. doi: 10.1007/s10067-016-3263-4

23. Yang J，Sundrud MS，Skepner J，et al. Targeting Th17 cells in autoimmune diseases. *Trends Pharmacol Sci*. 2014;35(10): 493-500. doi: 10.1016/j.tips.2014.07.006

24. Callahan MK，Yang A，Tandon S，et al. Evaluation of serum IL-17 levels during ipilimumab therapy：correlation with colitis. *J Clin Oncol*. 2011;29(15). doi：10.1200/jco.2011.29.15_suppl.2505

25. Cappelli LC，Gutierrez AK，Baer AN，et al. Inflammatory arthritis and sicca syndrome induced by nivolumab and ipilimumab. *Ann Rheum Dis*. 2016;76(1)：43-50. doi：10.1136/ annrheumdis-2016-209595

26. Diehl S，Rincon M. The two faces of IL-6 on Th1/Th2 differentiation. *Mol Immunol*. 2002;39(9)：531-536. doi：10.1016/s0161-5890(02)00210-9

27. Kim ST，Tayar J，Trinh VA，et al. Successful treatment of arthritis induced by checkpoint inhibitors with tocilizumab：a case series. *Ann Rheum Dis*. 2017;76(12)：2061-2064. doi：10.1136/annrheumdis-2017-211560

28. Weber JS，Kudchadkar RR，Yu B，et al. Safety，efficacy，and biomarkers of nivolumab with vaccine in ipilimumab-refractory or-naive melanoma. *J Clin Oncol*. 2013;31(34)：4311-4318. doi：10.1200/jco.2013.51.4802

29. Wing K，Onishi Y，Prieto-Martin P，et al. CTLA-4 control over Foxp3+ regulatory T cell function. *Science*. 2008;322(5899)：271-275. doi：10.1126/science.1160062

30. Okazaki T，Honjo T. The PD-1-PD-L pathway in immunological tolerance. *Trends Immunol*. 2006;27(4)：195-201. doi：10.1016/j.it.2006.02.001

31. Barreto M，Santos E，Ferreira R，et al. Evidence for CTLA4 as a susceptibility gene for systemic lupus erythematosus. *Eur J Hum Genet*. 2004;12(8)：620-626. doi：10.1038/sj. ejhg.5201214

32. Lee YH，Bae SC，Kim JH，et al. Meta-analysis of genetic polymorphisms in programmed cell death 1. Associations with rheumatoid arthritis，ankylosing spondylitis，and type 1 diabetes susceptibility. *Z Rheumatol*. 2015;74(3)：230-239. doi：10.1007/s00393-014-1415-y

33. Lee YH，Kim JH，Seo YH，et al. CTLA-4 polymorphisms and susceptibility to inflammatory bowel disease：a meta-analysis. *Hum Immunol*. 2014;75(5)：414-421. doi：10.1016/j.humimm.2014.02.020

34. Lee YH，Woo JH，Choi SJ，et al. Association of programmed cell death 1 polymorphisms and systemic lupus erythematosus：a analysis. *Lupus*. 2009;18(1)：9-15. doi：10.1177/0961203308093923

35. Li G，Shi F，Liu J，et al. The effect of CTLA-4 A49G polymorphism on rheumatoid arthritis risk：a analysis. *Diagn Pathol*. 2014;9：157. doi：10.1186/s13000-014-0157-0

36. Liu JL，Zhang FY，Liang YH，et al. Association between the PD1.3A/G polymorphism of the PDCD1 gene and systemic lupus erythematosus in European populations：a meta-analysis. *J Eur Acad Dermatol Venereol*. 2009;23(4)：425-432. doi：10.1111/j.1468-3083.2009.03087.x

37. Scalapino KJ，Daikh DI. CTLA-4：a key regulatory point in the control of autoimmune disease. *Immunol Rev*. 2008;223：143-155. doi：10.1111/j.1600-065x.2008.00639.x

38. Wu J, Zhang L, Zhou Y. The association between CTLA-4 （＋49 A/G） polymorphism and susceptibility to ankylosing spondylitis: a analysis. *Int J Rheum Dis*. 2015;19(12): 1237-1243. doi: 10.1111/1756-185x.12705

39. Belkhir R, Burel SL, Dunogeant L, et al. Rheumatoid arthritis and polymyalgia rheumatica occurring after immune checkpoint inhibitor treatment. *Ann Rheum Dis*. 2017;76(10): 1747-1750. doi: 10.1136/annrheumdis-2017-211216

40. Kimura T, Fukushima S, Miyashita A, et al. Myasthenic crisis and polymyositis induced by one dose of nivolumab. *Cancer Sci*. 2016;107(7): 1055-1058. doi: 10.1111/cas.12961

41. Gerdes LA, Held K, Beltrán E, et al. CTLA4 as immunological checkpoint in the development of multiple sclerosis. *Ann Neurol*. 2016;80(2): 294-300. doi: 10.1002/ana.24715

42. Godwin JL, Jaggi S, Sirisena I, et al. Nivolumab-induced autoimmune diabetes mellitus presenting as diabetic ketoacidosis in a patient with metastatic lung cancer. *J Immunother Cancer*. 2017;5: 40. doi: 10.1186/s40425-017-0245-2

43. Le Burel S, Champiat S, Routier E, et al. Onset of connective tissue disease following anti-PD1/PD-L1 cancer immunotherapy. *Ann Rheum Dis*. 2017;77(3): 468-470. doi: 10.1136/ annrheumdis-2016-210820

44. Narita T, Oiso N, Taketomo Y, et al. Serological aggravation of autoimmune thyroid disease in two cases receiving nivolumab. *J. Dermatol*. 2015;43(2): 210-214. doi: 10.1111/13468138.13028

45. Shirai T, Sano T, Kamijo F, et al. Acetylcholine receptor binding antibody-associated myasthenia gravis and rhabdomyolysis induced by nivolumab in a patient with melanoma. *Jpn J Clin Oncol*. 2016;46(1): 86-88. doi: 10.1093/jjco/hyv158

46. Cappelli LC, Naidoo J, Bingham CO 3rd, et al. Inflammatory arthritis due to immune checkpoint inhibitors: challenges in diagnosis and treatment. *Immunotherapy*. 2017;9(1): 5-8. doi: 10.2217/imt-2016-0117

47. Albayda J, Bingham CO 3rd, Shah AA, et al. Metastatic joint involvement or inflammatory arthritis? A conundrum with immune checkpoint inhibitor-related adverse events. *Rheumatology*. 2018;57(4): 760-762. doi: 10.1093/rheumatology/kex470

48. Brahmer JR, Lacchetti C, Schneider BJ, et al. management of immune-related adverse events in patients treated with immune checkpoint inhibitor therapy: American Society of Clinical Oncology Clinical Practice Guideline. *J Clin Oncol*. 2018;36(17): 1714-1768. doi: 10.1200/jco.2017.77.6385

49. Uemura M, Trinh VA, Haymaker C, et al. Selective inhibition of autoimmune exacerbation while preserving the anti-tumor clinical benefit using IL-6 blockade in a patient with advanced melanoma and Crohn's disease: a case report. *J Hematol Oncol*. 2016;9(1): 81. doi: 10.1186/s13045-016-0309-7

50. Behling J, Kaes J, Munzel T, et al. New-onset third-degree atrioventricular block because of autoimmune-induced myositis under treatment with anti-programmed cell death-1

(nivolumab) for metastatic melanoma. *Melanoma Res*. 2017;27(2): 155-158. doi: 10. 1097/ cmr.000000000000314

51. Hunter G, Voll C, Robinson CA. Autoimmune inflammatory myopathy after treatment with ipilimumab. *Can J Neurol Sci*. 2009;36(4): 518-520. doi: 10.1017/s0317167100007939

52. Johnson DB, Balko JM, Compton ML, et al. Fulminant myocarditis with combination immune checkpoint blockade. *N Engl J Med*. 2016;375(18): 1749-1755. doi: 10.1056/ nejmoa1609214

53. Laubli H, Balmelli C, Bossard M, et al. Acute heart failure due to autoimmune myocarditis under pembrolizumab treatment for metastatic melanoma. *J Immunother Cancer*. 2015;3: 11. doi: 10.1186/s40425-015-0057-1

54. Matson DR, Accola MA, Rehrauer WM, et al. Fatal myocarditis following treatment with the PD-1 inhibitor nivolumab. *J Forensic Sci*. 2017;63(3): 954-957. doi: 10.1111/ 15564029.13633

55. Yoshioka M, Kambe N, Yamamoto Y, et al. Case of respiratory discomfort due to myositis after administration of nivolumab. *J Dermatol*. 2015;42(10): 1008-1009. doi: 10.1111/13468138.12991

56. Sheik Ali S, Goddard AL, Luke JJ, et al. Drug-associated dermatomyositis following ipilimumab therapy: a novel immune-mediated adverse event associated with cytotoxic T-lymphocyte antigen 4 blockade. *JAMA Dermatol*. 2015;151(2): 195-199. doi: 10.1001/ jamadermatol.2014.2233

57. Bernier M, Guillaume C, Leon N, et al. Nivolumab causing a polymyalgia rheumatica in a patient with a squamous non-small cell lung cancer. *J Immunother*. 2017;40(4): 129-131. doi: 10.1097/cji.0000000000000163

58. Garel B, Kramkimel N, Trouvin AP, et al. Pembrolizumab-induced polymyalgia rheumatica in two patients with metastatic melanoma. *Joint Bone Spine*. 2017;84(2): 233-234. doi: 10.1016/j.jbspin.2016.01.007

59. Nakamagoe K, Moriyama T, Maruyama H, et al. Polymyalgia rheumatica in a melanoma patient due to nivolumab treatment. *J Cancer Res Clin Oncol*. 2017;143(7): 1357-1358. doi: 10.1007/s00432-017-2410-x

60. Goldstein BL, Gedmintas L, Todd DJ. Drug-associated polymyalgia rheumatica/giant cell arteritis occurring in two patients after treatment with ipilimumab, an antagonist of ctla-4. *Arthritis Rheumatol*. 2014;66(3): 768-769. doi: 10.1002/art.38282

61. Naidu MU, Mamana GV, Rani PU, et al. Chemotherapy-induced and/or radiation therapy-induced oral mucositis—complicating the treatment of cancer. *Neoplasia*. 2004;6 (5) : 423-431. doi: 10.1593/neo.04169

62. Fadel F, El Karoui K, Knebelmann B. Anti-CTLA4 antibody-induced lupus nephritis. *N Engl J Med*. 2009;361(2): 211-212. doi: 10.1056/nejmc0904283

63. Gauci M-L, Baroudjian B, Laly P, et al. Remitting seronegative symmetrical synovitis with pitting edema (RS3PE) syndrome induced by nivolumab. *Semin Arthritis Rheum*.

2017;47(2): 281-287. doi: 10.1016/j.semarthrit.2017.03.003

64. Khoja L, Maurice C, Chappell M, et al. Eosinophilic fasciitis and acute encephalopathy toxicity from pembrolizumab treatment of a patient with metastatic melanoma. *Cancer Immunol Res*. 2016;4(3): 175-178. doi: 10.1158/2326-6066.cir-15-0186

65. Manusow JS, Khoja L, Pesin N, et al. Retinal vasculitis and ocular vitreous metastasis following complete response to PD-1 inhibition in a patient with metastatic cutaneous melanoma. *J Immunother Cancer*. 2014;2(1): 41.doi: 10.1186/s40425-014-0041-1

66. Minor DR, Bunker SR, Doyle J. Lymphocytic vasculitis of the uterus in a patient with melanoma receiving ipilimumab. *J Clin Oncol*. 2013;31(20): e356. doi: 10.1200/jco. 2012.47.5095

第7章

免疫相关的胃肠道毒性

**Hamzah Abu-Sbeih，Daniel H. Johnson，
and Yinghong Wang**

概述

胃肠道免疫相关不良事件（irAE）是免疫检查点抑制疗法中最常见的不良事件（AE）之一，包括 a.胃肠道（GI），尽管结肠是最常见的相关部位，但这些毒性也可能涉及整个胃肠道，包括小肠、胃、食管和口腔黏膜；b.肝脏；c.胰腺。这些毒性可能很严重，如果不加以治疗可能是致命的。在本章中，我们总结了这些毒性的流行病学、临床特征、诊断评估及管理建议。

腹泻和结肠炎

流行病学和临床表现

- 免疫相关性腹泻是最常见的 irAE，其中在接受细胞毒性 T 淋巴细胞抗原 4（CTLA-4）抗体治疗的患者中，高达 45％的患者出现免疫相关性腹泻。但是，接受抗程序性细胞死亡受体-1（PD-1）/及其配体-1（PD-L1）单克隆抗体治疗的患者中，免疫相关性腹泻的发生率较低，只出现在 5％～20％的患者中[1-8]。
- 与免疫检查点抑制剂（ICI）相关腹泻相比，结肠炎的发生率要低。抗 CTLA-4 治疗可在 10％～25％的患者中出现免疫介导的结肠炎。而抗 PD-1/PD-L1 可能仅导致 1％～5％的患者出现结肠炎[5-8]。
- 值得注意的是，抗 CTLA-4 相关的腹泻和结肠炎是剂量依赖性的。在接受 10mg/kg 伊匹单抗的患者中，腹泻和结肠炎发生率分别为 38％和 10％，而接受 3mg/kg 伊匹单抗的患者中其发生率分别为 23％和 5％[9]。
- 首次 ICI 输注后可能会发生暂时性腹泻，这并不是由免疫介导的，因此应与免疫介导的腹泻区分。
- 免疫介导的胃肠道 AE 可能较少涉及小肠、十二指肠或胃[10]。
- 发生胃肠道 irAE 通常平均是在第 3 次 ICI 输注之后。但是，它也可能最早出现在第 1 次输注[11]之后。

- 胃肠道 irAE 的严重程度不一。有轻度、短暂性的腹泻,也有严重的、可能威胁生命的结肠炎,而这需要长期住院和免疫抑制剂治疗。
- 严重结肠炎的预警症状包括腹痛、发热、腹胀及黏液血便。
- 中断 ICI 治疗数月后,出现 irAE 相关的 GI 症状复发并不罕见,并且可能以与慢性炎症性肠病类似的方式出现[12,13]。

诊断方法(表 7-1)

- 应排除腹泻的其他原因,如感染性和炎性疾病,确定 ICI 相关的胃肠道毒性之前应利用血清学诊断和粪便实验室检查。
- 在开始英夫利昔单抗治疗之前,医生可能考虑对 HIV、结核病及甲型和乙型肝炎进行检测。
- 通过 CT 扫描或氟脱氧葡萄糖正电子发射断层扫描(FDG-PET)研究对 ICI 相关性结肠炎进行放射学评估可有助于对该疾病的特征分析。

表 7-1 免疫介导的腹泻/结肠炎患者的诊断检查建议

腹泻/结肠炎等级	建 议
2 级	
	• 血液检查(CBC,CMP,TSH,ESR,CRP)
	• 粪便检查(培养,巨细胞病毒,艰难梭菌,寄生虫和卵,病毒病因学检测)
	• 可选择进行粪便炎症标志物(乳铁蛋白和钙卫蛋白)检查
	• 根据感染病专家的建议在高危患者中行英夫利昔单抗治疗之前筛查 HIV、结核、甲型和乙型肝炎
	• 有预警症状的患者应考虑行腹盆腔 CT 扫描
	• 在特定的患者中应考虑行胃肠道内镜评估
	• 在 ICI 治疗无反应、计划恢复 ICI 治疗或有临床需要的患者中应重复内镜检查
3 级和 4 级	
	• 2 级中列出的所有检查项目应立即完成
	• 如果对 ICI 治疗无反应,计划恢复 ICI 或有临床指征时,应考虑重复内镜检查

CBC,全血细胞计数;CMP,代谢指标检查;CRP,C 反应蛋白;ESR,红细胞沉降率;TSH,促甲状腺激素

- CT 扫描上 ICI 相关结肠炎可能是正常的,也可能有炎症征象的表现,包括肠系膜血管充血、肠壁增厚和结肠扩张。CT 表现呈全结肠和小肠节

段性到弥漫性不等的分布[14]。

- 结肠镜检查是一种有用的诊断方法,可以在必要时评估选定患者结肠炎的分布和大体内镜特征。某些大体的内镜特征,特别是结肠溃疡,可预示激素难治性疾病[15,16,41]。
- 在某些情况下,内镜评估可显示大体外观正常,但是,组织学评估提示 ICI 相关结肠炎的病理特征[17]。
- ICI 相关结肠炎的组织学特征分为急性(伴有嗜中性粒细胞浸润、隐窝微脓肿和隐窝上皮细胞凋亡的隐窝炎)、慢性(固有层的淋巴细胞浸润、隐窝结构畸变和萎缩及 Paneth 细胞化生)或淋巴细胞性(固有层增厚伴上皮内淋巴细胞增多)[16,17]。

管理建议(表 7-2)

一般建议

- 应该对所有接受 ICI 治疗的患者进行 GI 毒性症状的指导,并强调当出现如下任何症状时,立即告知其医生:
  - 排便习惯的改变
  - 腹痛
  - 恶心
  - 血便或黏液便
  - 发热
  - 腹胀
  - 便秘
- 对于 ICI 相关的 2 级及以上的腹泻/结肠炎,临床医生应考虑对接受抗 CTLA-4 药物的患者永久终止 ICI,而当结肠炎改善至 1 级或更低时,可以重新使用抗 PD-1/PD-L1 药物[18,19]。
- 对于 2 级或更高级别毒性,即使改善到 1 级或更低,也不建议通过降低剂量重新启动抗 CTLA-4 治疗。
- 应仔细观察和处理水、电解质失衡是结肠炎治疗的关键组成部分。
- 尚未证明预防性使用类固醇可有效预防免疫介导的 AE[20,21]。
- 出现 2 级或以上的腹泻、结肠炎时,应咨询消化内科医生。
- 内镜评估应在 2 级或以上的结肠炎中进行,以评估结肠炎的严重程度,可指导是否需要英夫利昔单抗治疗[16,41]。
- 甲泼尼龙的剂量可采用与泼尼松的等效剂量[18,19]。

- 用英夫利昔单抗成功治疗 ICI 相关 GI 毒性的研究表明,对英夫利昔单抗的反应通常在 24～72 小时内发生,但在某些情况下,需要重复使用。英夫利昔单抗对 ICI 疗效的影响尚不明确[22-26]。
- 维多珠单抗可用于对类固醇和英夫利昔单抗治疗失败的 3 级及以上的腹泻、结肠炎患者[27,42]。

表 7-2　ICI 引起的腹泻/结肠炎患者的治疗建议

腹泻/结肠炎分级 （CTCAE V-4.03）	建　　议
1 级：与基线相比,大便次数增多,每天不超过 4 次。与基线相比,造口输出量轻度增加(无症状;仅临床或诊断性观察;无须干预)	• 如果结肠炎级别不超过 1 级,则可以继续行 ICI • 在 48 小时内追踪疾病进展 • 如果症状持续超过 48 小时,则进行常规血液和粪便检查 • 饮食建议和脱水管理 • 行感染检查后考虑使用胃肠蠕动抑制剂 • 如果腹泻持续超过 48 小时,应考虑转诊消化内科医生
2 级：与基线相比,每天大便 4～6 次;与基线相比造口输出量适度增加(腹部疼痛,黏液便或血便)	• 暂停使用 ICI • 门诊行血液和粪便检查 • 消化内科咨询 • 临床需要时,进行影像和内镜评估 • 在出现结肠炎症状或腹泻持续 48～72 小时后,可予泼尼松 1mg/(kg·d)治疗 　◦ 如果 48 小时内未见改善,可将类固醇剂量增加至 2mg/(kg·d) 　◦ 如果对 2mg/(kg·d)类固醇治疗无效,则开始英夫利昔单抗 5～10mg/kg 治疗 　◦ 如果症状改善: 　　■ 4～6 周逐渐减停类固醇用量 　　■ 当毒性等级恢复到 1 级及以下,且类固醇逐渐减少到 10mg/d 时恢复 ICI 　　■ 继续使用抗 PD-1 或抗 PD-L1 治疗,而终止 CTLA-4 　　■ 不建议减少 ICI 剂量 • 如果结肠炎在恢复用药时复发: 　◦ G≤2:暂时使用 ICI 　◦ G≥3:永久停用 ICI

续表

腹泻/结肠炎分级 （CTCAE V-4.03）	建　议
3 级：与基线相比，每天大便 7 次及以上；大便失禁；与基线相比，造瘘口输出量明显增加；难以自理的腹泻 4 级：出现生命威胁的情况；需要紧急干预（2 个级别；严重腹痛，排便习惯改变，需要医学干预和腹膜体征）	• 3 级时暂停使用 ICI，4 级时永久停用 ICI
	• 住院治疗并考虑入住 ICU
	• 炎症标志物，血液和粪便感染检查
	• 影像学和内镜评估
	• 立即开始静脉激素 $1\sim2$mg/(kg·d)
	◦ 如果有改善：请按照 2 级建议进行
	◦ 如果没有改善：开始激素 2mg/(kg·d) 持续 72 小时，并输注英夫利昔单抗
	• 免疫抑制剂英夫利昔单抗 5mg/kg，必要时可在 2 周后重复使用；或如果英夫利昔单抗治疗失败，则静脉输注维学株单抗 300mg

CTCAE，不良事件的通用术语标准

肝炎

流行病学和临床表现

- 据报道，抗 PD-1/PD-L1 相关的肝毒性发生在 $0.5\%\sim3\%$ 的患者中，但接受抗 CTLA-4 治疗患者的肝毒性发生率高达 20%[5-8,28,29]。
- 肝损伤通常发生在 ICI 治疗开始后 $6\sim12$ 周[5,30,31]。
- 肝毒性的临床表现多样。大多数患者是在常规行肝功能检查中被偶然发现的。只有少数患者出现包括右上腹腹痛、发热和其他全身症状。
- 肝毒性的特征是肝细胞性损伤，而胆汁淤积性损伤的发生率较低[32,33]。

诊断和管理建议（表 7-3）

- 在开始 ICI 治疗之前和每次输注 ICI 之前获取肝功能评估指标有助于检测肝损伤和确定肝损伤的特征。
- 首先应排除其他原因引起的肝功能指标异常，如病毒感染、酒精性肝病、脂肪肝、药物性肝损伤、肿瘤转移、血栓栓塞性疾病和门静脉阻塞。
- 在临床提示免疫介导的肝炎时，应进行放射学检查，以评估其程度并确定该诊断。
- CT 和 MRI 提示免疫介导的肝炎的异常表现包括肝大、门静脉水肿、淋巴结肿大和肝实质强化[34,35]。
- 伊匹单抗诱发的肝炎的放射学表现与疾病的严重程度有关。然而，其放射学检查结果却无特异性[34]。

- 免疫介导型肝炎的组织学评价适用于伴有严重并发症的 2 级及以上肝炎患者。
- 肝活检中免疫介导的肝炎的特征与肝细胞损伤型的自身免疫性肝炎的特征相似,包括肝窦组织细胞浸润、肝中央静脉损伤和内皮细胞炎性表现。胆道损伤的表现在肝损伤中也有报道,包括门脉炎和极少的汇管区肉芽肿[34,36,37]。
- 甲泼尼龙的使用剂量可以采用推荐的泼尼松的等效剂量。
- 由于担心相关的肝毒性,不建议将英夫利昔单抗用于治疗免疫介导的肝炎[18,38]。
- 肝转移后发生肝功能异常的患者,应采用较高的阈值提示出现肝毒性,以调整 ICI 治疗方案。

表 7-3 对肝炎患者的管理建议

肝损伤级别 (CTCAE V-4.3)	建 议
1 级 AST 和/或 ALT:>ULN 的 3 倍 总胆红素:ULN 的 1～1.5 倍	• 继续使用 ICI • 每周行肝功能检测 • 当肝功能恢复正常并保持稳定时,减少血液检查的频率
2 级 AST 和/或 ALT:ULN 的 3～5 倍 总胆红素:ULN 的 1.5～3 倍	• 暂停 ICI • 排除肝功能异常的其他原因 • 泼尼松 0.5～1mg/(kg·d),4 周后逐渐减停 • 每周 2 次检测肝功能 • 恢复 ICI: 泼尼松逐渐减少至 10mg/d 以下时 1 级或以下的肝损伤时
3 级和 4 级 AST 和/或 ALT:>ULN 的 5 倍 总胆红素:>ULN 的 3 倍	• 停止 ICI • 每 24～48 小时检测 1 次肝功能指标 • 给予泼尼松 1～2mg/(kg·d) • 如果治疗 72 小时后无反应,应考虑使用霉酚酸酯 • 当肝功能恢复至 1 级或以下时,4 周,逐渐减停使用类固醇 • 考虑肝活检

ULN,正常上限

胰腺炎

- 据报道接受 ICI 治疗的患者中有 1%～15% 的患者出现脂肪酶和淀粉酶升高[6,9]。
- 免疫介导的急性胰腺炎很少见,接受 ICI 的患者不到 1%[12,39,40]。
- 与 ICI 治疗相关的胰腺损伤通常是无症状的,并且是偶然诊断出来的。
- 对于 ICI 相关性胰腺炎的临床特征或治疗的数据,目前缺乏文献报道。
- 免疫介导的胰腺炎的治疗方法除了传统的急性胰腺炎的静脉输液治疗、肠道休息和入院治疗外,还包括类固醇治疗。
- 对于 2 级胰腺炎,经治疗降至 1 级或更低级别,我们则建议重新开始 ICI 治疗,并密切监测脂肪酶和淀粉酶水平。对于 3 级胰腺炎或胰腺坏死,建议永久停用 ICI。

结论

irAE,尤其是免疫相关的 GI 毒性,被认为是 ICI 治疗的主要限制因素。它们不仅限制了这些药物在现有适应证中的应用,而且还影响了新的免疫治疗方案的设计。随着 ICI 在癌症治疗中的广泛应用,对这些免疫相关毒性的正确诊断与管理,对于当前治疗方案的成功使用及开发更有效的免疫疗法都至关重要。

尽管遵循本章中提到的管理建议可以逆转由这些毒性引起的病理损害并改善症状,但对患者进行健康教育仍然是最重要的早期识别工具,可以最大限度地降低发病率和死亡率。例如,腹泻是免疫相关性结肠炎最早的临床症状之一,因此,对患者强调并明确指导患者报告这些症状,将可以提早开始治疗。从这些毒性反应中迅速逆转炎症反应可以降低毒性相关死亡的风险,加速症状的消除,最小化免疫抑制剂使用的持续时间,并允许在没有禁忌的情况下更快地重新启动 ICI 治疗。

参考文献

1. Michot JM, Bigenwald C, Champiat S, et al. Immune-related adverse events with immune checkpoint blockade: a comprehensive review. *Eur J Cancer*. 2016;54: 139-148. doi: 10. 1016/j.ejca.2015.11.016

2. Dadu R, Zobniw C, Diab A. Managing adverse events with immune checkpoint agents. *Cancer J*. 2016;22(2): 121-129. doi: 10.1097/ppo.0000000000000186

3. Shepard B, Trower C, Hendrickson S. Toxic injury to the gastrointestinal tract after ipilimumab therapy for advanced melanoma. *J Am Osteopath Assoc*. 2018;118(1): 40-44. doi: 10.7556/jaoa.2018.007

4. Gupta A, Hodi FS, Wolchok JD, et al. Systematic review: colitis associated with

antiCTLA-4 therapy. *Aliment Pharmacol Ther*. 2015；42（4）：406-417. doi：10.1111/apt.13281

5. Weber JS，Hodi FS，Wolchok JD，et al. Safety profile of nivolumab monotherapy：a pooled analysis of patients with advanced melanoma. *J Clin Oncol*. 2017；35(7)：785-792. doi：10.1200/jco.2015.66.1389

6. Sznol M，Ferrucci PF，Hogg D，et al. Pooled analysis safety profile of nivolumab and ipilimumab combination therapy in patients with advanced melanoma. *J Clin Oncol*. 2017；35(34)：3815-3822. doi：10.1200/jco.2016.72.1167

7. Larkin J，Hodi FS，Wolchok JD. Combined nivolumab and ipilimumab or monotherapy in untreated melanoma. *N Engl J Med*. 2015；373（13）：1270-1271. doi：10.1056/NEJMc1509660

8. Weber J，Mandala M，Del Vecchio M，et al. Adjuvant nivolumab versus ipilimumab in resected stage iii or iv melanoma. *N Engl J Med*. 2017；377（19）：1824-1835. doi：10.1056/ nejmoa1709030

9. Ascierto PA，Del Vecchio M，Robert C，et al. Ipilimumab 10 mg/kg versus ipilimumab 3 mg/kg in patients with unresectable or metastatic melanoma：a randomised，double-blind，multicentre，phase 3 trial. *Lancet Oncol*. 2017；18(5)：611-622. doi：10.1016/s14702045 (17)30231-0

10. Gonzalez RS，Salaria SN，Bohannon CD，et al. PD-1 inhibitor gastroenterocolitis：case series and appraisal of 'immunomodulatory gastroenterocolitis'. *Histopathology*. 2017；70(4)：558-567. doi：10.1111/his.13118

11. Bertrand A，Kostine M，Barnetche T，et al. Immune related adverse events associated with anti-CTLA-4 antibodies：systematic review and meta-analysis. *BMC Med*. 2015；13：211. doi：10.1186/s12916-015-0455-8

12. Cramer P，Bresalier RS. Gastrointestinal and Hepatic Complications of Immune Checkpoint Inhibitors. *Curr Gastroenterol Rep*. 2017；19（1）：3. doi：10.1007/s11894-017-0540-6

13. Wang Y，Abu-Sbeih H，Mao E，et al. Immune-checkpoint inhibitor-induced diarrhea and colitis in patients with advanced malignancies：retrospective review at MD Anderson. *J Immunother Cancer*. 2018；6(1)：37. doi：10.1186/s40425-018-0346-6

14. Kim KW，Ramaiya NH，Krajewski KM，et al. Ipilimumab-associated colitis：CT findings. *AJR Am J Roentgenol*. 2013；200(5)：W468-W474. doi：10.2214/ajr.12.9751

15. Jain A，Lipson EJ，Sharfman WH，et al. Colonic ulcerations may predict steroid-refractory course in patients with ipilimumab-mediated enterocolitis. *World J Gastroenterol*. 2017；23(11)：2023-2028. doi：10.3748/wjg.v23.i11.2023

16. Wang Y，Abu-Sbeih H，Mao E，et al. Endoscopic and histologic features of immune checkpoint inhibitor-related colitis. *Inflamm Bowel Dis*. 2018；24(8)：1695-1705. doi：10.1093/ibd/ izy104

17. Choi K，Abu-Sbeih H，Samdani R，et al. Can immune checkpoint inhibitors induce

microscopic colitis or a brand new entity? *Inflamm Bowel Dis*. 2018. doi: 10.1093/ibd/izy240

18. Puzanov I, Diab A, Abdallah K, et al. Managing toxicities associated with immune checkpoint inhibitors: consensus recommendations from the Society for Immunotherapy of Cancer (SITC) Toxicity Management Working Group. *J Immunother Cancer*. 2017;5 (1): 95. doi: 10.1186/s40425-017-0300-z

19. Brahmer JR, Lacchetti C, Schneider BJ, et al. Management of immune-related adverse events in patients treated with immune checkpoint inhibitor therapy: American Society of Clinical Oncology Clinical Practice Guideline. *J Clin Oncol*. 2018;36(17): 1714-1768. doi: 10.1200/JCO.2017.77.6385

20. Weber J, Thompson JA, Hamid O, et al. A randomized, double-blind, placebo-controlled, phase Ⅱ study comparing the tolerability and efficacy of ipilimumab administered with or without prophylactic budesonide in patients with unresectable stage Ⅲ or Ⅳ melanoma. *Clin Cancer Res*. 2009;15(17): 5591-5598. doi: 10.1158/1078-0432. ccr-09-1024

21. Berman D, Parker SM, Siegel J, et al. Blockade of cytotoxic T-lymphocyte antigen-4 by ipilimumab results in dysregulation of gastrointestinal immunity in patients with advanced melanoma. *Cancer Immun*. 2010;10: 11.

22. Pages C, Gornet JM, Monsel G, et al. Ipilimumab-induced acute severe colitis treated by infliximab. *Melanoma Res*. 2013;23(3): 227-230. doi: 10.1097/cmr.0b013e32835fb524

23. Tarhini A. Immune-mediated adverse events associated with ipilimumab CTLA-4 blockade therapy: the underlying mechanisms and clinical management. *Scientifica (Cairo)*. 2013;2013: 857519. doi: 10.1155/2013/857519

24. Johnston RL, Lutzky J, Chodhry A, et al. Cytotoxic T-lymphocyte-associated antigen 4 antibody-induced colitis and its management with infliximab. *Dig Dis Sci*. 2009 ;54(11): 2538-2540. doi: 10.1007/s10620-008-0641-z

25. O'Connor A, Marples M, Mulatero C, et al. Ipilimumab-induced colitis: experience from a tertiary referral center. *Therap Adv Gastroenterol*. 2016;9 (4): 457-462. doi: 10. 1177/1756283x16646709

26. Johnson DH, Zobniw CM, Trinh VA, et al. Infliximab associated with faster symptom resolution compared to corticosteroids alone for management of immune mediated enterocolitis. *J Immunother Cancer*.2018;6: 103. doi: 10.1186/s40425-018-0412-0

27. Bergqvist V, Hertervig E, Gedeon P, et al. Vedolizumab treatment for immune checkpoint inhibitor-induced enterocolitis. *Cancer Immunol Immunother*. 2017;66(5): 581-592. doi: 10.1007/s00262-017-1962-6

28. Ali AK, Watson DE. Pharmacovigilance Assessment of Immune-Mediated Reactions Reported for Checkpoint Inhibitor Cancer Immunotherapies. *Pharmacotherapy*. 2017; 37 (11): 1383-1390. doi: 10.1002/phar.2035

29. Foller S, Oppel-Heuchel H, Fetter I, et al. Adverse events of immune checkpoint

inhibitors. *Urologe A*. 2017;56(4): 486-491. doi: 10.1007/s00120-017-0342-3

30. Ziemer M, Koukoulioti E, Beyer S, et al. Managing immune checkpoint-inhibitor-induced severe autoimmune-like hepatitis by liver-directed topical steroids. *J Hepatol*. 2017;66 (3): 657-659. doi: 10.1016/j.jhep.2016.11.015

31. Spain L, Diem S, Larkin J. Management of toxicities of immune checkpoint inhibitors. *Cancer Treat Rev*. 2016;44: 51-60. doi: 10.1016/j.ctrv.2016.02.001

32. Boutros C, Tarhini A, Routier E, et al. Safety profiles of anti-CTLA-4 and anti-PD-1 antibodies alone and in combination. *Nat Rev Clin Oncol*. 2016;13(8): 473-486. doi: 10. 1038/ nrclinonc.2016.58

33. Kwak JJ, Tirumani SH, Van den Abbeele AD, et al. Cancer immunotherapy: imaging assessment of novel treatment response patterns and immune-related adverse events. *Radiographics*. 2015;35(2): 424-437. doi: 10.1148/rg.352140121

34. Kim KW, Ramaiya NH, Krajewski KM, et al. Ipilimumab associated hepatitis: imaging and clinicopathologic findings. *Invest New Drugs*. 2013;31(4): 1071-1077. doi: 10.1007/ s10637013-9939-6

35. Alessandrino F, Tirumani SH, Krajewski KM, et al. Imaging of hepatic toxicity of systemic therapy in a tertiary cancer centre: chemotherapy, haematopoietic stem cell transplantation, molecular targeted therapies, and immune checkpoint inhibitors. *Clin Radiol*. 2017;72(7): 521-533. doi: 10.1016/j.crad.2017.04.003

36. Johncilla M, Misdraji J, Pratt DS, et al. Ipilimumab-associated hepatitis: clinicopathologic characterization in a series of 11 cases. *Am J Surg Pathol*. 2015;39(8): 1075-1084. doi: 10.1097/ pas.0000000000000453

37. Everett J, Srivastava A, Misdraji J. Fibrin ring granulomas in checkpoint inhibitor-induced hepatitis. *Am J Surg Pathol*. 2017; 41 (1): 134-137. doi: 10. 1097/ pas.0000000000000759

38. Haanen JBAG, Carbonnel F, Robert C, et al. Management of toxicities from immunotherapy: ESMO Clinical Practice Guidelines for diagnosis, treatment and follow-up. *Ann Oncol*. 2017;28(suppl_4): iv119-iv142. doi: 10.1093/annonc/mdx225

39. Hofmann L, Forschner A, Loquai C, et al. Cutaneous, gastrointestinal, hepatic, endocrine, and renal side-effects of anti-PD-1 therapy. *Eur J Cancer*. 2016;60: 190-209. doi: 10.1016/j. ejca.2016.02.025

40. Wolchok JD, Kluger H, Callahan MK, et al. Nivolumab plus ipilimumab in advanced melanoma. *N Engl J Med*. 2013;369(2): 122-133. doi: 10.1056/NEJMoa1302369

41. Abu-Sbeih H, Ali FS, Luo W, et al. Importance of endoscopic and histological evaluation in the management of immune checkpoint inhibitor-induced colitis. *J Immunother Cancer*. 2018;6(1): 95. doi: 10.1186/s40425-018-0411-1

42. Abu-Sbeih H, Ali FS, Alsaadi D, et al. Outcomes of vedolizumab therapy in patients with immune checkpoint inhibitor-induced colitis: a multi-center study. *J Immunother Cancer*. 2018;6(1): 142. doi: 10.1186/s40425-018-0461-4

第8章

免疫检查点抑制剂相关的肺毒性

Vickie R. Shannon

临床要点

- 虽然肺炎比许多其他与免疫检查点抑制剂(ICI)相关的免疫相关不良事件(irAE)少见,但这种不良事件(AE)却是最严重和潜在致命的 irAE,也是导致治疗停止最常见的原因之一。

- 细胞毒性 T 淋巴细胞抗原 4(CTLA-4)和程序性细胞死亡受体 1(PD-1)抑制剂均可导致肺炎。但是,这种不良反应在接受 PD-1 治疗的患者中则更为普遍。

- 尽管存在很大异质性,但非特异性间质性肺炎(NSIP)和隐源性机化性肺炎(COP)是肺炎患者两种最常见的影像学和组织病理学表现。

- 这种医源性肺炎的影像学表现可能很难与肺部肿瘤进展的影像学表现区分开来,并且通常需要病理学检查进行鉴别。

- 早期诊断和使用大剂量皮质类固醇是治疗的主要手段。如果皮质类固醇治疗失败,则应考虑采用其他免疫抑制疗法。在与肺相关的 irAE 的治疗中,目前仍缺少有明确实验数据支持的方法,包括免疫抑制疗法的干预时机等。

- 对于某些患者,重启 ICI 治疗可能是可行的,具体取决于肺炎的严重程度和对治疗的反应。应与患者、肿瘤科医生和专科小组协商,仔细权衡重新开始治疗的风险和益处。

概述

　　免疫系统的主要职责是通过区分自身抗原和非自身抗原来保护宿主免受外来病原体的侵害。这个过程由复杂的共刺激和共抑制性免疫调节信号相互协调完成,导致免疫攻击和免疫耐受间处于动态平衡中。利用免疫系统对抗癌症的策略涉及阻断免疫抑制信号,从而倾斜这种平衡,进而增强免疫系统攻击和杀死肿瘤的能力。

　　当前,已开发出三类主要的抑制剂,其靶向通过 CTLA-4,PD-1 或程序性细胞死亡配体 1(PD-L1)途径的抑制性信号传导。这些被称为 ICI 的药物已迅速成为各种晚期和转移性恶性肿瘤患者的标准治疗,并取得了较好疗效,现与细胞毒性药物、激素药物和分子靶向药物并列,成为内科治疗肿瘤的手段之一。

使免疫系统失去平衡以支持杀死肿瘤导致了独特的自身免疫和炎症性毒性反应谱,称为 irAE,实际上最终可影响每个器官系统。尽管肺部受累比其他形式的 irAE 少见,但其后果可能是致命的。ICI 在实体和血液系统恶性肿瘤中广泛应用,以及 ICI 与具有自身毒性风险的标准癌症疗法的联合治疗导致与肺相关的 irAE 的发生率、复杂性和致死性稳步上升。

本章概述了有关累及呼吸系统 irAE 的最新知识,并提供了与三大类 ICI 治疗相关的流行病学和常见临床表现的见解。基于现有临床经验的最佳治疗策略及有助于迅速识别体征和症状的临床线索也将在此章中探讨。

临床表现

流行病学和危险因素

在临床试验中,与肺相关 irAE 的早期报道差异很大。在这些试验中,肺炎是最常报道的肺不良事件,发生率为 1%~11%[1-5]。尽管这种不良事件很少见,但它不能被忽视,因为肺炎是 ICI 临床试验中观察到的最严重和可能致命的 irAE 之一,并且是终止治疗的最常见原因之一[6-8]。

单药治疗

在一项纳入 11 个以 ICI 单药作为治疗手段的临床试验的荟萃分析中,多达 11% 的患者发生了各种等级的肺炎,其中 2% 的患者发生了严重的肺炎[1]。来自或不来自临床试验的流行病学数据表明,相比于抗 CTLA-4(1%~5%),抗 PD-1 呼吸系统不良事件(包括呼吸急促、咳嗽和肺炎)更常见,发生率为 3%~14%[5,9,10]。

联合治疗

与任何一种单药治疗相比,使用同步或贯序抗 CTLA-4/PD-1 方案的联合治疗,肺部 irAE 发生得更早,发病率更高[4,11,12]。CTLA-4 配体与 PD-1 配体的细胞和组织分布差异可能会影响器官特异性毒性的敏感性,然而,关于 CTLA-4 与 PD-1 抑制剂毒性反应差异的原因尚不清楚。

肺炎风险和癌症类型

ICI 相关性肺炎的发生率也因癌症类型而异,在肺癌和肾癌患者中观察到的发生率明显高于黑色素瘤[4]。非小细胞肺癌(NSCLC)与增加肺炎的发生率和严重程度相关[4]。抗 CTLA-4 治疗的毒性风险似乎是剂量依赖性的,但抗 PD-1 或 PD-L1 治疗不良反应的发生似乎与剂量没有关联[12-15]。

其他影响因素

一般来说,诸如年龄,先前存在的纤维化性肺病,高氧,吸烟史和胸部放疗等因素的影响与药物诱发的肺损伤有关,但这些临床因素对肺部 irAE 发生风险的影响尚不明确。与之相反,在另一项研究中,PD-1 抑制剂所致肺炎的患者中 50％以上是正在吸烟或有吸烟史的患者[16]。总之,烟草对增加肺部 irAE 风险的影响尚不清楚。

- 在最近一项针对 NSCLC 患者同步放化疗后序贯抗 PD-L1 或安慰剂治疗的研究表明,两组中发生的肺炎主要是轻度的,仅观察到 3～4 级肺炎发生在使用抗 PD-L1 组增加(抗 PD-L1 组 3.4％ VS. 安慰剂 2.6％)[17]。
- 年龄与 irAE 发生的相关性研究尚不完全,因为老年患者在临床试验中代表性不够。几项小型研究表明,老年患者(＞65 岁)对抗 CTLA-4 和抗 PD-1 治疗的耐受性与年轻患者(＜65 岁)相似,但是研究结果不一致。尽管理论上认为老年人免疫功能衰退降低了这些药物的疗效,但一些小型研究并未支持这种观点[18-22]。

临床特征

已有报道显示,免疫治疗相关肺炎发生时间具有很大变异,毒性反应可在 ICI 治疗第 1 个周期后第 9 天到 19 个月内出现,但大多数均发生在 ICI 治疗开始前 6 个月内[5,16,23]。

- 接受 CTLA-4 抑制剂治疗的 NSCLC 患者,肺炎症状出现得更早,往往在治疗开始后的前 3 个月内出现。
  ◦ 肺癌患者出现更早期的临床表现是因为更加注重肺部影像学检查,患者基础肺功能差以及这部分患者肺实质内肿瘤负荷重[4]。
- 新发或恶化的咳嗽和呼吸困难是 ICI 相关肺炎最常见的症状。
- 罕见出现发热和胸痛症状。
- 出现心动过速和缺氧时,通常预示着病情更加严重。
- 在某些情况下,可能会发生呼吸困难和干咳而没有相应影像学异常。
- 在多达 1/3 的患者中,影像学异常可能出现在肺炎症状前的数天至数周[24]。
- 这些非特异性症状难以与合并症相区别,如癌性淋巴管炎,肺炎,肺水肿,慢性阻塞性肺疾病(COPD)急性加重,肺泡出血或先前存在的肺部疾病。
- 对于 ICI 治疗的患者出现肺部症状时应高度怀疑。
- 超过 50％的患者发生累及皮肤、胃肠道、内分泌和肌肉骨骼系统的肺外 irAE,当存在这些肺外 irAE 时应提高怀疑[4,16]。

肺炎的严重程度基于不良事件通用术语标准(CTCAE)分级。该评分系统基于临床症状,所涉器官系统的特定参数,对与治疗相关的器官毒性的严重程度进行分层：

1 级肺炎：无症状，影像学轻度改变。

2 级肺炎：日常活动受限，且有肺炎症状。

3 级肺炎：严重症状、不能自理。

4 级肺炎：危及生命的呼吸系统损害。

5 级肺炎：因肺炎而死亡。

CTCAE 评分系统已被广泛用于指导 irAE 的最佳治疗。低级别（1～2 级）肺炎的体征和症状最初可能很轻微，但 1%～2% 的患者有可能迅速发展为呼吸衰竭和死亡。因此，有必要对所有级别的肺炎患者进行密切监测（请参阅"治疗"部分）。

肺炎的病理生理学和影像学表型

与 ICI 相关的肺损伤影像学上存在相当大的异质性。

• 最常见的 CT 影像表现为非特异性间质性肺炎（NSIP），通常可见小叶间隔增厚、胸膜下网状影及机化性肺炎（外周分布的斑片状实变影）（图 8-1、图 8-2）。

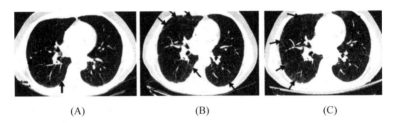

(A)　　　　　　　　(B)　　　　　　　　(C)

图 8-1　1 名 56 岁膀胱癌患者，在常规治疗失败后接受了伊匹单抗和纳武利尤单抗的联合治疗。胸部基线 CT(A) 表现为肺气肿样改变及右侧为主的多发亚厘米级的肺结节（箭头）。该患者在纳武利尤单抗的 C2D1 时出现严重的呼吸急促和低氧血症。入院的胸部 CT 表现为双侧，下叶轻微的网状结节影样改变及斑片渗出影(B，箭头)。该患者开始使用抗生素治疗可能的肺炎及使用大剂量类固醇联合英夫利昔单抗治疗可疑药物所致的 irAE。住院第 7 天重复进行 CT 检查，发现渗出性病变和网状影进行性加重(C)。尽管进行了积极的治疗，但患者在住院后第 9 天仍死于呼吸衰竭。尸检证实非特异性间质性肺炎存在早期纤维化改变的区域

• 其他表现包括提示超敏性肺炎的小叶中心性结节、支气管扩张、非特异性磨玻璃样改变和各种混合表现。

• 蜂窝状变化可能出现在更晚期疾病中。

• 胸部 CT 是首选的影像学检查方式，因为胸部 X 线片无法检测出多达

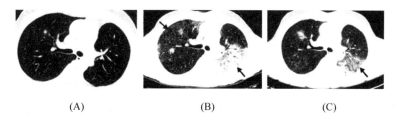

　　(A)　　　　　　　　　(B)　　　　　　　　　(C)

图 8-2　1 名 67 岁男性原发性肺腺癌患者，纳武利尤单抗治疗第 2 个周期，第 2 天出现
　　　　了进行性呼吸困难和严重呼吸困难。入院的胸部 CT 检查（B）显示双侧广泛磨
　　　　玻璃影，微小结节和双肺斑片状实变伴支气管气像。支气管镜下病原微生物检
　　　　查阴性。左下叶活检显示：炎性渗出物堵塞小气道、肺泡管，周围有大量淋巴
　　　　细胞浸润，伴嗜酸性粒细胞，与隐源性机化性肺炎一致。大剂量类固醇治疗 4
　　　　周后，症状和影像学均明显改善（C）

25％患者的细微改变[25]。
- 尽管没有组织病理学表现可用于肺部 irAE 的诊断，但支气管镜检查和
  肺活检仍是鉴别诊断困难时有价值的工具。
- 支气管肺泡灌洗液（BAL）以淋巴细胞为主的改变最为典型。
- 也可能出现外周血和 BAL 中嗜酸性粒细胞增多。
- 在大多数药物诱导的间质性肺炎中，CD4/CD8 比例通常会降低[26]。
- 而在结节病中可以看到 CD4/CD8 比率升高，可作为辅助鉴别手段。
- 细胞间质性肺炎、机化性肺炎和弥漫性肺泡损伤是最常见的肺组织病理
  学改变[16,27]。
- 肺纤维化也有报道[28]。

与免疫检查点疗法相关的其他肺部不良反应

结节病样肉芽肿反应

　　抗 CTLA-4 或 PD-1 治疗后，多达 7％的患者出现了结节病样肉芽肿反应，
可能仅出现在肺部，也可能出现多器官系统受累[29-32]。在 CTLA-4 和 PD-1 轴
抑制后，既有出现结节病样反应，也有出现原有结节病加重的报道[33-36]。
- 在 PET-CT 成像上，相关的肺实质性内结节、胸膜下微小结节及横膈
  上，下方肿大淋巴结通常都是高摄取18F-氟脱氧葡萄糖（图 8-3）。
- 这些发现可能会模拟为疾病进展，并带来诊断挑战。
- 活检提示为非干酪样肉芽肿，CD4/CD8 比率升高及排除其他诊断均支
  持该诊断。

　　在这种情况下，尚未建立 irAE 相关结节病的自然病史、相关危险因素及此
结节病的治疗策略。

- 在一项小型回顾性研究中,结节病样淋巴结肿大中位发生在伊匹单抗治疗后 3.2 个月,而在停药后 3.1 个月淋巴结肿大消退[24]。
- 合并严重终末器官(眼、心肌、神经和肾)受累,持续发热,结节性红斑或结节病相关的高钙血症,患者可能需要短期使用全身性类固醇。

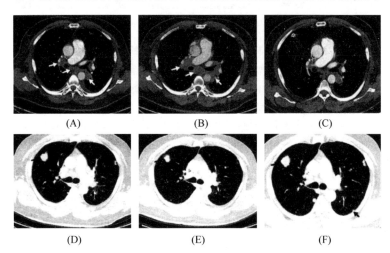

图 8-3　1 名 52 岁男性,接受广泛治疗的膀胱癌患者,在开始使用纳武利尤单抗和伊匹单抗联合治疗后 3.5 个月,表现出轻度的干咳和活动后呼吸困难。在基线时双肺大小不等的转移性结节及纵隔和肺门淋巴结病轻度肿大(箭头,A,D)。还可见左侧少量胸腔积液。入院时胸部 CT(B,E)显示,尽管肺部转移结节消退(箭头),但双侧肺门和纵隔淋巴结却明显肿大。支气管内超声引导的淋巴结穿刺活检显示非干酪坏死性肉芽肿。支气管肺泡灌洗液培养和抗酸染色涂片阴性。上述检查结果考虑 ICI 所致结节病。停用这两种药物和开始类固醇治疗,症状缓解,2 个月后淋巴结明显减少(C)。尽管淋巴结肿大(F)消退,但后来肺部转移病灶明显进展

ICI,免疫检查点抑制剂。

肿瘤假进展

免疫疗法可能会引起肿瘤大小增加或出现新病灶,这是对治疗的早期反应。这与常规的细胞毒性和分子靶向疗法形成鲜明对比,在常规细胞毒性疗法和分子靶向疗法中,通常通过肿瘤缩小来表明对治疗有反应。

- 肿瘤假进展,是免疫治疗后由细胞毒性 T 淋巴细胞和其他免疫细胞浸润到肿瘤床中致肿瘤负荷明显加重(图 8-4)。
- 假进展被定义为免疫治疗后肿瘤负荷增加 25%,然后自发消退,通常在初始影像学检查 4 周或以上发生[37]。
- 假性进展,这种罕见的免疫现象在 PD-1 和 CTLA-4 被抑制后出现,并且几乎普遍伴随患者临床症状的改善。

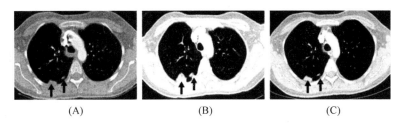

(A)　　　　　　　　　　(B)　　　　　　　　　　(C)

图 8-4　1 名 38 岁女性，肾细胞癌肺转移患者。基线时的胸部 CT 检查（A）显示以胸膜为 基底的右上肺转移病灶（箭头）。单药帕博利珠单抗治疗 1 个周期，第 22 天后重 复 CT 检查显示肺结节明显增大（B）。尽管有明显的肿瘤进展，但仍继续使用纳 武利尤单抗治疗。1 个月后重复 CT 检查（C）显示肺结节明显缩小。研究结果提 示肿瘤假进展

- 对怀疑假性进展的患者，应在至少 4 周后重复影像学检查。
  - 在随后的影像学研究中，如果症状进展和/或肿瘤负荷仍在增加，提示 肿瘤真进展[38-41]。

气道疾病

　　T 淋巴细胞的活化和增殖在气道炎症疾病，如慢性阻塞性肺病和慢性支气 管炎的发病机制中起着关键作用。免疫检查点对支气管炎的表型影响是复 杂的。

- 最新研究数据表明，CTLA-4 和 PD-1 轴抑制剂可能会导致 COPD 和其 他慢性炎症性气道疾病的病情加重和肺部损伤[42]。
- 这些观察研究结果引起了对 ICI 在已有气道炎症性疾病患者中使用的 关注。
- 基于 ICI 免疫治疗之后，有出现支气管炎和慢性阻塞性肺病急性加重的 报道，但这似乎是这些药物的罕见并发症。

胸腔积液

　　在抗 PD-1 治疗期间，有出现胸腔积液和心包积液的报告。积液中通常以 淋巴细胞为主，而且出现早，通常在在开始治疗后 6～8 周发生。积液的消退往 往与其他部位肿瘤治疗反应平行[41,43]。

　　表 8-1 列出了 FDA 批准的部分检查点抑制剂及其相关肺炎的情况。

机会性感染

　　虽然 ICI 治疗与机会性感染的发生之间尚无令人信服的联系，但治疗 irAE 长时间使用免疫抑制疗法可能会导致各种不常见的、机会性感染，如真菌、分枝 杆菌、病毒和寄生虫。

- 在最近的一项回顾性研究中，黑色素瘤患者出现了检查点抑制剂相关的 irAE，长时间使用免疫抑制治疗，13.5% 的患者出现了机会性感染。肺炎是最常见的感染形式,也是最常见的死亡原因。

- 抗 PD-1/CTLA-4 联合疗法与严重感染发生率高相关,这很可能是由于接受双检查点抑制剂治疗的患者中,irAE 发病率高,以及需要长期使用免疫抑制治疗[44,45]。

输液反应

2%～4%使用伊匹单抗治疗的患者和不到 1%使用 PD-1 或 PD-L1 治疗的患者会发生输液反应(IR)[14,46]。IR 最常出现在治疗的第 1 个或第 2 个周期。推测 IR 的机制包括细胞因子释放和免疫球蛋白 E 介导的超敏反应。

- 充血潮红、皮炎、皮疹、畏寒、发热、呼吸困难、干咳、喘息、恶心、低血压、心动过速、出汗和胸痛等症状可能出现在输液期间或给药后数小时。
- 轻度症状可以通过退热药物和降低输液速度来缓解。
- 对于症状严重患者建议住院及加强支持治疗,包括使用抗组胺药、全身皮质类固醇、升压药物、吸氧及支气管扩张剂。
- 药物再挑战时,需要每个病例逐一分析,对于有免疫治疗输液反应病史的患者在使用免疫治疗前都应接受预防性抗组胺药和退热药物处理[10,14,47]。

诊断评估

在所有有 ICI 药物暴露且出现不明原因肺部浸润影和产生新的呼吸道症状患者的鉴别诊断中均应考虑肺炎。表 8-2 中描述了疑似免疫相关肺炎患者的诊断流程。

- 胸部 CT 检查是疑似 ICI 相关肺炎患者影像评估重要的工具。
  - 胸片不够敏感,约 25%的肺炎患者未能发现影像学异常,而且在区分肺炎和鉴别诊断(如感染、癌性淋巴管炎和肿瘤进展)方面也存在不足。
- 实变和磨玻璃影,此与隐源性机化性肺炎和非特异性间质性肺炎(NSIP)影像表现一致,是最常见的 CT 影像学表现。
  - NSIP 通常表现为外周磨玻璃和网状结节影浸润,双下肺为主。此外,还可以出现多灶实变影、过敏性肺炎(HP)和肺纤维化[17,48]。
- 这些影像学发现可以通过对气管镜下获得的肺组织进行组织病理学分析或通过手术肺活检得到证实。
  - 但是,免疫相关性肺炎与其他原因所引起的肺炎没有病理组织学变化。
- 免疫相关性肺炎为排他性诊断。建议进行支气管镜检查以排除其他疾病,如感染。对可疑淋巴结活检可以通过支气管内超声(EBUS)或纵隔淋巴结取样进行。

表 8-1　ICI 治疗后影像学和组织病理学发现

药物	靶点	肺炎发病率（%）		常见的肺炎相关影像学和组织学检查发现				症状发作的中位时间（范围）	症状缓解的中位时间（范围）	结节病样肺门/纵隔淋巴结肿大	胸腔积液	肿瘤假性进展
		所有级别	3～4 级	NSIP	隐源性机化性肺炎	肺纤维化	ARDS					
伊匹单抗	CTLA-4	1.6～5	1	√			√	治疗后 3～4 个月（0.9～9.1 个月）	2.3 个月（0.3～7.7 个月）	√		√
纳武利尤单抗	PD-1	5～12	1～3	√	√		√	治疗后 2.5 个月（1.5～24.3 个月）	1～3 个月	√	√	√
帕博利珠单抗	PD-1	1.1～2.6	<1	√	√		√	治疗后 5 个月（0.3～84 周）	1～4 个月	√		√
阿替利珠单抗 度伐利尤单抗 阿维鲁单抗	PD-L1	0.5～3	1	√	√		√	治疗后 2.6 个月（15 天～4.2 个月）	0.5～3 个月			

ARDS. 急性呼吸窘迫综合征

表 8-2 对检查点抑制剂相关肺炎推荐的诊断流程和治疗

肺炎等级	定义	诊断评估	治疗	后续治疗	再挑战考虑
1	仅有无症状，影像学异常	胸部 CT 肺功能 6 分钟步行试验 咨询呼吸和感染科医生	· 暂停免疫疗法 · 自我监测症状和氧饱和度（使用个人脉氧监测仪）每日门诊后续评估 · 后续治疗前的再影像学检查（距上次胸部 CT 至少 3~4 周）	如果有疾病进展的证据，按照更高等级肺炎治疗	一旦影像学恢复正常，可考虑谨慎恢复治疗和密切随访
2	新发轻度至中度症状，如咳嗽、呼吸困难、呼吸急促，导致日常生活受到限制	胸部 CT 肺功能 6 分钟步行试验 咨询呼吸和感染科医生 支气管镜检查，对可疑病变或肺大淋巴结可考虑活检	· 暂停免疫疗法 · 每天监测症状 · 考虑住院 · 如果不住院，每天自我监测症状和氧饱和度（使用个人氧监测仪） · 启动甲泼尼龙 1mg/(kg·d)（静脉或口服等效剂量） · 开始预防性抗 PCP 治疗和其他机会性感染 · 第 2 天，类固醇治疗/支持治疗： · 症状改善到 1 级，在随后 1 周继续相同剂量的类固醇治疗，然后开始缓慢减量，至少 1 个月 · 恶化：按照 3~4 级治疗 · 1~2 周后，类固醇治疗/支持治疗： · 症状稳定但未改善—按照 3~4 级治疗： · 开始预防性抗 PCP 治疗和其他机会性感染	一旦病情稳定，出院，建议密切监测，并缓慢减量类固醇。至少 4~6 周，以避免免疫肺炎复发	一旦影像学恢复正常，每个例患者均经仔细分析研究后，可考虑谨慎恢复治疗并继续密切随访

续表

肺炎等级	定义	诊断评估	治疗	后续治疗	再挑战考虑
3	新发严重的症状导致自理受限进行性加重的低氧呼吸困难	胸部 CT 咨询呼吸和感染科医生 支气管镜检查,对可疑病变或肿大淋巴结可考虑活检	• 停止免疫治疗 • 住院 • 考虑入 ICU 治疗 • 开始甲泼尼龙 2mg/(kg·d)(静脉) 类固醇及支持治疗后第 2 天: ◦ 恶化症状:添加其他免疫抑制药物(英夫利昔单抗,环磷酰胺,霉酚酸酯,硫唑嘌呤) ◦ 症状改善至基线:在随后 1 周继续相同剂量的类固醇治疗,然后开始缓慢减量,至少 6~8 周 • 开始预防性抗 PCP 治疗和其他机会性感染	一旦稳定出院,建议密切监测,缓慢减量类固醇 类固醇减量,至少 6~8 周,以避免肺炎复发 病情稳定时,呼吸科门诊完善肺功能及 6 分钟步行试验	建议永久停止使用该药物
4	危及生命的症状伴呼吸衰竭	胸部 CT 当病情稳定时行行肺功能 6 分钟步行试验 咨询呼吸和感染科医生 支气管镜检查,对可疑病变或肿大淋巴结可考虑活检	• 停止免疫治疗 • 住院 • 转到 ICU 治疗 需紧急处理(气管插管或 BIPAP 无创呼吸机) • 开始甲泼尼龙 2mg/(kg·d)(静脉) 类固醇及支持治疗后第 2 天: ◦ 恶化症状:添加其他免疫抑制药物(英夫利昔单抗,环磷酰胺,霉酚酸酯,硫唑嘌呤) ◦ 症状改善至基线:在随后 1~2 周继续相同剂量的类固醇治疗,然后开始缓慢减量,至少 6~8 周 • 开始预防性抗 PCP 治疗和其他机会性感染	一旦稳定出院,建议密切监测,缓慢减量类固醇 类固醇减量,至少 8 周,以避免免疫肺炎复发 病情稳定时,呼吸科门诊完善肺功能及 6 分钟步行试验	建议永久停止使用该药物

- 虽然 PFT 和 6 分钟步行试验(6MWT)在肺炎诊断中的作用尚不清楚，但这些研究提供了有关呼吸功能的额外信息,这可能有助于指导治疗。因此,我们将 PFT 和 6MWT 作为疑诊 ICI 相关肺炎患者肺部评估的一部分。

治疗和预后

ICI 相关肺炎的治疗主要是以临床症状严重程度分级为指导的治疗。

- 通常,无症状病例的治疗建议(1 级)包括门诊密切随访,暂停用药,并在 2～4 周内重复影像学检查。
- 对于 3～4 级肺炎患者和已停药但症状仍持续的 2 级肺炎患者,目前的共识是支持住院治疗,开始全身皮质类固醇治疗[17,49,50]。
- 纤维支气管镜检查＋/－支气管肺泡灌洗可有效完成肺功能检查,并有助于排除肺部感染和肿瘤进展。
- 关于全身皮质类固醇能降低抗肿瘤免疫治疗效力方面的担忧,在任何临床数据中都未得到证实。
  - 在两项针对黑色素瘤患者的独立研究中,尽管使用了高剂量的全身性皮质类固醇和/或英夫利昔单抗来治疗抗 CTLA-4 诱导的 irAE,但仍保留抗肿瘤效果。
  - 接受长期免疫抑制治疗患者总体癌症治疗结局与不需要免疫抑制治疗患者[51,52]相比,没有统计上差异。

类固醇剂量和使用疗程主要基于观察报告与临床经验,尚未在任何随机临床试验中验证。

- 作为一般性指导,我们建议开始按照 1mg/kg 剂量使用,然后逐渐减量。
  - 最初的类固醇激素剂量持续 1～2 周,或者直到症状恢复至 1 级(无症状 CT 异常),然后可以开始缓慢减量。
  - 激素逐渐减量的方法必须根据肺炎的严重程度和对初始治疗的反应进行,一般需要使用 4～6 周。
  - 尽管大多数 irAE 对类固醇有反应,但需要注意的是,ICI 抗肿瘤的作用机制会在停止这些药物后仍持续很长时间。因此,类固醇减量过快可能导致 irAE 症状反弹、程度恶化和持续时间长。
- 建议使用更高剂量的类固醇(泼尼松 2mg/kg 或等效剂量)治疗更严重的肺毒性(3～4 级),并持续直至观察到临床改善,然后在随后的 6～8 周内逐渐减停[53]。
  - 在类固醇给药方案中应仔细考虑与长期大剂量类固醇治疗有关的潜在副作用,并且在进行类固醇治疗时应密切监测。

- 在类固醇治疗后 48~96 小时,如果临床症状没有改善,激素抵抗,应加用其他免疫抑制药物,如英夫利昔单抗、硫唑嘌呤、霉酚酸酯和环磷酰胺。
  - 这些免疫抑制疗法的临床影响尚不清楚。
  - 但是,荟萃分析数据并不理想,因为大多数患者都死于肺炎所引起的急性呼吸衰竭或免疫抑制导致的继发性机会感染[16]。
  - 对于每天 20mg 或更高剂量的泼尼松或其等效剂量药物治疗 4 周或以上患者,如无禁忌,建议使用甲氧苄啶-磺胺甲噁唑、喷他脒、阿托伐醌预防 PCP。这种方法也遵循国家癌症综合网络(NCCN)发布的预防癌症相关感染的指南。

在大多数患者中,ICI 相关肺炎可通过简单的停药或停药加类固醇治疗改善或缓解。当类固醇停止且没有药物再挑战时,肺炎可能也会在 ICI 药物停药后复发。

- 肺炎复发主要见于 PD-1/ PD-L1 治疗。
- 复发的肺炎可能与初始肺炎影像学表现不一样,临床症状也有可能更重。
- 建议更长的免疫抑制治疗以期获得更持久的临床改善,但在这种情况下,免疫抑制治疗的最佳药物选择、剂量和持续时间均不确定[16,54]。
- 对某些患者中,当 1~2 级肺炎恢复后,重启 ICI 治疗,耐受性好。但也有多达 25% 的患者在这种情况下使用相同药物或换为其他 IC 治疗时,出现肺炎复发[55]。
- 目前,没有公认的临床危险因素或血清生物标志物,用于识别再挑战能耐受和再挑战不能耐受的患者。
- 药物再挑战的考虑应针对每例患者具体分析判断,如果症状和影像学异常再次复发,则永久停止使用该药物。

结论

在过去的 10 年里,对免疫生物学及其在癌症发展中作用的了解取得了空前进步,从而开创了药物治疗学的新纪元,在该时代,免疫疗法被广泛用于癌症治疗。ICI 代表癌症免疫疗法中的一类新的药物。ICI 药物已成为癌症治疗方案中越来越普遍的组成部分,并在迅速扩大其在恶性肿瘤治疗中的适应证。

包含 CTLA-4 和 PD-1/PD-L1 免疫疗法的癌症治疗策略已获得丰富临床经验。尽管 ICI 避免了与常规化疗相关的滥杀滥伤的细胞毒性作用,但这些药物有可能影响几乎每个器官系统的独特 irAE。据报道,与肺相关的 irAE 少见,临床和组织病理学表现各不相同,且发展演变不可预测,有时甚至是致命的,因此必须提高临床警惕性。此外,当前发表的文献可能低估了肺毒性的发生率。随着人们对 ICI 相关毒性的更好认识,以及这些药物在各种肿瘤类型中临床应用的不断扩大,预计这些数字将不断增长。

尽管 ICI 在治疗越来越多的恶性肿瘤方面取得了成功,但关于 irAE 的确定、诊断评估和最佳治疗策略等关键问题仍然存在。另外,能够识别出免疫治疗毒性高风险的临床和实验室生物标志物尚不清楚。正在进行的临床试验可能会为这些问题提供重要的答案,并为先前有 irAE 的患者进行药物再挑战风险提供重要的决策依据。

当前的研究包括开发其他基于免疫的新治疗方法,包括调节其他免疫检查点通路及使用针对不同免疫机制的综合方法。药物的联合治疗,包括使用免疫联合化疗、免疫联合靶向及免疫联合放疗的方法目前正在临床试验中。这些新的免疫治疗方法不仅增加免疫毒性的发生率,而且可以改变与这些药物相关的毒性谱的分布、发生时间和严重程度。需要来自肿瘤学、呼吸病学、放射学、病理学和传染病学的多学科专家团队分享见解,以更好地了解和预测与此类药物相关的 irAE。

致谢

感谢马修·赫尔曼博士对手稿的批评指正。

参考文献

1. Abdel-Rahman O, Fouad M. Risk of pneumonitis in cancer patients treated with immune checkpoint inhibitors: a meta-analysis. *Ther Adv Respir Dis*. 2016;10: 183-193. doi: 10. 1177/ 1753465816636557

2. Delaunay M, Cadranel J, Lusque A, et al. Immune-checkpoint inhibitors associated with interstitial lung disease in cancer patients. *Eur Respir J*. 2017;50: 1700050. doi: 10.1183/ 13993003.00050-2017

3. Zimmer L, Goldinger SM, Hofmann L, et al. Neurological, respiratory, musculoskeletal, cardiac and ocular side-effects of anti-PD-1 therapy. *Eur J Cancer*. 2016;60: 210-225. doi: 10.1016/j.ejca.2016.02.024

4. Nishino M, Giobbie-Hurder A, Hatabu H, et al. Incidence of programmed cell death 1 inhibitor-related pneumonitis in patients with advanced cancer: a systematic review and meta-analysis. *JAMA Oncol*. 2016;2: 1607-1616. doi: 10.1001/jamaoncol.2016.2453

5. Eigentler TK, Hassel JC, Berking C, et al. Diagnosis, monitoring and management of immune-related adverse drug reactions of anti-PD-1 antibody therapy. *Cancer Treat Rev*. 2016;45: 7-18. doi: 10.1016/j.ctrv.2016.02.003

6. Weber JS, D'Angelo SP, Minor D, et al. Nivolumab versus chemotherapy in patients with advanced melanoma who progressed after anti-CTLA-4 treatment (CheckMate 037): a

randomised, controlled, open-label, phase 3 trial. *Lancet Oncol*. 2015;16: 375-384. doi:
10.1016/s1470-2045(15)70076-8

7. Horvat TZ, Adel NG, Dang TO, et al. Immune-Related adverse events, need for systemic
immunosuppression, and effects on survival and time to treatment failure in patients with
melanoma treated with ipilimumab at memorial sloan kettering cancer center. *J Clin
Oncol*. 2015;33: 3193-3198. doi: 10.1200/jco.2015.60.8448

8. Boutros C, Tarhini A, Routier E, et al. Safety profiles of anti-CTLA-4 and anti-PD-1
antibodies alone and in combination. *Nat Rev Clin Oncol*. 2016;13: 473-486. doi: 10.
1038/ nrclinonc.2016.58

9. Topalian SL, Hodi FS, Brahmer JR, et al. Safety, activity, and immune correlates of anti-
PD-1 antibody in cancer. *N Engl J Med*. 2012; 366: 2443-2454. doi: 10.1056/
nejmoa1200690

10. Robert C, Schachter J, Long GV, et al. Pembrolizumab versus ipilimumab in advanced
melanoma. *N Engl J Med*. 2015;372: 2521-2532. doi: 10.1056/nejmoa1503093

11. Hassel JC, Heinzerling L, Aberle J, et al. Combined immune checkpoint blockade (anti-
PD-1/anti-CTLA-4): Evaluation and management of adverse drug reactions. *Cancer
Treat Rev*. 2017;57: 36-49. doi: 10.1016/j.ctrv.2017.05.003

12. Callahan MK, Kluger H, Postow MA, et al. Nivolumab plus ipilimumab in patients with
advanced melanoma: updated survival, response, and safety data in a phase i dose-
escalation study. *J Clin Oncol*. 2017;36(4): 391-398. doi: 10.1200/jco.2017.72.2850

13. Wolchok JD, Kluger H, Callahan MK, et al. Nivolumab plus ipilimumab in advanced
melanoma. *N Engl J Med*. 2013;369: 122-133. doi: 10.1056/nejmoa1302369

14. Larkin J, Hodi FS, Wolchok JD. Combined nivolumab and ipilimumab or monotherapy in
untreated melanoma. *N Engl J Med*. 2015;373: 1270-1271. doi: 10.1056/nejmc1509660

15. Topalian SL, Sznol M, McDermott DF, et al. Survival, durable tumor remission, and
long-term safety in patients with advanced melanoma receiving nivolumab. *J Clin Oncol*.
2014;32: 1020-1030. doi: 10.1200/jco.2013.53.0105

16. Naidoo J, Wang X, Woo KM, et al. Pneumonitis in patients treated with anti-
programmed death-1/programmed death ligand 1 therapy. *J Clin Oncol*. 2017;35: 709-
717. doi: 10.1200/ jco.2016.68.2005

17. Antonia SJ, Villegas A, Daniel D, et al. Durvalumab after chemoradiotherapy in stage iii non-
small-cell lung cancer. *N Engl J Med*. 2017;377: 1919-1929. doi: 10.1056/nejmoa1709937

18. Chiarion Sileni V, Pigozzo J, Ascierto PA, et al. Efficacy and safety of ipilimumab in
elderly patients with pretreated advanced melanoma treated at Italian centres through the
expanded access programme. *J Exp Clin Cancer Res*. 2014;33: 30. doi: 10.1186/1756-
9966-33-30

19. Friedman CF, Wolchok JD. Checkpoint inhibition and melanoma: considerations in
treating the older adult. *J Geriatr Oncol*. 2017;8: 237-241. doi: 10.1016/j.jgo.2017.
04.003

20. Daste A, Domblides C, Gross-Goupil M, et al. Immune checkpoint inhibitors and elderly people: A review. *Eur J Cancer*. 2017;82: 155-166. doi: 10.1016/j.ejca.2017.05.044

21. Betof AS, Nipp RD, Giobbie-Harder A, et al. Impact of age on outcomes with immunotherapy for patients with melanoma. *Oncologist*. 2017;22: 963-971. doi: 10.1634/theoncologist.2016-0450

22. Singh H, Kim G, Maher VE, et al. FDA subset analysis of the safety of nivolumab in elderly patients with advanced cancers. *J Clin Oncol*. 2016;34(15_suppl): 10010. doi: 10.1200/jco.2016.34.15_suppl.10010

23. Weber JS, Yang JC, Atkins MB, et al. Toxicities of immunotherapy for the practitioner. *J Clin Oncol*. 2015;33: 2092-2099. doi: 10.1200/jco.2014.60.0379

24. Tirumani SH, Ramaiya NH, Keraliya A, et al. Radiographic profiling of immune-related adverse events in advanced melanoma patients treated with ipilimumab. *Cancer Immunol Res*. 2015;3: 1185-1192. doi: 10.1158/2326-6066.cir-15-0102

25. Naidoo J, Page DB, Li BT, et al. Toxicities of the anti-PD-1 and anti-PD-L1 immune checkpoint antibodies. *Ann Oncol*. 2015;26: 2375-2391. doi: 10.1093/annonc/mdv383

26. Costabel U, Uzaslan E, Guzman J. Bronchoalveolar lavage in drug-induced lung disease. *Clin Chest Med*. 2004;25: 25-35. doi: 10.1016/s0272-5231(03)00143-6

27. Barjaktarevic IZ, Qadir N, Suri A, et al. Organizing pneumonia as a side effect of ipilimumab treatment of melanoma. *Chest*. 2013; 143: 858-861. doi: 10.1378/chest.12-1467

28. Koelzer VH, Rothschild SI, Zihler D, et al. Systemic inflammation in a melanoma patient treated with immune checkpoint inhibitors-an autopsy study. *J Immunother Cancer*. 2016;4: 13. doi: 10.1186/s40425-016-0117-1

29. Montaudie H, Pradelli J, Passeron T, et al. Pulmonary sarcoid-like granulomatosis induced by nivolumab. *Br J Dermatol*. 2017;176: 1060-1063. doi: 10.1111/bjd.14808

30. Berthod G, Lazor R, Letovanec I, et al. Pulmonary sarcoid-like granulomatosis induced by ipilimumab. *J Clin Oncol*. 2012;30: e156-e159. doi: 10.1200/jco.2011.39.3298

31. Kim C, Gao J, Shannon VR, et al. Systemic sarcoidosis first manifesting in a tattoo in the setting of immune checkpoint inhibition. *BMJ Case Rep*. 2016;2016: bcr2016216217. doi: 10.1136/bcr-2016-21621

32. Cousin S, Toulmonde M, Kind M, et al. Pulmonary sarcoidosis induced by the anti-PD1 monoclonal antibody pembrolizumab. *Ann Oncol*. 2016;27: 1178-1179. doi: 10.1093/annonc/mdw125

33. Reddy SB, Possick JD, Kluger HM, et al. Sarcoidosis Following Anti-PD-1 and AntiCTLA-4 Therapy for Metastatic Melanoma. *J Immunother*. 2017;40: 307-311. doi: 10.1097/cji.0000000000000181

34. Lomax AJ, McGuire HM, McNeil C, et al. Immunotherapy-induced sarcoidosis in patients with melanoma treated with PD-1 checkpoint inhibitors: case series and immunophenotypic analysis. *Int J Rheum Dis*. 2017;20: 1277-1285. doi: 10.1111/1756-

185x.13076

35. Firwana B, Ravilla R, Raval M, et al. Sarcoidosis-like syndrome and lymphadenopathy due to checkpoint inhibitors. *J Oncol Pharm Pract*. 2017; 23: 620-624. doi: 10. 1177/ 1078155216667635

36. Kyi C, Carvajal RD, Wolchok JD, et al. Ipilimumab in patients with melanoma and autoimmune disease. *J Immunother Cancer*. 2014; 2: 35. doi: 10.1186/s40425-014-0035-z

37. Brandsma D, Stalpers L, Taal W, et al. Clinical features, mechanisms, and management of pseudoprogression in malignant gliomas. *Lancet Oncol*. 2008; 9: 453-461. doi: 10. 1016/ s1470-2045(08)70125-6

38. Therasse P, Arbuck SG, Eisenhauer EA, et al. New guidelines to evaluate the response to treatment in solid tumors. European Organization for Research and Treatment of Cancer, National Cancer Institute of the United States, National Cancer Institute of Canada. *J Natl Cancer Inst*. 2000; 92: 205-216. doi: 10.1093/jnci/92.3.205

39. Eisenhauer EA, Therasse P, Bogaerts J, et al. New response evaluation criteria in solid tumours: revised RECIST guideline (version 1.1). *Eur J Cancer*. 2009; 45: 228-247. doi: 10.1016/j.ejca.2008.10.026

40. Di Giacomo AM, Danielli R, Guidoboni M, et al. Therapeutic efficacy of ipilimumab, an anti-CTLA-4 monoclonal antibody, in patients with metastatic melanoma unresponsive to prior systemic treatments: clinical and immunological evidence from three patient cases. *Cancer Immunol Immunother*. 2009; 58: 1297-1306. doi: 10.1007/s00262-008-0642-y

41. Wolchok JD, Hoos A, O'Day S, et al. Guidelines for the evaluation of immune therapy activity in solid tumors: immune-related response criteria. *Clin Cancer Res*. 2009; 15: 7412- 7420. doi: 10.1158/1078-0432.ccr-09-1624

42. Wilkinson TMA. Immune checkpoints in chronic obstructive pulmonary disease. *Eur Respir Rev*. 2017; 26: 170045. doi: 10.1183/16000617.0045-2017

43. Kolla BC, Patel MR. Recurrent pleural effusions and cardiac tamponade as possible manifestations of pseudoprogression associated with nivolumab therapy- a report of two cases. *J Immunother Cancer*. 2016; 4: 80. doi: 10.1186/s40425-016-0185-2

44. Kyi C, Hellmann MD, Wolchok JD, et al. Opportunistic infections in patients treated with immunotherapy for cancer. *J Immunother Cancer*. 2014; 2: 19. doi: 10.1186/2051-1426-2-19

45. Del Castillo M, Romero FA, Arguello E, et al. The Spectrum of Serious Infections Among Patients Receiving Immune Checkpoint Blockade for the Treatment of Melanoma. *Clin Infect Dis*. 2016; 63: 1490-1493. doi: 10.1093/cid/ciw539

46. Chung CH, O'Neil BH. Infusion reactions to monoclonal antibodies for solid tumors: immunologic mechanisms and risk factors. *Oncology (Williston Park)*. 2009; 23: 14-17.

47. Ali AK, Watson DE. Pharmacovigilance Assessment of immune-mediated reactions reported for checkpoint inhibitor cancer immunotherapies. *Pharmacotherapy*. 2017 ; 37:

1383-1390. doi：10.1002/phar.2035

48. Nishino M. Immune-related response evaluations during immune-checkpoint inhibitor therapy：establishing a "common language" for the new arena of cancer treatment. *J Immunother Cancer*. 2016;4：30. doi：10.1186/s40425-016-0134-0

49. Balaji A，Verde F，Suresh K，et al. Pneumonitis From Anti-PD-1/ PD-L1 Therapy. *Oncol-ogy (Williston Park)*. 2017;31：739-746；754.

50. Champiat S，Lambotte O，Barreau E，et al. Management of immune checkpoint blockade dysimmune toxicities：a collaborative position paper. *Ann Oncol*. 2016;27：559-574. doi：10.1093/annonc/mdv623

51. Downey SG，Klapper JA，Smith FO，et al. Prognostic factors related to clinical response in patients with metastatic melanoma treated by CTL-associated antigen-4 blockade. *Clin Cancer Res*. 2007;13：6681-6688. doi：10.1158/1078-0432.ccr-07-0187

52. Arriola E，Wheater M，Krishnan R，et al. Immunosuppression for ipilimumab-related toxicity can cause pneumocystis pneumonia but spare antitumor immune control. *Onco-immunology*. 2015;4：e1040218. doi：10.1080/2162402x.2015.1040218

53. Michot JM，Bigenwald C，Champiat S，et al. Immune-related adverse events with immune checkpoint blockade：a comprehensive review. *Eur J Cancer*. 2016;54：139-148. doi：10.1016/ j.ejca.2015.11.016

54. Nishino M，Ramaiya NH，Hatabu H，et al. PD-1 inhibitor-related pneumonitis in lymphoma patients treated with single-agent pembrolizumab therapy. *Br J Haematol*. 2016；180(5)：752-755. doi：10.1111/bjh.14441.

55. Spain L，Diem S，Larkin J. Management of toxicities of immune checkpoint inhibitors. *Cancer Treat Rev*. 2016;44：51-60. doi：10.1016/j.ctrv.2016.02.001

第9章

与 ICI 治疗相关的免疫性内分泌疾病

Rajeev Sharma,Ha Nguyen,Ramona Dadu

概述

内分泌免疫相关不良事件(irAE)通常见于细胞毒性 T 淋巴细胞抗原 4 (CTLA-4)、程序性细胞死亡受体 1(PD-1)、程序性细胞死亡配体 1(PD-L1) 和联合的 ICI 治疗。两种最常见的内分泌 irAE 包括:a.急性垂体炎导致的垂体激素缺乏,可引起中枢性甲状腺功能减退、中枢性肾上腺功能不全和促性腺激素功能减退或分泌不足,常见于使用抗 CTLA-4 药物或联合用药时;b.甲状腺疾病或甲状腺功能异常,常见于使用抗 PD-1/PD-L1 药物或联合用药时。同时,文献中也报道过其他内分泌病,如 1 型糖尿病、原发性肾上腺皮质功能不全、性腺功能低下、高钙血症和原发性甲状旁腺功能低下,但这些都较为少见。这些患者的诊断较为复杂,因为内分泌疾病的症状可能与潜在的恶性肿瘤的症状重叠或被类固醇类药物的经验性使用所掩盖。因此,在接受 ICI 治疗的患者中,应随时保持临床警惕性并让患者持续接受相关教育。

甲状腺异常

甲状腺功能障碍是 ICI 治疗的常见内分泌不良反应之一。由于在每个 ICI 治疗周期之前都会常规进行甲状腺功能检查(TFT),因此在大多数情况下,各种类型的甲状腺功能异常都是在没有任何症状的情况下被发现的。

- 常见的甲状腺异常包括原发性甲状腺功能减退症、与免疫相关的甲状腺炎引起短暂性甲状腺毒症及随后的长期甲状腺功能减退症。
- 继发性甲状腺功能减退症是垂体病变的继发改变。

图 9-1 总结了诊断和治疗的流程。

甲状腺毒症(也称甲状腺功能亢进)

在各种使用 ICI 治疗的临床试验中,有 0.4%~14% 的患者出现了甲状腺毒症[1,2]。甲状腺毒症的最常见原因是免疫介导的甲状腺炎,罕见原因还包括 Graves 病。

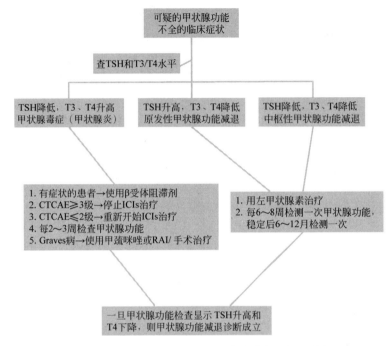

图 9-1　检查点抑制剂相关甲状腺功能异常的诊断和处理流程 CTCAE，不良事件的通用术语标准；TSH，促甲状腺激素

甲状腺炎

患病率

甲状腺炎很少作为单独存在的 irAE。在大多数针对 ICI 介导的甲状腺炎的研究中，甲状腺功能减退症、甲状腺功能亢进症或甲状腺炎病例是分开讨论的，而实际上，这些症状可能是同一疾病过程中的不同部分。

- 甲状腺炎是甲状腺毒症最常见的病因，常见于抗 PD-1/PD-L1 单抗或联合用药[2-7]。
  - 甲状腺炎/甲状腺功能亢进症的发生率在不同 ICI 中不同：伊匹单抗 4%，纳武利尤单抗 2.7%，帕博利珠单抗 3%～7.8%。
  - 联合治疗会增加甲状腺炎的发生率：纳武利尤单抗联合伊匹单抗后，发生率从 4.3% 增加至 14%，而帕博利珠单抗联合伊匹单抗后，发生率从 4.5% 增加至 6%。

在最近的荟萃分析中发现，与单药 PD-1 或 CTLA-4 抑制剂治疗相比，抗 CTLA-4 和 PD-1 的联合治疗发生甲状腺炎的概率最高。

- 在 PD-1 抑制剂中，与纳武利尤单抗（2.5%）相比，帕博利珠单抗（3.8%）的甲状腺功能亢进发生率更高。

- 高剂量和低剂量帕博利珠单抗的甲状腺功能亢进发生率无明显差异[8]。

病理生理学

目前认为 ICI 引起甲状腺炎的机制是免疫介导的正常甲状腺细胞的破坏，已经形成的甲状腺激素 T4 和 T3 进入循环系统。

- 来自梅奥医学中心的一项研究显示，在抗 PD-1 治疗的患者中，血液循环中 $CD56^+/CD16^+$ 的 NK 细胞增多且 $CD14^+/CD16^+$ 的单核细胞表面人类白细胞抗原-DR 亚型（HLA-DR）表达增加。该研究认为，甲状腺的破坏机制包括 T 细胞、NK 细胞和单核细胞介导的途径，并且似乎独立于甲状腺自身抗体[9]。

临床表现

- 开始治疗后，发展为甲状腺功能亢进症的中位时间为 3～6 周。
- 许多患者患有无痛性甲状腺炎[10,11]。
  - 大多数患者无症状或仅出现轻度症状。
- 较严重典型的甲状腺毒症症状包括心慌、震颤、出汗增多、头发稀疏、体重减轻、失眠、躁动和情绪变化。
- 症状在年轻患者中更为明显，而老年患者则可能没有任何症状（冷漠性甲状腺功能亢进）或伴有心房颤动。
- 随着甲状腺炎的改善，许多患者会发展为甲状腺功能减退。
  - 在一项研究中发现，从甲状腺毒症到甲状腺功能减退的中位时间约为 6 周[12]。

诊断

甲状腺炎引起的甲状腺毒症的实验室诊断取决于对促甲状腺激素（TSH）、游离 T4 和总 T3 水平的测量。

- 典型表现：甲状腺炎的初始阶段为甲状腺功能亢进期（血液检查显示 TSH 低、游离 T4 升高）；随后甲状腺功能减退（TSH 升高、游离 T4 降低）或恢复（TSH 和 T4 均正常）。
  - 因此，应首先测量基线 TSH 和 T4，然后进行连续一段时间（通常为 2～3 周）的随访监测，一旦诊断为甲状腺功能减退，应开始甲状腺激素替代治疗[13]。
- 一些研究表明，基线甲状腺抗体［抗甲状腺球蛋白抗体（TgAb）或抗甲状腺过氧化物酶抗体（TPOAb）］阳性的患者更有可能患有破坏性甲状腺炎；基线检测甲状腺抗体有助于识别出用 ICI 治疗后出现甲状腺疾病高风险者[14]。

治疗

ICI 引起的甲状腺功能亢进通常采用对症治疗。

- β受体阻滞剂可治疗由于甲状腺炎而引起的甲状腺毒症。
  ◦ 常用的 β 受体阻滞剂包括非特异性的普萘洛尔或特异性的的 β-1 受体阻滞剂阿替洛尔或美托洛尔。阿替洛尔的常规起始剂量为每天 25～50mg,需要控制心率低于 90 次/分。
  ◦ 应每 2～3 周重复一次甲状腺激素检查,直到诊断出甲状腺功能减退。
  ◦ 一旦开始使用甲状腺激素治疗,如果临床和生化稳定,则每 6～8 周重新进行一次甲状腺检查,如果还保持稳定,则继续每 6～12 个月复查一次(图 9-1)。
  ◦ 几乎不使用抗甲状腺药物(如甲巯咪唑),因为其潜在的病理机制是破坏性甲状腺炎,而不是产生过多的甲状腺激素。
- 对于≥3 级甲状腺 irAE,建议暂停使用 ICI[15]。
  ◦ 患者的症状在充分控制并且确保用药安全后,可以恢复使用 ICI 进行治疗。

恢复

大多数患者一旦发展为长期甲状腺功能减退,都需要甲状腺激素替代。

Graves 病引起的甲状腺功能亢进

在应用 ICI 的患者中,由 Graves 病所引起的甲状腺功能亢进并不常见。据报道,使用抗 CTLA-4 药物比 PD-1 抑制剂更容易诱发 Graves 病,导致甲状腺功能亢进[10,16]。该部分甲状腺功能亢进需要与甲状腺毒症进行鉴别诊断。

- 甲状腺炎和 Graves 病的症状可能相似,但有一些明显差异。
  ◦ 眼球突出症和胫前黏液水肿是 Graves 病的特征,但在甲状腺炎中不存在。
  ◦ 通常在 Graves 病中能检测到甲状腺抗体阳性,如促甲状腺免疫球蛋白(TSI)或 TSH 受体抗体 (TRAb)。
  ◦ 如果可能,在甲状腺毒症的急性期进行放射碘摄取扫描,可以区分甲状腺炎(低摄取)和 Graves 病(高摄取)。
- 鉴别这两种疾病很重要,因为它们的处理方法不同(症状性甲状腺炎对症处理,而 Graves 病用硫酰胺类药物、放射性碘疗法或手术治疗)。

原发性甲状腺功能减退症

流行病学

在治疗过程中,使用伊匹单抗发生甲状腺功能减退的概率为 3.8%,而联合使用伊匹单抗和纳武利尤单抗的概率约为 13.2%(1,8)。

- 抗 CTLA-4 药物伊匹单抗与 PD-L1 抑制剂(如阿替利珠单抗)发生甲状腺功能减退没有显著差异。

- 在 PD-1 抑制剂纳武利尤单抗和帕博利珠单抗之间,甲状腺功能减退的发生率没有显著差异。
- 使用较高或较低剂量的帕博利珠单抗,甲状腺功能减退的发生率无显著差异(8.2% vs.7.6%)[8]。

病理生理学

原发性甲状腺功能减退大多数继发于甲状腺炎,是甲状腺破坏的结果。

- 使用 ICI 治疗出现孤立的原发性甲状腺功能减退症可能很少见。

临床表现

原发性甲状腺功能减退症的临床表现是非特异性且可变化的。大多数患者无明显临床症状,而是通过常规实验室检查发现甲状腺功能减退症。

- 甲状腺功能减退症的症状包括体重增加、皮肤干燥、疲劳、不耐寒、便秘、嗜睡和月经异常。
- 体格检查可见心动过缓、高血压(尤其是舒张压升高)、皮肤干燥、下肢无凹陷性水肿及深部腱反射减低。

诊断

原发性甲状腺功能减退的实验室检查主要特征表现为 TSH 升高及 T4 减低,同时 T3 也可能有一定程度下降。

- 由于这些患者中的大多数患有甲状腺功能减退症(先前甲状腺炎导致的继发后果),因此在恢复阶段应谨慎解释实验室检查结果。
  - 在这种情况下,甲状腺功能检测可能显示出短暂的低 TSH 和 T4,因为 TSH 在恢复过程中落后于 T4,这同样可以解释为中枢性甲状腺功能减退症。

治疗

- 通常,用合成的 T4(左甲状腺素)治疗患者。
  - 起始剂量通常为 1.6～1.7μg/kg。
  - 对于老年人和心脏病患者,建议采用较低的起始剂量并逐步递增,以防止可能出现的副作用;最好在早上空腹服用药物,如果无法在晨起服药,那么也可选择在晚饭后 3～4 小时服用,因为食物可能会引起药物吸收障碍。
  - 建议避免将左甲状腺素与钙、铁、胆汁酸树脂和咖啡因一起服用。
  - 建议在 6～8 周后再次进行甲状腺功能检查以调整剂量。
- 一旦达到 TSH 正常,患者感觉无症状,且药物已维持在稳定的剂量,可以进行更长期的随访。
- 应避免过量替代治疗,因为过量药物可能会导致骨质流失和心脏损害[15]。

◦ 当 irAE≥3 级,建议停用 ICI[17]。

患者症状缓解至 2 级或更低级别后,可以恢复使用 ICI 的治疗[13]。

恢复

除停用 ICI 治疗外,关于处理原发性甲状腺功能减退症的方法的研究数据少且相互矛盾。一项使用帕博利珠单抗的研究表明,7 名患者中有 4 名患者康复,而其他患者则没有康复[18,19]。

免疫相关性垂体炎

发生率

- 免疫相关性垂体炎(IH)主要发生在单独使用 CTLA-4 单抗(伊匹单抗和曲美珠单抗)或与其他免疫检查点抑制剂联合治疗的患者中。
  ◦ 用单药抗 PD-1/PD-L1 抑制剂治疗的患者中 IH 的发生非常罕见。
- 由于缺乏严格的定义,因此在临床试验的基础上很难获得有关该病的发病率和患病率的准确数据。
  ◦ 患病率估计值为 1%～17%,差异较大。
  ◦ 一些针对内分泌性 irAE 的统计分析结果中(每个案例均由 1 名内分泌学家评估)报道了 IH 的患病率为 8%～11%[18-21],但这些研究均未使用严格的 IH 定义标准。

病理生理学

IH 的确切机制尚不清楚。然而,一项研究表明,IH 可能的机制为:自身抗体识别分泌 TSH,促卵泡激素(FSH)和促肾上腺皮质激素(ACTH)的细胞,并通过将伊匹单抗 IgG1 或自身抗体的活性部分与在正常垂体组织中表达的 CTLA-4 结合,从而激活补体途径[22]。

临床表现

从开始使用伊匹单抗到诊断出 IH 的中位时间为 8～9 周,约为第 3 次使用伊匹单抗之后。

- 头痛和疲劳是最常见的症状,分别发生在 85% 和 65% 的患者中。
  ◦ 视觉变化不常见,甚至有些患者完全无症状。
- 当常规甲状腺功能检测(TFT)监测显示出中枢性甲状腺功能减退的证据时,经常会引起临床疑诊,从而介导进一步的检查。
- 最常见的激素缺乏症表现为中枢性甲状腺功能减退(>90%),其次是中枢性肾上腺功能不全(75%～86%)和性腺功能低下(79%～84%)[19,23]。
  ◦ 根据我们的经验,约 50% 的患者出现 3 个垂体轴同时受累[23]。

- 在超过 50％的患者中,催乳素水平可能较低,但也有报道催乳素水平较高的病例。
  ○ 55％的患者发生低钠血症。
- 28％～46％的患者中可能存在低水平的胰岛素生长因子 1(IGF-1)[19,23]。
  ○ 迄今为止,只有 1 例与抗 PD-L1 单抗(阿维鲁单抗)相关的中枢性尿崩症病例[24]。
- 在 80％～90％的患者中可以通过 MRI 看到变化;但是,有时这些发现可能比较轻微,如果不与基线扫描进行比较,可能容易忽略。
  ○ 根据我们的经验,与基线扫描相比,90％的患者出现垂体增大。
  ○ 其他 MRI 检查异常包括垂体柄增厚(70％)、蝶鞍上凸(48％)及不均匀强化(37％)[25]。垂体增大的消退是常见的,所有病例均在 2 个月的随访扫描中发现垂体增大消退[2,19,26,27]。
  目前没有良好的预测指标可帮助识别高风险的患者。
- 在出现症状或 IH 诊断之前,可能存在 TSH 水平逐渐下降。
- 通过 MRI,在蝶鞍上垂体增大可先于 IH 的临床和生化证据[19]。

诊断

目前尚无用于明确 IH 诊断的严格标准。根据以前的回顾性数据和临床经验,IH 的诊断标准包括:
- ≥1 种垂体激素缺乏症(其中需要有 TSH 或 ACTH 缺乏症)并伴有 MRI 异常。
- ≥2 个垂体激素缺乏症(其中需要有 TSH 或 ACTH 缺乏症)并出现头痛或其他症状。
- 中枢性性腺功能减退在许多 IH 病例系列中普遍被报道。
  ○ 但是,由于性激素对急性疾病的变化很敏感,因此诊断标准中不需要包含中枢性性腺功能减退。
  ○ 最近,该诊断标准已在大型队列中得到验证并表现优异[23]。

治疗

- 已确诊的 IH 的管理主要包括补充不足的激素(生理剂量的类固醇和甲状腺激素)。
  ○ 并非在所有情况下都需要性激素替代治疗。
- 在严重头痛、视力改变或肾上腺危象的情况下,可能需要大剂量的类固醇。
  ○ 最近,在得克萨斯大学 MD 安德森癌症中心进行的一项大型队列研究中发现,与生理剂量的类固醇相比,高剂量的类固醇对垂体激素的恢复并没有更多益处[23]。其他回顾性研究也报道了类似的发现[28,29]。

　　。我们建议不一定总是需要高剂量的类固醇。

- 在没有威胁生命症状的大多数 IH 患者中,使用生理替代剂量的类固醇即可[19-21,23]。

肾上腺皮质功能减退和甲状腺功能减退似乎都代表了垂体炎的长期后遗症,在大多数情况下需要终身激素替代治疗。

- 如果患者同时患有肾上腺功能不全和甲状腺功能低下,应在甲状腺激素替代治疗之前开始糖皮质激素替代治疗。

- 未经治疗的肾上腺功能不全的患者服用甲状腺激素会加重肾上腺危象的可能。

　　。由于研究之间的标准不一致且不明确,因此很难统计具体的康复概率。据报道,21%～60%的患者甲状腺功能恢复正常。

　　。肾上腺功能恢复较为罕见,仅 0～17%的患者恢复了肾上腺功能。值得注意的是,许多研究对肾上腺功能的随访和重新评估都不明确。

- 60%～71%的中枢性性腺功能减退患者可以恢复[20,23,28]。

　　。根据我们的经验,使用性激素替代治疗对性腺功能恢复可能不会产生什么重大影响,因为一些患者无须进行性激素替代即可实现恢复[23]。

- 为了恰当地治疗这些患者,需要进行持续的临床评估和生化检查以监测患者的恢复情况。

　　。我们建议进行定期评估,如第一年每 3 个月评估一次,此后每 6 个月评估一次。

诊断和随访建议(图 9-2)

　　如果 irAE≥2 级,则暂停 ICI,直到完成检查并开始适当的激素替代治疗。

- 如果中枢肾上腺皮质功能不全:开始生理性类固醇替代治疗(氢化可的松 $10mg/m^2$,上午 8 时 15mg,下午 3 时 5mg)。

　　。定期评估(如第一年每 3 个月评估一次,此后每 6 个月评估一次):临床监测激素水平(皮质醇、促肾上腺皮质激素和/或小剂量促肾上腺皮质激素刺激试验)以评估恢复情况。

- 如果是中枢性甲状腺功能减退症,开始甲状腺激素替代治疗(左甲状腺素 $1.6\mu g/kg$)。

　　。在开始甲状腺激素后 6～8 周重复进行甲状腺功能测试,然后定期评估恢复情况(如第一年每 3 个月评估一次,此后每 6 个月评估一次)。

- 如果是中枢性性腺功能低下,在 2～3 个月内重复测定激素水平;如果不

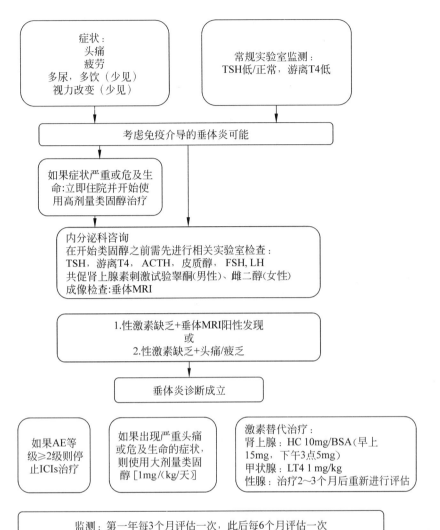

图 9-2 免疫相关垂体炎的诊断和处理流程 ACTH，促肾上腺皮质激素；FSH，
促卵泡激素；LH，黄体生成素；TSH，促甲状腺激素。

　　影响癌症治疗，则考虑男性使用雄激素/女性使用雌激素替代疗法。
对于危及生命的症状，如肾上腺危象、严重头痛和视野缺损：
- 视情况住院。
- 在急性期使用大剂量皮质类固醇[泼尼松 1mg/(kg·d)]（或等效剂量
  的甲泼尼龙），然后在 1 个月内逐渐减量。
- 肾上腺危象应按照标准指南进行管理。

- 如果出现中枢性甲状腺功能减退症，应在开始使用糖皮质激素后再进行甲状腺激素替代治疗（见上文）。

免疫介导的糖尿病

发生率

与 ICI 相关的免疫介导的糖尿病是一种非常罕见但很重要的 AE。在最新的系统综述和荟萃分析中报道了其发生率约为 0.2%[8]。

- 使用抗 PD-1/PD-L1 单抗（联合或不联合抗 CTLA-4 单抗）的患者中已经报道了 ICI 介导的糖尿病(30,31)。
  - 迄今为止，已发表的文献中仅描述了 1 例由抗 CTLA-4 单抗（伊匹单抗）单药治疗诱发的免疫介导的糖尿病案例[32]。
- 病理生理学方面，已有研究表明 PD-1 和 PD-L1 通路在调节自身免疫性糖尿病中起到关键作用。
  - 在动物模型中，PD-1 或 PD-L1 的阻断可导致糖尿病的快速发展[33]。
- 在人类的临床研究中发现，体液免疫和细胞免疫都与 ICI 介导的自身免疫性糖尿病的发病机制有关[34]。

临床表现

在临床实践中，免疫介导的糖尿病可能影响所有人，包括既往有或无糖尿病患者。

- 患者可能表现为急性、新发的糖尿病酮症酸中毒，新发的高血糖症，或先前存在的糖尿病的患者血糖控制进一步恶化。
- 从给药到糖尿病发作的时间从 1 周到 5 个月不等[31]。

诊断

- 研究显示，大多数患者 β 细胞功能降低，C 肽水平过低或无法检测。
- 抗 GAD65 和胰岛素抗体普遍存在于这类患者中。
- 还可以发现抗胰岛细胞和抗锌转运蛋白抗体。大多数患者需要长期胰岛素治疗及定期随访[35]。

管理

尽管与 ICI 相关的免疫介导的糖尿病很少见，但患者可能并发糖尿病酮症酸中毒，需要住院及长期治疗。

- 在开始 ICI 之前，应基线检查 HbA1c 或血糖水平。
- 我们建议在每个给药周期之前对血糖进行监测，并在需要干预时立即开始适当的治疗。

原发性肾上腺功能不全

免疫介导的原发性肾上腺功能不全是与 ICI 相关的非常罕见的内分泌 AE。

- 大多数发生原发性肾上腺功能不全的患者是在使用 PD-1 抗体/PD-L1 抗体后，而只有少数几例使用 CTLA-4 抗体单药治疗后发生。
  - 最近的一项纳入 62 个队列研究的荟萃分析显示，ICI 介导的原发性肾上腺功能不全发生率仅为 0.7%。
  - 但是，在接受联合治疗的患者（PD-1/PD-L1 单抗联合 CTLA-4 单抗）中，发病率明显升高（4.2%）[8]。
- 激素水平检测可以帮助区分原发性肾上腺皮质功能不全（高 ACTH，低皮质醇）和继发性肾上腺功能不全（低或正常 ACTH，低皮质醇）。
- 糖皮质激素替代治疗是原发性肾上腺功能不全的标准治疗。
  - 建议长期随访。

内分泌性 irAE 的总结

目前，研究者对于 irAE 的定义、严重程度及如何导致对应的症状和体征仍存在很大争议。对于免疫疗法的反应或毒性尚无良好的预测指标。

- 因此，早期识别高风险患者，保持患者与医疗团队之间密切沟通，定期监测各类指标，早期诊断及治疗 irAE 对于优化整体治疗结果至关重要。
- 此外，对于所有接受 ICI 治疗的患者，建议常规监测内分泌病的临床体征和症状，并对患者进行适当教育。
- 在开始进行免疫治疗之前，应对所有患者进行检测各类激素水平，包括甲状腺激素（TSH 和游离 T4）、肾上腺激素（清晨测的 ACTH 和皮质醇）和血糖水平（血糖和 HbA1c）。
- 在每个治疗周期之前，应重复甲状腺功能检查（TSH 和游离 T4），以及基线代谢指标以监测血糖变化趋势。
  - 应考虑定期进行清晨的 ACTH 和皮质醇水平的监测（每月监测一次持续 6 个月，如果都正常则每 3 个月监测一次持续 6 个月，继续维持正常则每 6 个月监测一次持续 1 年）（图 9-3）。
- 一旦诊断出免疫介导的内分泌病，应立即开始适当的治疗。
  - 建议所有患者长期随访并重新评估性激素功能以观察可能的自行恢复。

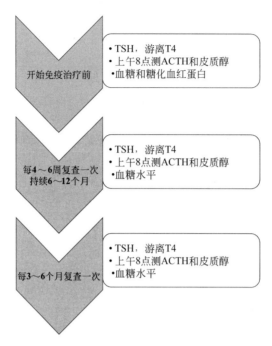

图 9-3 对所有接受免疫治疗的患者进行常规内分泌指标监测的流程
ACTH，促肾上腺皮质激素；TSH，甲状腺刺激激素

参考文献

1. Abdel-Rahman O，ElHalawani H，Fouad M. Risk of endocrine complications in cancer patients treated with immune check point inhibitors：a meta-analysis. *Future Oncol*. 2016；12(3)：413-25. doi：10.2217/fon.15.222

2. Cukier P，Santini FC，Scaranti M，et al. Endocrine side effects of cancer immunotherapy. *Endocr Relat Cancer*. 2017；24(12)：T331-T347. doi：10.1530/erc-17-0358

3. Weber J，Mandala M，Del Vecchio M，et al. Adjuvant nivolumab versus ipilimumab in resected stage Ⅲ or Ⅳ melanoma. *N Engl J Med*. 2017；377：1824-1835. doi：10.1056/nejmoa1709030

4. Reck M，Rodriquez-Abreau D，Robinson AG，et al. Pembrolizumab versus chemotherapy for PD-L1-positive non-small-cell lung cancer. *N Engl J Med*. 2016；375：1823-1833. doi：10.1056/nejmoa1606774

5. Petrylak DP，Powles T，Bellmunt J，et al. A phase Ia study of MPDL3280A (anti-PDL1)：updated response and survival data in urothelial bladder cancer（UBC）. *J Clin Oncol*. 2015；33(15 suppl)：4501.

6. Postow MA，Chesney J，Pavlick AC，et al. Nivolumab and ipilimumab versus ipilimumab in untreated melanoma. *N Engl J Med*. 2015；372：2006-2017. doi：10. 1056/

NEJMoa1414428

7. Atkins MB，Choueiri TK，Hodi FS，et al. Pembrolizumab plus low-dose ipilimumab in patients with advanced melanoma or renal cell carcinoma：data from the KEYNOTE-029 phase 1 study. *J Clin Oncol*. 2015;33(15 suppl)：3009

8. Barroso-Sousa R，Barry WT，Garrido-Castro AC，et al. Incidence of endocrine dysfunction following the use of different immune checkpoint inhibitor regimens：a systematic review and meta-analysis. *JAMA Oncol*. 2018;4(2)：173-182. doi：10.1001/jamaoncol.2017.3064

9. Delivanis DA，Gustafson MP，Bornschlegl S，et al. Permbrolizumab-induced thyroiditis：comprehensive clinical review and insights into underlying involved mechanisms. *J Clin Endocrinol Metab*. 2017;102(8)：2770-2780. doi：10.1210/jc.2017-00448

10. Yamauchi I，Sakane Y，Fukuda Y，et al. Clinical features of nivolumab-induced thyroiditis：a case series study. *Thyroid*. 2017;27(7)：894-901. doi：10.1089/thy. 2016.0562

11. Orlov S，Salari F，Kashat L，et al. Induction of painless thyroiditis in patients receiving programmed death 1 receptor immunotherapy for metastatic malignancies. *J Clin Endocrinol Metab*. 2015;100(5)：1738-1741. doi：10.1210/jc.2014-4560

12. Lee H，Hodi FS，Giobbie-Hurder A，et al. Characterization of thyroid disorders in patients receiving immune checkpoint inhibition therapy. *Cancer Immunol Res*. 2017;5 (12)：1133-1140. doi：10.1158/2326-6066.cir-17-0208

13. Puzanov I，Diab A，Abdallah K，et al. Managing toxicities associated with immune checkpoint inhibitors：consensus recommendations from the Society for Immunotherapy of Cancer (SITC) Toxicity Management Working Group. *J Immunother Cancer*. 2017;5 (1)：95. doi：10.1186/s40425-017-0300-z

14. Kobayashi T，Iwama S，Yasuda Y，et al. Patients with antithyroid antibodies are prone to develop destructive thyroiditis by Nivolumab：a prospective study. *J Endocr Soc*. 2018;2 (3)：241-251. doi：10.1210/js.2017-00432

15. Garber JR，Cobin RH，Gharib H，et al. Clinical practice guidelines for hypothyroidism in adults：cosponsored by the American Association of Clinical Endocrinologists and the American Thyroid Association. *Thyroid*. 2012;22(12)：1200-1235. doi：10.1089/ thy. 2012.0205

16. Borodic G，Hinkle DM，Cia Y. Drug-induced Graves disease from CTLA-4 receptor suppression. *Ophthal Plast Reconstr Surg*. 2011；27(4)：e87-e88. doi：10.1097/ iop.0b013e3181ef72a1

17. U.S. Department of Health and Human Services. *Common terminology criteria for adverse events*. 2010.

18. Ryder M，Callahan M，Postow MA，et al. Endocrine-related adverse events following ipilimumab in patients with advanced melanoma：a comprehensive retrospective review from a single institution. *Endocr Relat Cancer*. 2014;21(2)：371-381. doi：10.1530/erc-13-0499

19. Faje A. Immunotherapy and hypophysitis: clinical presentation, treatment, and biologic insights. *Pituitary*. 2016;19(1): 82-92. doi: 10.1007/s11102-015-0671-4

20. Faje AT, Sullivan R, Lawrence D, et al. Ipilimumab-induced hypophysitis: a detailed longitudinal analysis in a large cohort of patients with metastatic melanoma. *J Clin Endocrinol Metab*. 2014;99(11): 4078-4085. doi: 10.1210/jc.2014-2306

21. Corsello SM, Barnabei A, Marchetti P, et al. Endocrine side effects induced by immune checkpoint inhibitors. *J Clin Endocrinol Metab*. 2013;98(4): 1361-1375. doi: 10.1210/jc.20124075

22. Iwama S, De Remigis A, Callahan MK, et al. Pituitary expression of CTLA-4 mediates hypophysitis secondary to administration of CTLA-4 blocking antibody. *Sci Transl Med*. 2014;6(230): 230ra45. doi: 10.1126/scitranslmed.3008002

23. Nguyen KS, Waguespack SG, Habra MA, et al. Immune-related Hypophysitis (irh) associated with checkpoint inhibitor therapy: diagnosis, characteristics and long term follow up in the endocrine society meeting 2018. Chicago, USA; 2018.

24. Zhao C, Tella SH, Del Rivero J, et al. Anti-PD-L1 Treatment Induced Central Diabetes Insipidus. *J Clin Endocrinol Metab*. 2018;103(2): 365-369. doi: 10.1210/jc.2017-01905

25. Komal Shah SA, Cabanillas M, Dadu R, et al. *Imaging Findings of Cancer Immunotherapy Induced Hypophysitis*. ASNR. 2015.

26. Pitteloud M, Dadu R, Cabanillas ME, et al. *Hypophysitis in the Age of Cancer Immunotherapy: Experience in a Large Cancer Center*. ENDO. 2015.

27. Byun DJ, Wolchok JD, Rosenberg LM, et al. Cancer immunotherapy—immune checkpoint blockade and associated endocrinopathies. *Nat Rev Endocrinol*. 2017;13(4): 195-207. doi: 10.1038/nrendo.2016.205

28. Min L, Hodi FS, Giobbie-Hurder A, et al. Systemic high-dose corticosteroid treatment does not improve the outcome of ipilimumab-related hypophysitis: a retrospective cohort study. *Clin Cancer Res*. 2015;21(4): 749-755. doi: 10.1158/1078-0432.ccr-14-2353

29. Honegger J, Buchfelder M, Schlaffer S, et al. Treatment of primary hypophysitis in Germany. *J Clin Endocrinol Metab*. 2015; 100 (9): 3460-3469. doi: 10.1210/jc.2015-2146

30. Chae YK, Chiec L, Mohindra N, et al. A case of pembrolizumab-induced type-1 diabetes mellitus and discussion of immune checkpoint inhibitor-induced type 1 diabetes. *Cancer Immunol Immunother*. 2017;66(1): 25-32. doi: 10.1007/s00262-016-1913-7

31. Kapke J, Shaheen Z, Kilari D, et al. Immune checkpoint inhibitor-associated Type 1 diabetes mellitus: case series, review of the literature, and optimal management. *Case Rep Oncol*. 2017;10(3): 897-909. doi: 10.1159/000480634

32. Yamazaki N, Kiyohara Y, Uhara H, et al. Phase II study of ipilimumab monotherapy in Japanese patients with advanced melanoma. *Cancer Chemother Pharmacol*. 2015;76(5): 997-1004. doi: 10.1007/s00280-015-2873-x

33. Guleria I, Gubbels Bupp M, Dada S, et al. Mechanisms of PDL1-mediated regulation of

autoimmune diabetes. *Clin Immunol*. 2007；125（1）：16-25. doi：10.1016/j.clim.2007. 05.013

34. Hughes J，Vudattu N，Sznol M，et al. Precipitation of autoimmune diabetes with anti-PD-1 immunotherapy. *Diabetes Care*. 2015；38（4）：e55-e57. doi：10.2337/dc12-0321

35. Priyanka Iyer CB，Lavis VR，Varghese JM，et al. *Checkpoint inhibitor mediated insulin dependent diabetes：a cancer center experience*. In *The Endocrine Society meeting 2018*. 2018.

第10章

神经系统不良事件和神经系统并发症

Haroon Ahmad，Jasmin Jo，Elizabeth Gaughan，
and Camilo Fadul

概述

药物对神经系统的直接作用引起的神经系统不良事件（AE）往往是化疗药物的剂量限制性毒性。近年来，新的分子靶向药物和生物制剂在癌症治疗中被大量批准和广泛使用，同时也新发了许多独特且严重的神经毒性反应，尽管这些神经毒性与新药的应用相关，但并非全都由其直接引起。例如，可逆性后部白质脑病综合征（PRES）与贝伐单抗的关联是在广泛地使用该药物后才被认识到的[1]。

神经系统免疫相关不良事件（irAE）是与免疫检查点抑制剂（ICI）相关的最常见且可能威胁生命的毒性。用 ICI 治疗的患者中约有 10% 可能具有轻度至中度的神经系统症状，但只有不到 1% 的患者发生严重的免疫介导的神经系统并发症[2]。尽管严重的并发症很少见，但我们必须对它们的临床表现有所了解，因为尽早识别和适当处理将直接影响其治疗效果。

尽管已经有大规模统计调查及荟萃分析的报道，但更多的是记录不充分的且无法明确因果关系的个案报道，因此仍难以确定与 ICI 相关的神经系统并发症的发生率（表 10-1）。一些患者可能会出现非特异性的神经系统症状，这些症状通常会自发缓解；而归因于 ICI 介导的严重的神经系统毒性也可能是由癌症本身或其他抗肿瘤治疗方案所引起的。此外，研究者已经认识到，发病率根据药物的作用机制不同而有所不同（CTLA-4 抑制剂，PD-1/PD-L1 抑制剂或联合用药）[2,3]。

表 10-1　神经系统不良事件的发病率

药　　品	3～4 级[3]/%	任意等级[3]/%
伊匹单抗	0.8	3.0
所有 CTLA-4 ICI	0.7	3.8
纳武利尤单抗	0.4	5.2

续表

药　　品	3～4 级[3]/%	任意等级[3]/%
帕博利珠单抗	0.2	6.3
所有 PD-1 ICI	0.4	6.1
联合 CTLA-4 ＋ PD-1	0.7	12.0

本章介绍了已报道的 ICI 相关的严重的免疫相关神经系统不良反应,同时提供有关诊断方法和管理建议。免疫介导的神经系统 AE 累及范围从大脑皮质(脑炎)到肌肉(肌炎),不同的综合征需根据受影响的神经系统部位进行划分。视神经炎、垂体炎和肌炎将在其他章节中进行介绍。

神经系统的不良事件

脑

脑炎

脑炎是用于由多种病因(包括自身免疫、传染性、副肿瘤性或特发性)所引起的脑实质炎症的总称。

- 症状可能包括发热、颈部僵硬、脑病或癫痫发作。
- 诊断通常需要进行中枢神经系统(CNS)影像学检查及脑脊液(CSF)化验;后者通常会显示白细胞计数增加、糖降低及蛋白质增高。

临床试验的数据显示,ICI 诱发的自身免疫性脑炎的发生率较低。与抗PD-1 或抗 PD-L1 单药治疗相比(发生率小于 1%),联合或序贯使用抗 CTLA-4单抗及抗 PD-1 单抗的发生率更高[4]。

本文献回顾了 11 例由抗 CTLA-4,抗 PD-1,抗 PD-L1 或联合疗法引起的脑炎案例(表 10-2)。

- ICI 治疗后的症状产生时间差异很大,其中两个病例在第一个疗程后就出现[5,11],另一个病例直到第 36 个疗程抗 PD-1 治疗后才出现[8]。
- 以下表现通常为脑炎的常见症状:具有急性至亚急性发作的意识混乱或认知改变。
  ◦ 1 例患者癫痫发作,而 MRI 提示额叶炎症改变[9]。
- 所有病例的诊断都是通过 CNS 影像学检查和/或 CSF 化验分析确定的。
  ◦ 一名患者 N-甲基-D-天冬氨酸(NMDA)受体抗体阳性并发生了自身免疫性脑炎[13]。目前无法确定 ICI 治疗与 NMDA 受体抗体之间的联系是巧合还是确实存在因果关系。

表 10-2　脑炎病例

病例	年龄/性别	ICI	原发癌	发病时ICI使用周期数	irAE	检查结果	治疗	结果	参考文献
1	71/男	伊匹单抗 3mg/kg，3次/周	黑色素瘤	1	脑干脑炎	脑脊液：蛋白质升高，白细胞正常，无肿瘤细胞	停止使用ICI，高剂量类固醇	24小时内恢复	[5]
2	64/男	伊匹单抗 3mg/kg，3次/周	前列腺癌	未记录	脑病，可能继发于甲状腺炎	脑脊液和MRI正常	高剂量类固醇	3天内恢复	[6]
3	未记录	伊匹单抗	黑色素瘤	未记录	自身免疫性脑膜脑炎	未记录	未记录	未记录	[7]
4	78/男	纳武利尤单抗 3mg/kg，3次/周	非小细胞肺癌	14	自身免疫性脑炎	MRI：正常 脑脊液：蛋白质增加，细胞增多	类固醇，抗癫痫药物	24小时内完全恢复	[4]
5	51/女	帕博利珠单抗 10mg/kg，2次/周	黑色素瘤	36	脑病并发脑膜炎	MRI：皮质下 T2高信号 脑脊液：正常	类固醇	部分改善	[8]
6	66/男	帕博利珠单抗 2mg/kg，3次/周	黑色素瘤	6	脑炎伴癫痫发作	MRI：双侧 T2高信号 Biosy表现出弥漫性小胶质细胞激活和局灶性血管周围炎症伴淋巴细胞浸润	停止使用ICI 支持治疗和抗癫痫药物	2~4个月后随访 MRI显示完全恢复	[9]
7	未记录	帕博利珠单抗	黑色素瘤	1年	边缘性脑炎	抗体阴性，边缘系统 MRI：高信号 脑脊液：细胞增多	类固醇	无改善也无进展	[10]
8	59/女	阿替利珠单抗	尿路上皮癌	1	脑炎	MRI：高信号 脑脊液：正常	类固醇	5天内部分改善	[11]

续表

病例	年龄/性别	ICI	原发癌	发病时ICI使用周期数	irAE	检查结果	治疗	结果	参考文献
9	未记录	伊匹单抗＋帕博利珠单抗	黑色素瘤	未记录	脑干炎	未记录	未记录	患者死亡	[12]
10～11	未记录	伊匹单抗 3mg／kg＋纳武利尤单抗 1mg／kg	未记录	未记录	边缘性脑炎和抗 NMDA 受体脑炎	未记录	第 1 例使用泼尼松；第 2 例使用激素和利妥昔单抗	改善	[13]

- 在已报道的 10 例患者中,80% 的患者通过类固醇疗法或支持性治疗能够部分恢复或完全恢复,从治疗开始至改善的时间间隔从几天到几个月不等。
  - 其中,1 例因联合治疗而死于脑干炎[12];1 例对类固醇治疗无反应[10]。值得一提的是,包括列出的 2 例病例及一些继发于其他病因产生脑病而被排除在外的病例,都有可能仍然与 ICI 治疗有关,如甲状腺炎后的甲状腺危象或垂体炎引起的内分泌功能异常。

这些情况都表明了对于确认某些症状是 ICI 介导的脑炎的困难性。

脑膜炎

脑膜炎是由传染性疾病、自身免疫性疾病、肿瘤性疾病、副肿瘤性疾病或特发性病因引起的软脑膜炎症。在对 12 项临床试验的回顾中,包括了 3 763 例接受纳武利尤单抗治疗的黑色素瘤患者(联合或不联合伊匹单抗),共报道了 5 例(0.13%)脑膜炎病例[14]。在另一篇综述中报道了在接受伊匹单抗治疗的患者中,无菌性脑膜炎的发生率为 0.1%~0.2%,大多数患者发生于 ICI 治疗后 1~7 周内[2]。

诊断主要通过临床症状,联合 CSF 分析(淋巴细胞性细胞增多)。所有已报道的病例均与伊匹单抗相关,其中 1 例是纳武利尤单抗联合治疗所致[15](表 10-3)。

- 患者的典型表现为发热、颈部僵硬,甚至有些伴有嗜睡。
- 大多数患者在症状出现时接受了经验性抗生素治疗,在 CSF 培养阴性后停止使用。
  - 除 1 例外,大多数均通过类固醇疗法及支持性护理能够完成或接近完全康复。
  - 1 例患者对大剂量类固醇激素无反应,但后来通过静脉注射免疫球蛋白(IVIG)康复[17]。

这些病例都说明了诊断的困难性,因为接受 ICI 治疗的肿瘤患者同时也易患感染性和癌性脑膜炎。快速诊断,及时识别与干预可能由 ICI 引起的无菌性脑膜炎,可以在很大程度上改善患者的预后。

中枢神经系统脱髓鞘疾病

中枢神经系统脱髓鞘疾病包括多发性硬化症,以及由毒性、代谢性疾病或发育障碍引起的脱髓鞘疾病,主要表现为局灶性神经功能障碍,可复发缓解交替或持续进展。

- 在相关的 ICI 治疗肿瘤的案例中,研究者发现伊匹单抗能够特异性地增强髓鞘反应性 T 细胞的活化,进而介导对神经鞘的自身免疫攻击,引起脱髓鞘病变及类似假性肿瘤脱髓鞘病变的改变(肿瘤性多发性硬化症)[20]。

表 10-3 脑膜炎病例

病例	年龄/性别	ICI	原发瘤	发病时ICI使用周期数	irAE	检查结果	治疗	结果	参考文献
1	未记录	伊匹单抗	黑色素瘤	1周	无菌性脑膜炎	脑脊液：压力升高、蛋白质和白细胞增多	口服类固醇	1~2天后改善	[16]
2	未记录	伊匹单抗	黑色素瘤	4周	脑膜神经根神经炎	脑脊液：蛋白质和淋巴细胞增多	高剂量类固醇、静脉注射免疫球蛋白	类固醇治疗后恶化；免疫球蛋白治疗后改善，在2年左右恢复	[17]
3	59/男	伊匹单抗	黑色素瘤	未记录	无菌性脑膜炎	未记录	未记录	未记录	[18]
4~5	未记录	伊匹单抗	未记录	2周	无菌性脑膜炎	脑脊液：轻细胞增多或正常 MRI：双侧脑部均正常	支持治疗、口服类固醇	完全恢复，分别于第8周天和第10周	[15]
6	52/女	伊匹单抗	黑色素瘤	4周	无菌性脑膜炎	脑脊液：淋巴细胞增多 MRI：新的转移性病变	经验性抗生素、类固醇	完全恢复	[19]
7	未记录	伊匹单抗＋纳武利尤单抗	未记录	1周	无菌性脑膜炎	脑脊液：淋巴细胞增多 MRI：正常	支持治疗	在第7周完全恢复，并重启ICI治疗	[15]

- 1 例患者在接受了伊匹单抗的治疗后，进一步使用纳武利尤单抗治疗的第 4 个周期的第 2 天出现了急性肿瘤脱髓鞘性多灶性脑损伤[21]。尽管使用了大剂量的类固醇，该患者最终仍然死亡（表 10-4）。
  - 1 例患者在纳武利尤单抗和伊匹单抗序贯治疗后引起原发性脱髓鞘病变。该例患者表现类似于多发性硬化症的发病过程，尽管进行了及时治疗，但疾病仍迅速进展，最终导致患者死亡。
  - 另外 1 例患者使用伊匹单抗治疗黑色素瘤后加重了既往的多发性硬化症，但没有详细信息[22]（表 10-4）。

随着更多接受 ICI 治疗的病例的报道（包括已患有自身免疫性神经疾病的患者），指南的尽早制订有助于神经科医生应对这些困难情况。

可逆性后部白质脑病综合征

可逆性后部白质脑病综合征（PRES）是由大脑后部的间质水肿引起的。据推测，仅影响大脑后循环是因为缺乏血管的自主调节作用。

- 患者出现脑病、头痛、视力变化和局灶性神经功能缺损。
- ICI 引起 PRES 的机制尚不清楚。治疗上，通常采取积极的血压控制、抗癫痫治疗及支持治疗。
  - 据报道，在确诊的 3 例 PRES 患者中，症状发生相对较早：在 ICI 治疗后的 1～4 个周期内（表 10-5）[23-25]。在有治疗结果的 2 例患者中，1 例仅在支持治疗的情况下部分恢复，另 1 例在类固醇、IVIG 和血浆置换术的治疗下完全恢复。

小脑

仅有 1 例个案报道了在非小细胞肺癌（NSCLC）中使用帕博利珠单抗治疗后出现小脑综合征[26]。

- 该患者在第 11 个疗程后出现了孤立的共济失调，尽管 MRI 无异常改变，但患者仍根据临床表现停止使用 ICI 并在停药后很快恢复正常。

脊髓

炎性脊髓疾病或脊髓炎是一种潜在的衰弱性疾病，由许多病因引起（包括脱髓鞘病变），并伴有运动、感觉和括约肌障碍的相关症状。

- 病因可能是在 ICI 治疗后产生对脊髓实质的自身免疫性攻击，类似于前面提到的增强的髓鞘特异性 T 细胞反应[20]。
- 脊髓疾病的发生率尚不清楚，但很有可能漏诊。因为报道了很多的 1/2 级神经系统 AE 病例，例如麻木、无力、步态障碍，这些症状都有可能是由于未完全恢复的脊髓损伤导致的。

表 10-4 中枢神经系统脱髓鞘疾病病例

病例	年龄/性别	ICI	原发癌	发病时ICI使用周期数	irAE	检查结果	治疗	结果	参考文献
1	未记录	伊匹单抗	黑色素瘤	未记录	多发性硬化症恶化	MRI：新发强化病变	未记录	未记录	[22]
2	60/男	伊匹单抗序贯纳武利尤单抗，每2周3mg/kg	黑色素瘤	4（纳武利尤单抗）	肿瘤性脱髓鞘病变	MRI：肿胀性病变 脑脊液：寡克隆条带、蛋白质和髓鞘碱性蛋白增加	类固醇、静脉注射免疫球蛋白	没有改善，患者死亡	[21]

表 10-5　可逆性后部白质脑病综合征病例

病例	年龄/性别	ICI	原发癌	发病时ICI使用周期数	irAE	检查结果	治疗	结果	参考文献
1	58/女	伊匹单抗	阴道黑色素瘤	1周	可逆性后部白质脑病综合征	可逆性后部白质脑病综合征的 MRI 表现	抗癫痫药物和支持治疗	改善	[23]
2	18/男	纳武利尤单抗,每 3 周 3mg/kg	霍奇金淋巴瘤	4周	可逆性后部白质脑病综合征	后部可逆性脑病综合征的 MRI 表现;脑脊液正常	类固醇、静脉注射免疫球蛋白,PLEX	完全恢复	[24]
3	58/男	帕博利珠单抗	非霍奇金淋巴瘤	1周	可逆性后部白质脑病综合征	未记录	未记录	未记录	[25]

- 有文献报道了 3 例脊髓炎,均由伊匹单抗引起(表 10-6)。患者表现出不同程度的虚弱,通常亚急性起病,在治疗的第 2 个周期后出现症状[27,28]。
- 1 例患者通过类固醇激素治疗没有改善[29],另 2 例患者不完全康复。

对可疑的脊髓炎的初步评估需要进行脊髓 MRI 检查(增强或不增强)。如果不停止 ICI 治疗并早期采取免疫抑制治疗,神经系统的损伤可能是不可逆的。

周围神经系统

据报道,接受 ICI 治疗的患者中,不到 3% 的患者会发生周围神经系统 AE。

- 根据周围神经系统 AE 发生的时间特征,将它们分为急性和慢性,包括颅神经麻痹、脑膜神经根神经炎、弥漫性或局灶性神经病变和肠神经病变。
- 大多数报道的病例为轻/中度,不需要中断 ICI 或使用免疫抑制治疗[2,3,30]。但近年来,严重病例的报道越来越多,下面将进行分类讨论。

颅神经病变

炎症、感染及肿块效应可能会影响脑神经、神经根或脑神经核。报道的 7 例在 ICI 治疗后发生脑神经麻痹病例中,有 6 例患者的第 7 脑神经受到影响,导致单侧面瘫。另 1 例患者第 6 脑神经受到影响并出现了急性发作的水平性复视[31]。

- ICI 诱导的脑神经病变大多继发于伊匹单抗治疗后,除了 1 例继发于纳武利尤单抗,1 例继发于联合治疗后(表 10-7)。
- 所有 7 例病例均在 ICI 治疗后 6 周内出现症状。
- 在接受类固醇治疗后,7 例患者均完全或接近完全恢复。
- 1 例患者的单侧面神经麻痹在类固醇治疗后缓解,但后来在继续使用伊匹单抗的治疗过程中又在对侧复发[32]。约 6 个月类固醇治疗后,双侧面神经均恢复正常。

对于接受 ICI 治疗的患者,及时识别孤立的脑神经病变至关重要,因为他们可能会因缺血性卒中或肿瘤性疾病的进展而被误诊和误治。如报道的病例所示,停止免疫疗法并给予类固醇治疗通常可以解决脑神经病变。

脑膜神经根神经炎

脑膜神经根神经炎是一组脑/脊髓神经根及脑膜炎症所引起的临床综合征,其特征为头痛、剧烈的神经根痛、面神经麻痹和多发性神经病变,是公认的慢性 Lyme 病的并发症。

表 10-6　脊髓炎病例

病例	年龄/性别	ICI	原发癌	发病时ICI使用周期数	irAE	检查结果	治疗	结果	参考文献
1	未记录	伊匹单抗	未记录	未记录	进行性坏死性脊髓病	未记录	类固醇和英夫利昔单抗	没改善	[29]
2	62/男	伊匹单抗	黑色素瘤	2 周	横贯性脊髓炎	MRI：在 T9～T10 水平显示局灶性 T2 高信号 脑脊液：细胞增多	类固醇	2 周后改善	[27]
3	58/男	伊匹单抗	黑色素瘤	2 周	脊髓炎伴截瘫	未记录	类固醇和静脉注射免疫球蛋白	部分改善	[28]

表 10-7 周围神经病变病例

病例	年龄/性别	ICI	原发癌	发病时ICI使用周期数	irAE	检查结果	治疗	结果	参考文献
1	未记录	伊匹单抗	小细胞肺癌	未记录	单侧面瘫	未记录	未记录	未记录	[33]
2	未记录	伊匹单抗	未记录	2周	单侧面瘫，发生2次	未记录	类固醇	6个月后改善	[32]
3	未记录	伊匹单抗	未记录	2周	单侧面瘫	未记录	类固醇	迅速改善	[34]
4	61/女	伊匹单抗 3mg/kg，每3周1次	黑色素瘤	1周	单侧面瘫	MRI正常	支持治疗	改善	[35]
5	未记录	伊匹单抗 3mg/kg，每3周1次（纳武利尤单抗失败后）	未记录	1周	单侧面瘫	未记录	类固醇	2周后改善	[36]
6	45/男	伊匹单抗 3mg/kg+纳武利尤单抗 1mg/kg，每3周1次	黑色素瘤	1周	单侧面瘫	MRI和脑脊液正常	类固醇利妥昔单抗抗病毒药	7天内恢复	[37]
7	83/男	纳武利尤单抗	未记录	1周	水平复视、外直肌瘫痪	未记录	类固醇	恢复	[31]

- 据报道,有 2 例 ICI 相关的脑膜神经根神经炎病例,其可能的机制与 T
  细胞介导的炎症和自身免疫相关[17,32]。
  - 第 1 例是 1 名接受了纳武利尤单抗治疗的黑色素瘤患者,该患者主诉
    治疗开始 9 周后出现两臂无力并伴有疼痛。脑部和颈椎的 MRI 检查
    未发现显著异常。停用抗 PD-1 治疗并使用类固醇激素治疗后,其症
    状明显改善[32]。
  - 第 2 例是 1 名男性黑色素瘤患者。该患者在伊匹单抗治疗后 10 周出
    现眩晕、头晕、颈痛和头痛,且症状在接下来的 1 周内持续恶化,出现
    四肢瘫痪、感觉障碍、严重的共济失调、面部瘫痪、构音障碍及吞咽困
    难。诊断性检查排除其他潜在原因。胸腰部 MRI 显示整体神经根强
    化,提示蛛网膜炎。停用伊匹单抗并接受大剂量类固醇和 IVIG 治疗
    后病情好转,并在症状开始后 24 个月时几乎完全恢复。

急性炎症性脱髓鞘性多发性神经病

急性炎症性脱髓鞘性多发性神经病(AIDP)或格林-巴利综合征(GBS)是一
种自身免疫性多发性神经病,表现为急性,快速进展逐渐加重的无力,反射减弱
或缺失,感觉缺陷及自主神经功能障碍[38]。GBS 的病理生理涉及针对外周神
经轴突中表达的细胞表面神经节苷脂的抗体。

- 研究者认为,增强的 T 细胞免疫在 ICI 诱导的 AIDP 中发挥作用[16,39,40]。
  据估计,接受 ICI 治疗的患者中 AIDP 的发生率为 0.1%~2%[2]。
  - FDA 不良事件报道系统(FAERS)中总的 ICI 治疗相关不良事件
    35 726 例,其中 121 例(0.3%)为 GBS[41]。
- 9 例黑色素瘤患者 ICI 治疗后发展为 AIDP(表 10-8)。
  - 5 例与伊匹单抗治疗相关,其中 1 例发生于伊匹单抗与纳武利尤单抗
    联合治疗后,3 例发生于伊匹单抗与帕博利珠单抗联合治疗后。
  - 症状平均出现在 3~4 个周期治疗后,仅有 1 例特殊,在第 20 个周期
    治疗后才出现症状。9 例中有 6 例表现为快速进展的运动和感觉障
    碍及反射减弱;1 例表现为声音嘶哑、呼吸困难和构音障碍;另 2 例表
    现为面神经麻痹。
  - 肌电图(EMG)和神经传导速度(NCS)异常符合 GBS 的改变,包括神
    经传导速度减慢,传导阻滞及 F 波和 H 波缺失或持续时间较长。
  - 4 例患者表现为典型的 GBS,脑脊液蛋白升高而细胞计数正常(细胞
    蛋白分离),2 例表现为高蛋白伴轻度 CSF 细胞增多(分别为 12 和 45
    个细胞/mm^3)。

表 10-8　急性炎性脱髓鞘病变病例

病例	年龄/性别	ICI	发病时间	原发瘤	irAE	肌电图	脑脊液	治疗	结果	参考文献
1	77/男	伊匹单抗(3mg/kg,每3周1次);纳武利尤单抗(1mg/kg,每3周1次)	第3个周期后1周	黑色素瘤	快速进行性远端感觉运动功能障碍与反射障碍丧失	中尺侧CB运动传导速度延迟,F波消失	蛋白升高(86mg/dl),细胞正常	静脉注射免疫球蛋白	已改善	[42]
2	77/男	伊匹单抗(未记录)	第3个周期后2天	黑色素瘤	声音嘶哑,远端肢体无力和麻木,反射减退	与AIDP一致,具有2°轴索特征	IgG升高	静脉注射免疫球蛋白和甲泼尼龙	已改善	[39]
3	65/男	伊匹单抗(未记录)	第二个周期后2周	黑色素瘤	四肢瘫、远端感觉异常,反射力减退	全身对称性感觉运动神经病变	蛋白质升高(1.6g/L),细胞正常	他克莫司、甲泼尼龙和血浆置换	死于多器官衰竭	[43]
4	45/女	帕博利珠单抗(2mg/kg,每3周1次)	第3个周期之前	黑色素瘤	四肢感觉异常和虚弱、腿部无力、面瘫	伴有传导阻滞的多灶性脱髓鞘	蛋白质升高(0.56 g/L),轻度细胞增多(45/mm³)	泼尼松和静脉注射免疫球蛋白	已改善	[44]
5	63/男	伊匹单抗(未记录)	第4个周期后3周	黑色素瘤	四肢感觉丧失、步态不稳、轻度四肢软瘫、反射消失	正中/尺侧感觉神经动作电位和低CMAP,H水平反射延长	蛋白质升高(0.89g/L),细胞正常	静脉注射免疫球蛋白	死于呼吸功能不全	[16]
6	57/女	伊匹单抗(3mg/kg,每3周1次)	第3个周期后1周	黑色素瘤	逐渐加重的四肢感觉和运动障碍、反射消失	全身运动脱髓鞘性多发性神经病变	蛋白质升高(1.67g/L),细胞正常	甲泼尼龙	已改善	[40]

续表

病例	年龄/性别	ICI	发病时间	原发癌	irAE	肌电图	脑脊液	治疗	结果	参考文献
7	未记录/男	帕博利珠单抗（未记录）	第6个周期之后	黑色素瘤	上肢/下肢神经损伤长度依赖性虚弱和麻木	严重的长度依赖性周围神经病变,伴有轴索病变和脱髓鞘特征	未记录	泼尼松	已改善	[26]
8	未记录/男	帕博利珠单抗（未记录）	在第20个周期之后	黑色素瘤	面部无力,呼吸困难和构音障碍	脱髓鞘性多发性神经病变	蛋白质升高（1.92 g/L）,轻度细胞增多（12/mm³）	静脉注射免疫球蛋白	已改善	[26]

- 9 例患者中有 6 例通过 ICI 治疗和停用 ICI 获得临床改善。
  - 5 例患者接受了 IVIG，其中 2 例也接受了类固醇治疗；1 例患者接受了血浆置换、类固醇和他克莫司的联合治疗。值得注意的是，有 2 例患者仅使用类固醇便获得了改善，而这种治疗方式通常在经典的非 ICI 诱导的 GBS 中是无效的。
  - 1 例患者死于呼吸功能不全，1 例患者死于多器官衰竭。

GBS 是一种罕见但可能危及生命的 AE，在 ICI 治疗后表现为进行性无力的患者中应考虑发生 GBS。

慢性炎性脱髓鞘性多发性神经根病

慢性炎性脱髓鞘性多发性神经根病（CIDP）是一种慢性（>8 周）的自身免疫性神经病，通常表现为对称的近端和远端肌无力及四肢的感觉缺陷，并伴有脱髓鞘性神经病的电生理学证据。该病的病程可以表现为单发，复发缓解或持续进展[45]。CIDP 的发病机制可同时由体液和细胞免疫介导，脱髓鞘、髓鞘再生、间质水肿和神经内炎性浸润反复交替[46]。

- 据报道，有 4 例 ICI 诱导的 CIDP 病例与伊匹单抗、帕博利珠单抗和纳武利尤单抗治疗黑色素瘤相关（表 10-9）。
  - 大多数患者在第 1 个周期后出现症状，除了 1 例在第 6 个周期治疗后才出现症状。
  - 所有患者均表现出乏力（与脱髓鞘长度相关）、感觉缺陷及反射力减退，其中 1 例患者出现自主神经功能障碍。
  - 2 例患者在起病后 5 周和 12 周出现症状高峰，另外 2 例患者最初呈 GBS 样快速起病性神经病，但在逐渐减量的类固醇治疗下，于 1～2 个月后出现症状加重。
  - 脱髓鞘性神经病变通常可见电生理检查异常。
  - 预期可能出现的细胞蛋白分离现象仅在 1 例中见到；2 例患者蛋白升高并伴有轻度的脑脊液细胞增多（分别为 11 和 15 个细胞/mm^3）。
- 在停止 ICI 治疗并给予包括血浆置换、类固醇和 IVIG 的 ICI 治疗后，除 1 例患者外，其余患者均有所改善。
  - 2 例治疗后症状继续加重的患者中，1 例接受了更高的类固醇剂量，而另 1 例接受了 IVIG、利妥昔单抗、强的松泼尼和霉酚酸酯治疗。

神经肌肉接头

重症肌无力

重症肌无力（MG）是一种自身免疫性疾病，会影响神经肌肉接头（NMJ），导致包括眼、延髓、颈部、四肢和呼吸肌在内的多处肌肉的明显疲劳。它是由针对乙酰胆碱受体（AChR）或肌肉特异性酪氨酸激酶（MuSK）的抗体所引起的。

表 10-9　慢性炎性脱髓鞘性多发性神经病变病例

病例	年龄/性别	ICI	原发癌	发作时间	最严重病情时间程度	irAE	肌电图	脑脊液	治疗	结果	参考文献
1	44/男	伊匹单抗（未记录）	黑色素瘤	第 1 个周期后 1 周	5 周	上肢/下肢神经损伤长度依赖性的麻木和无力；反射消失	提示慢性炎性脱髓鞘性多发性神经病变	蛋白质和白细胞正常	血浆置换	改善	[27]
2	85/女	伊匹单抗（3mg/kg，每 3 周 1 次×4 次）；序贯帕博利珠单抗（2mg/kg，每 3 周 1 次）	黑色素瘤	在第 6 个和第 7 个周期之间	12 周	疼痛感觉异常，手臂和腿无力；反射消失	伴有传导阻滞的多灶性脱髓鞘病变	蛋白升高（0.74 g/L），细胞正常	泼尼松、甲泼尼龙和血浆置换	未改善	[44]
3	85/女	纳武利尤单抗（2mg/kg，每 3 周 1 次）	黑色素瘤	第 1 个周期后 2 周	2 周，且在 8 周后次恶化	神经损伤长度依赖的麻木和无力；反射消失；波动消失	F 波潜伏期延长、CB 及 CV 轻微延迟、远端潜伏期正常；感觉神经动作电位减少	蛋白升高（3.58 g/L），细胞轻度增多(11/mm³)	静脉注射免疫球蛋白和甲泼尼龙	改善	[46]
4	49/女	伊匹单抗（3mg/kg）和纳武利尤单抗（1mg/kg）	黑色素瘤	第 1 个周期后 5 天	1.5 周，且在 4 周后再次恶化	感觉异常，对称感觉/运动和自主神经病；反射低下/消失；体位性低血压和便秘	急性广泛性运动为主的神经病变伴传导速度部分减慢	蛋白升高（1.15 g/L），细胞轻度增多(15/mm³)	静脉注射免疫球蛋白、甲泼尼龙；后续：血浆置换、吗替麦考酚酯	改善	[47]

- 据推测,ICI 诱发的自身免疫反应与先前对自身抗原的免疫反应失调有关[48]。
  - 接受 ICI 治疗的患者中,新发 MG 的概率为 0.1%～0.2%。同时,也报道过潜在的 MG 在 ICI 治疗后加重[2,49]。
  - 在最近对 FAERS 的分析(包含 35 726 例报道的 AE)中,有 142 例(0.4%)患者与神经肌肉接头疾病有关;112 例(0.3%)患者发展为重症肌无力, 22 例为(0.06%)肌无力综合征,8 例为(0.02%)眼肌无力[41]。
- 我们的文献回顾了 27 例与 ICI 相关的 MG 病例报道(表 10-10)。
  - 4 例(15%)先前诊断为 MG 的患者在 ICI 治疗后恶化。与特发性 MG 患者相比,该人群患者的平均年龄更大[49,50]。
  - 最常见的原发性恶性肿瘤是黑色素瘤(14 例,52%),其次是非小细胞肺癌(8 例,30%)及其他癌症类型(5 例,18%),包括膀胱鳞状细胞癌、小细胞肺癌、肾细胞癌、子宫癌和结肠癌。
  - 17 例(63%)患者接受了纳武利尤单抗的治疗,7 例(26%)患者接受了帕博利珠单抗的治疗,4 例(15%)患者接受了伊匹单抗的治疗, 1 例患者接受了伊匹单抗和纳武利尤单抗的联合治疗。MG 症状平均出现在 2 个周期的治疗后。
  - 只有 1 例患者出现了单纯眼部症状(上睑下垂和复视),其余患者均合并延髓无力,如吞咽困难、构音困难及肢体无力。
  - 约 13% 的患者出现肢体和延髓无力而没有眼部症状。
  - 与特发性 MG 患者相比,ICI 相关性 MG 表现出更多的延髓无力和呼吸困难。
  - 3 例患者合并心肌炎,这使以呼吸困难为主要表现的延髓受累 MG 患者的临床状况更为复杂。
  - 超过 1/3 的患者需要呼吸支持;7 例患者采用无创正压通气,3 例患者需要机械通气。
- 血清学检查表明,21 例(78%)患者的 AChR 抗体阳性,1 例患者的抗横纹肌抗体阳性,未见抗 MuSK 抗体阳性患者。
  - 在 16 例(59%)患者中发现肌酸激酶(CK)浓度升高(1 200～10 386 U/L),这可能与肌炎相关。
  - 在接受 EMG 检查的患者中,有 10 位患者报告了与 MG 相关的典型发现。
- 最初所有患者均停止 ICI 治疗。一般而言,ICI 相关性 MG 的治疗方式与特发性 MG 的治疗类似[51]。

表 10-10　重症肌无力病例

病例	年龄/性别	ICI	发病时间	原发癌	乙酰胆碱受体抗体	肌电图	治疗	结果	参考文献
1	75/男	纳武利尤单抗（未记录）	第2个周期后	膀胱鳞癌	+	重复神经刺激衰减	溴吡斯的明和静脉注射免疫球蛋白	重症肌无力改善，但患者仍入院并死亡	[50]
2	84/男	帕博利珠单抗（未记录）	第2个周期后	黑色素瘤	+	未记录	泼尼松、溴吡斯的明、静脉注射免疫球蛋白	重症肌无力改善，但患者因呼吸衰竭死亡	[51]
3	63/男	帕博利珠单抗（未记录）	第1个周期后2周	黑色素瘤	+	未记录	溴吡斯的明、泼尼松、甲泼尼龙、静脉注射免疫球蛋白、血浆置换	重症肌无力恶化，患者死亡	[52]
4	69/男	伊匹单抗（3mg/kg，每3周1次）	第3个周期后几天	黑色素瘤	+	重复神经刺激衰减	溴吡斯的明、甲泼尼龙、血浆置换	重症肌无力改善	[53]
5	73/男	伊匹单抗（10mg/kg）	第2个周期后	黑色素瘤	+	未记录	类固醇、溴吡斯的明	重症肌无力改善，但患者仍因疾病进展而死亡	[53]
6	70/男	伊匹单抗（未记录）	第2个周期后	黑色素瘤	+	重复神经刺激衰减	血浆置换、甲泼尼龙、静脉注射免疫球蛋白、溴吡斯的明	重症肌无力改善	[27]
7	71/女	帕博利珠单抗（未记录）	第4个周期后	子宫癌	-（MuSK抗体阴性）	SF肌电图抖动	溴吡斯的明、泼尼松	重症肌无力改善	[54]
8	70/男	伊匹单抗和纳武利尤单抗（未记录）	第1个周期后16天	小细胞肺癌	+	重复神经刺激衰减	泼尼松、血浆置换、甲泼尼龙、静脉注射免疫球蛋白	最初有所改善，但病情恶化并死亡	[55]

续表

病例	年龄/性别	ICI	发病时间	原发癌	乙酰胆碱受体抗体	肌电图	治疗	结果	参考文献
9*	59/女	帕博利珠单抗（每3周1次）	第3个周期后	黑色素瘤	+	重复神经刺激衰减	血浆置换、静脉注射免疫球蛋白和泼尼松	重症肌无力改善	[56]
10	65/男	纳武利尤单抗（292mg，每2周1次）	第2个周期后10天	非小细胞肺癌	-（MuSK抗体阴性）	治疗前未记录，治疗后正常	溴吡斯的明	重症肌无力改善	[57]
11	81/男	纳武利尤单抗（3mg/kg，每2周1次）	第3个周期后	非小细胞肺癌（腺癌）	-	SF肌电图抖动	泼尼松	重症肌无力改善	[58]
12*	75/男	帕博利珠单抗（2mg/kg，每3周1次）	第2个周期后	黑色素瘤	+	未记录	溴吡斯的明、血浆置换、静脉注射免疫球蛋白、利妥昔单抗	重症肌无力改善	[48]
13	65/男	纳武利尤单抗（3mg/kg，每2周1次）	第2个周期后1天	肾细胞癌	+	神经性改变	大剂量固醇类和静脉注射免疫球蛋白	患者因重症肌无力死亡	[59]
14*	75/男	帕博利珠单抗	第3周期后	黑色素瘤	+	未记录	甲泼尼龙和静脉注射免疫球蛋白	重症肌无力改善	[60]
15	69/女	帕博利珠单抗（未记录）	5周后（第2/3个周期之后）	黑色素瘤	-	未记录	甲泼尼龙、溴吡斯的明、血浆置换	重症肌无力因新发的脑转移而恶化。患者死亡	[32]
16~27（共12例）	年龄73.5±6.3；性别：6男6女	5例黑色素瘤（2mg/kg，每3周1次）；6例非小细胞肺癌（2mg/kg，每2周1次）；1例结肠癌（0.3mg/kg）	4例第1个周期后、5例第2个周期后、2例第3个周期后、1例第4个周期后	黑色素瘤5例、非小细胞肺癌6例、结肠癌1例	10例+、2例-、1例抗体+肌抗体+	7例患者中有2例重复神经刺激衰减；1例患者SF肌电图抖动	5例溴吡斯的明、10例泼尼松、5例甲泼尼龙、6例静脉注射免疫球蛋白、4例血浆置换、1例其他	2例药物治疗后缓解、2例轻微症状、5例症状改善、1例症状不变、2例死亡	[49]

- 主要采用单独或联合进行免疫调节治疗,包括类固醇 19 例(70%),
  IVIG 11 例(41%)和血浆置换 11 例(41%);1 例患者接受了利妥昔单
  抗治疗。IVIG 和血浆置换在急性肌无力危象患者中可以迅速起效。
  - 类固醇可能会增加急性 MG 恶化的风险,单独使用时应特别谨慎[50]。
  - 在 15 例(55%)患者中使用了乙酰胆碱酯酶抑制剂吡斯的明。报道
    中,16 例(59%)患者的 MG 有所改善,5 例患者(19%)的症状没有改
    变或仅有轻微改善,6 例患者(22%)出现 MG 恶化,最终死亡。
- FAERS 分析了 263 例 ICI 相关性 GBS(46%)和神经肌肉连接障碍
  (54%)的患者,其中 64% 的患者需要住院治疗,17% 的患者症状危及生
  命,7% 的患者最终导致残疾,22% 的患者最终死亡[41]。

尽早识别和及时干预有助于避免 ICI 相关性重症肌无力致命病例的发生。
如果存在高度可疑的临床表现,建议立即开始治疗,甚至在血清和电生理检查
结果出来之前。对于 ICI 相关的 MG 患者,停用 ICI 和免疫调节疗法是最合适
的治疗方法。

管理

处理 ICI 引起的神经系统 AE 的基础是尽早停止 ICI 治疗并开始免疫调节
治疗,包括静脉(IV)/口服(PO)类固醇,IVIG 或血浆置换。

- 对于严重的 AE,我们建议停止 ICI 治疗,并立即到神经科就诊。
- 对于任何无法解释的新发神经系统症状,也应考虑暂时停用 ICI 并进行
  神经系统评估。
- 停止 ICI 后应首先开始类固醇激素治疗,大多数情况下能够改善症状。
  对于难治性病例,应采取进一步的免疫调节治疗,但应在多学科团队的
  指导下进行。

对于报道的 4 例既往存在 MG 和 1 例既往存在多发性硬化症的病例,在此
另作说明。在已有神经系统自身免疫性疾病的患者中也可以使用 ICI 治疗。

- 既往存在的非神经系统自身免疫性疾病不被视为 ICI 的禁忌证。
  - 在使用伊匹单抗的病例系列报道中,我们注意到,如果在出现神经系
    统毒副反应时及时开始采取标准疗法,严重的病情很容易就能得到
    控制[61]。
- 但是,我们建议在接受 ICI 治疗时与患者详细讨论其神经系统疾病可能
  恶化的情况。

在目前的情况下,仍需要收集更多的数据以制订临床治疗指南。

结论

与 ICI 治疗相关的严重神经系统 AE 很少见,最常报道的是 MG。但是,随

着越来越多的患者使用 ICI,我们预计神经系统 irAE 的频率会增加。随着这些用药经验的增加,我们将能够更好地理解免疫介导的神经系统 AE 的发病机制,并提出更多合理的管理建议。

参考文献

1. Gluske P, Recht L, Lane B. Reversible posterior leukoencephalopathy syndrome and bevacizumab. *N Engl J Med*. 2006;354(9):980-982; discussion 980-982. doi:10.1056/nejmc052954

2. Touat M, Talmasov D, Ricard D, et al. Neurological toxicities associated with immune-checkpoint inhibitors. *Curr Opin Neurol*. 2017;30(6):659-668. doi:10.1097/wco.0000000000000503

3. Cuzzubbo S, Javeri F, Tissier M, et al. Neurological adverse events associated with immune checkpoint inhibitors: review of the literature. *Eur J Cancer*. 2017;73:1-8. doi:10.1016/j.ejca.2016.12.001

4. Schneider S, Potthast S, Komminoth P, et al. PD-1 Checkpoint Inhibitor Associated autoimmune encephalitis. *Case Rep Oncol*. 2017;10(2):473-478. doi:10.1159/000477162

5. Dheeraj Kalladka KB. Ipilimumab induced encephalitis: a case report. *Immunome Res*. 2015;11(2):092. doi:10.4172/1745-7580.1000092

6. Carl D, Grüllich C, Hering S, et al. Steroid responsive encephalopathy associated with autoimmune thyroiditis following ipilimumab therapy: a case report. *BMC Res Notes*. 2015;8:316. doi:10.1186/s13104-015-1283-9

7. Stein MK, Summers BB, Wong CA, et al. Meningoencephalitis following ipilimumab Administration in metastatic melanoma. *Am J Med Sci*. 2015;350(6):512-513. doi:10.1097/maj.0000000000000584

8. Khoja L, Maurice C, Chappell M, et al. Eosinophilic fasciitis and acute encephalopathy toxicity from pembrolizumab treatment of a patient with metastatic melanoma. *Cancer Immunol Res*. 2016;4(3):175-178. doi:10.1158/2326-6066.cir-15-0186

9. Mandel JJ, Olar A, Aldape KD, et al. Lambrolizumab induced central nervous system (CNS) toxicity. *J Neurol Sci*. 2014;344(1-2):229-231. doi:10.1016/j.jns.2014.06.023

10. Salam S, Lavin T, Turan A. Limbic encephalitis following immunotherapy against metastatic malignant melanoma. *BMJ Case Rep*. 2016;2016:bcr2016215012. doi:10.1136/bcr2016-215012

11. Levine JJ, Somer RA, Hosoya H, et al. Atezolizumab-induced encephalitis in metastatic bladder cancer: a case report and review of the literature. *Clin Genitourin Cancer*. 2017;15(5):e847-e849. doi:10.1016/j.clgc.2017.03.001

12. Bossart S, Thurneysen S, Rushing E, et al. Case report: encephalitis, with brainstem involvement, following checkpoint inhibitor therapy in metastatic melanoma. *Oncologist*. 2017;22(6):749-753. doi:10.1634/theoncologist.2016-0366

13. Williams TJ, Benavides DR, Patrice K-A, et al. Association of Autoimmune Encephalitis with combined immune checkpoint inhibitor treatment for metastatic cancer. *JAMA Neurol*. 2016;73(8): 928-933. doi: 10.1001/jamaneurol.2016.19

14. Larkin J, Chmielowski B, Lao CD, et al. Neurologic Serious Adverse Events Associated with nivolumab plus ipilimumab or nivolumab alone in advanced melanoma, including a case series of encephalitis. *Oncologist*. 2017;22(6): 709-718. doi: 10.1634/theoncologist. 2016-0487

15. Spain L, Walls G, Julve M, et al. Neurotoxicity from immune-checkpoint inhibition in the treatment of melanoma: a single centre experience and review of the literature. *Ann Oncol*. 2017;28(2): 377-385. doi: 10.1093/annonc/mdw558

16. Bot I, Blank CU, Boogerd W, et al. Neurological immune-related adverse events of ipilimumab. *Pract Neurol*. 2013;13(4): 278-280. doi: 10.1136/practneurol-2012-000447

17. Bompaire F, Mateus C, Taillia H, et al. Severe meningo-radiculo-neuritis associated with ipilimumab. *Invest New Drugs*. 2012; 30 (6): 2407-2410. doi: 10. 1007/s10637-0119787-1

18. Oishi K, Nakao M, Maeda S, et al. A case of aseptic meningitis without neck rigidity occurring in a metastatic melanoma patient treated with ipilimumab. *Eur J Dermatol*. 2017;27(2): 193-194. doi: 10.1684/ejd.2016.2943

19. Voskens CJ, Goldinger SM, Loquai C, et al. The price of tumor control: an analysis of rare side effects of anti-CTLA-4 therapy in metastatic melanoma from the ipilimumab network. PLoS One. 2013;8(1): e53745. doi: 10.1371/journal.pone.0053745

20. Lucca LE, Hafler DA. Co-inhibitory blockade while preserving tolerance: checkpoint inhibitors for glioblastoma. *Immunol Rev*. 2017;276(1): 9-25. doi: 10.1111/imr.12529

21. Maurice C, Schneider R, Kiehl T-R, et al. Subacute CNS demyelination after treatment with nivolumab for melanoma. *Cancer Immunol Res*. 2015;3(12): 1299-302. doi: 10. 1158/23266066.cir-15-0141

22. Gettings EJ, Hackett CT, Scott TF. Severe relapse in a multiple sclerosis patient associated with ipilimumab treatment of melanoma. *Mult Scler*. 2015;21(5): 670. doi: 10.1177/1352458514549403

23. Maur M, Tomasello C, F rassoldati A, et al. Posterior reversible encephalopathy syndrome during ipilimumab therapy for malignant melanoma. *J Clin Oncol*. 2012;30 (6): e76-e78. doi: 10.1200/jco.2011.38.7886

24. Tchapyjnikov D, Borst AJ. Immune-related neurological symptoms in an adolescent patient receiving the checkpoint inhibitor nivolumab. *J Immunother*. 2017;40(7): 286-288. doi: 10.1097/cji.0000000000000177

25. LaPorte J, Solh M, Ouanounou S. Posterior reversible encephalopathy syndrome following pembrolizumab therapy for relapsed Hodgkin's lymphoma. *J Oncol Pharm Pract*. 2017;23(1): 71-74. doi: 10.1177/1078155215620922

26. Kao JC, Liao B, Markovic SN, et al. Neurological Complications Associated with anti-

programmed death 1 (PD-1) antibodies. *JAMA Neurol*. 2017;74(10): 1216-1222. doi: 10.1001/ jamaneurol.2017.1912

27. Liao B, Shroff S, Kamiya-Matsuoka C, et al. Atypical neurological complications of ipilimumab therapy in patients with metastatic melanoma. *Neuro Oncol*. 2014;16(4): 589-593. doi: 10.1093/neuonc/nou001

28. O'Kane GM, Lyons TG, Colleran GC, et al. Late-onset paraplegia after complete response to two cycles of ipilimumab for metastatic melanoma. *Oncol Res Treat*. 2014;37 (12): 757-760. doi: 10.1159/000368316

29. Abdallah AO, Herlopian A, Ravilla R, et al. ipilimumab-induced necrotic myelopathy in a patient with metastatic melanoma: A case report and review of literature. *J Oncol Pharm Pract*. 2016;22(3): 537-542. doi: 10.1177/1078155215572932

30. Hottinger AF. Neurologic complications of immune checkpoint inhibitors. *Curr Opin Neurol*. 2016;29(6): 806-812. doi: 10.1097/wco.0000000000000391

31. Zimmer L, Goldinger SM, Hofmann L, et al. Neurological, respiratory, musculoskeletal, cardiac and ocular side-effects of anti-PD-1 therapy. *Eur J Cancer*. 2016;60: 210-225. doi: 10.1016/j.ejca.2016.02.024

32. Altman AL, Golub JS, Pensak ML, et al. Bilateral facial palsy following ipilimumab infusion for melanoma. *Otolaryngol Head Neck Surg*. 2015;153(5): 894-895. doi: 10. 1177/ 0194599815606701

33. Arriola E, Wheater M, Galea I, et al. Outcome and biomarker analysis from a multicenter phase 2 study of ipilimumab in combination with carboplatin and etoposide as first-line therapy for extensive-stage SCLC. *J Thorac Oncol*. 2016;11(9): 1511-1521. doi: 10.1016/j. jtho.2016.05.028

34. Johnson DB, Friedman DL, Berry E, et al. Survivorship in immune therapy: assessing chronic immune toxicities, health outcomes, and functional status among long-term ipilimumab survivors at a single referral center. *Cancer Immunol Res*. 2015;3(5): 464-469. doi: 10.1158/2326-6066.cir-14-0217

35. Luke JJ, Lezcano C, Hodi FS, et al. Antitumor granuloma formation by CD4+ T cells in a patient with rapidly progressive melanoma experiencing spiking fevers, neuropathy, and other immune-related toxicity after treatment with ipilimumab. *J Clin Oncol*. 2015; 33(6): e32-e35. doi: 10.1200/jco.2013.49.7735

36. Numata S, Iwata Y, Okumura R, et al. Bilateral anterior uveitis and unilateral facial palsy due to ipilimumab for metastatic melanoma in an individual with human leukocyte antigen DR4: a case report. *J Dermatol*. 2018;45(1): 113-114. doi: 10.1111/1346-8138.13779

37. Zecchini JM, Kim S, Yum K, et al. Development of bell's palsy after treatment with ipilimumab and nivolumab for metastatic melanoma: a case report. *J Immunother*. 2018; 41(1): 39-41. doi: 10.1097/cji.0000000000000184

38. Dash S, Pai AR, Kamath U, et al. Pathophysiology and diagnosis of Guillain-Barré

syndrome-challenges and needs. *Int J Neurosci*. 2015;125(4): 235-240. doi: 10.3109/00207454 .2014.913588

39. Rupareliya CS, Naqvi S, Jani VB. Acute Inflammatory demyelinating polyneuroradiculopathy with ipilimumab in metastatic melanoma: a case report and review of literature. *Cureus*. 2017; 9(6): e1310. doi: 10.7759/cureus.1310

40. Wilgenhof S, Neyns B. Anti-CTLA-4 antibody-induced Guillain-Barré syndrome in a melanoma patient. *Ann Oncol*. 2011;22(4): 991-993. doi: 10.1093/annonc/mdr028

41. Garcia CR, Cox JN, Villano JL. Myasthenia gravis and Guillain-Barré syndrome adverse events with immune checkpoint inhibitors, in 2018 ASCO-SITC Clinical Immuno-Oncology Symposium. *J Clin Oncol*. 2018;36(5_suppl): 37-37. doi: 10.1200/jco.2018.36.5_suppl.37

42. Supakornnumporn S, Katirji B. Guillain-Barré syndrome triggered by immune checkpoint inhibitors: a case report and literature review. *J Clin Neuromuscul Dis*. 2017;19(2): 80-83. doi: 10.1097/cnd.0000000000000193

43. Gaudy-Marqueste C, Monestier S, Franques J, et al. A severe case of ipilimumab-induced Guillain-Barré syndrome revealed by an occlusive enteric neuropathy: a differential diagnosis for ipilimumab-induced colitis. *J Immunother*. 2013;36(1): 77-78. doi: 10.1097/ cji.0b013e31827807dd

44. De Maleissye M, Nicolas G, Saiag P. pembrolizumab-induced demyelinating polyradiculopathy. *N Engl J Med*. 2016;375(3): 296-297. doi: 10.1056/nejmc1515584

45. Eftimov F, van Schaik I. Chronic inflammatory demyelinating polyradiculoneuropathy: update on clinical features, phenotypes and treatment options. *Curr Opin Neurol*. 2013; 26(5): 496-502. doi: 10.1097/wco.0b013e328363bfa4

46. Tanaka R, Maruyama H, Tomidokoro Y, et al. Nivolumab-induced chronic inflammatory demyelinating polyradiculoneuropathy mimicking rapid-onset Guillain-Barré syndrome: a case report. *Jpn J Clin Oncol*. 2016;46(9): 875-878. doi: 10.1093/jjco/hyw090

47. Gu Y, Menzies AM, Long GV, et al. Immune mediated neuropathy following checkpoint immunotherapy. *J Clin Neurosci*. 2017;45: 14-17. doi: 10.1016/j.jocn.2017.07.014

48. Phadke SD, Ghabour R, Swick BL, et al. Pembrolizumab therapy triggering an exacerbation of preexisting autoimmune disease: a report of 2 patient cases. *J Investig Med High Impact Case Rep*. 2016; 4(4): 2324709616674316. doi: 10.1177/2324709616674316

49. Suzuki S. Nivolumab-related myasthenia gravis with myositis and myocarditis in Japan. *Neurology*. 2017;89: 1127-1134. doi: 10.1212/wnl.0000000000004359

50. Chang E, Sabichi AL, Sada YH. Myasthenia gravis after nivolumab therapy for squamous cell cercinoma of the bladder. *J Immunother*. 2017;40: 114-115. doi: 10.1097/ cji.0000000000000161

51. Alnahhas I, Wong J. A case of new-onset antibody-positive myasthenia gravis in apatient treated with pembrolizumab for melanoma. *Muscle Nerve*. 2017;55(6): E25-E26. doi:

10.1002/mus.25496

52. March KL, Samarin MJ, Sodhi A, et al. Pembrolizumab-induced myasthenia gravis: a fatal case report. *J Oncol Pharm Pract*. 2017; 24（2）: 146-149. doi: 10.1177/1078155216687389

53. Johnson DB, Saranga-Perry V, Lavin PJM, et al. Myasthenia gravis induced by ipilimumab in patients with metastatic melanoma. *J Clin Oncol*. 2015;33(33): e122-e124. doi: 10.1200/jco.2013.51.1683

54. Gonzalez NL, Puwanant A, Lu A, et al. Myasthenia triggered by immune checkpoint inhibitors: new case and literature review. *Neuromuscul Disord*. 2017;27(3): 266-268. doi: 10.1016/j.nmd.2017.01.002

55. Loochtan AI, Nickolich MS, Hobson-Webb LD. Myasthenia Gravis Associated with ipilimumab and nvilumab in the treatment of small cell lung cancer. *Muscle Nerve*. 2015; 52(2): 307-308. doi: 10.1002/mus.24648

56. Zhu J, Li Y. Myasthenia gravis exacerbation associated with pembrolizumab. *Muscle Nerve*. 2016;54(3): 506-507. doi: 10.1002/mus.25055

57. Polat P, Donofrio PD. Myasthenia gravis induced by nivolumab therapy in a patient with non-small-cell lung cancer. *Muscle Nerve*. 2016;54(3): 507. doi: 10.1002/mus.25163

58. Sciacca G, Nicoletti A, Rampello L, et al. Benign form of myasthenia gravis after nivolumab treatment. *Muscle Nerve*. 2016;54(3): 507-509. doi: 10.1002/mus.25212

59. Lopez D, Calvo A, Fershko A. Myasthenia gravis and rhabdomyolysis in a patient with advanced renal cell cancer treated with nivolumab: a case report and review of literature. *Br J Med Health* Res. 2015;2(12).

60. Lau KH, Kumar A, Yang IH, et al. Exacerbation of myasthenia gravis in a patient with melanoma treated with pembrolizumab. *Muscle Nerve*. 2016;54(1): 157-161. doi: 10.1002/ mus.25141

61. Johnson DB, Sullivan RJ, Ott PA, et al. Ipilimumab therapy in patients with advanced melanoma and preexisting autoimmune disorders. *JAMA Oncol*. 2016;2(2): 234-240. doi: 10.1001/jamaoncol.2015.4368

第11章

免疫检查点抑制剂相关的心血管毒性

Pankit Vachhani，Igor Puzanov，and Javid J.Moslehi

概述

化疗、靶向治疗和免疫治疗是肿瘤治疗的主要支柱。由化疗和靶向治疗肿瘤而引起的心血管毒性已被充分描述[1,2]。在"传统"免疫疗法（如 IL-2）和肿瘤疫苗治疗中也观察到了心血管毒性。近期，报道了由免疫检查点抑制剂（ICI）所致心脏并发症，其中包括大量暴发性心肌炎病例。当前美国食品与药品监督管理局（FDA）批准的 ICI 治疗方法是针对两种不同的免疫检查点通路的单克隆抗体，这些通路由细胞毒性 T 淋巴细胞抗原（CTLA-4；伊匹单抗）、程序性细胞死亡受体 1（PD-1；纳武利尤单抗和帕博利珠单抗）及程序性细胞死亡配体 1（PD-L1）（阿替利珠单抗，阿维鲁单抗和度伐利尤单抗）所调节。

ICI 的详细作用机制已在本书其他地方进行了回顾。本章我们首先简要介绍 ICI 治疗引起的心脏毒性流行病学。然后，我们回顾了病理学，ICI 诱导的心脏毒性的潜在表现，并提出了诊断和管理途径。最后，我们总结了 ICI 引起的心脏毒性（心血管肿瘤学最令人兴奋的子领域之一）的未来研究方向。

流行病学

与 ICI 治疗产生的许多其他器官毒性不同，心血管毒性是罕见的[3,4]。由于一系列病例报告，在过去 1 年中，暴发性心肌炎一直是许多心脏病学和肿瘤学界关注的焦点。社区中 ICI 相关心肌炎的真实发病率尚不清楚。

- 从临床试验人群中，对接受纳武利尤单抗单药治疗的 576 例晚期黑色素瘤患者的四项研究进行荟萃分析，确定了 10 例发生任何级别与治疗相关的心脏不良事件（AE）的患者（1.7%），但只有 1 例患者（0.2%）为 3～4 级 AE[5]。

- 对于使用伊匹单抗和纳武利尤单抗或两者同时治疗的患者，其药物警戒数据显示，在 20 594 例患者中，只有 18 例发生了与药物相关的严重心肌炎事件，发生率为 0.09%[6]。接受联合治疗的患者（0.27%）比单独使用纳武利尤单抗的患者（0.06%）的发生率略高[6]。但是，所有这些病例中约 50% 是致死性的。首次给予 ICI 治疗后，诊断心肌炎的中位时间为 17 天[6]。

通过大量没有发现任何心脏毒性的主要临床试验,可以来判断其罕见[7]。此外,许多来自不同研究组织关于免疫相关不良事件(irAE)及其治疗的系统综述没有或很少提及心脏毒性[3,8-10]。

- 但是,鉴于 ICI 临床试验的数量,近期工作也提示,心血管毒性一直是一个令人关注的问题。例如,FDA 专门举行了为期一天的研讨会,讨论免疫疗法的心血管毒性的病理生理学、筛查、诊断和管理[11]。
- 此外,随着组合疗法的出现,怀疑心肌炎会有更高的发病率。
- 最后,既往的 ICI 试验并未常规筛查心脏,因此不太严重的病例会被忽略。
- 目前有关 ICI 治疗中心脏毒性的文献主要限于病例报道和病例系列研究(表 11-1)[12]。低估 ICI 相关心脏毒性的潜在原因包括心脏毒性的定义不同,某些心脏不良事件的不良事件通用术语标准(CTCAE)条目模糊,以及在临床试验中缺乏对中至重度心脏病患者的监测和排除[4,13]。但是,心脏毒性的严重性,包括许多致死病例的报道,以及发生率远高于目前估计的可能性,使这一话题变得更加重要。

病理生理学

临床前研究已经证明了 ICI 引起的心脏毒性的基础[7]。

- PD-1 和 PD-L1 在损伤后人心肌细胞中表达[7]。
  ◦ PD-1 缺陷小鼠发展为扩张型心肌病和心肌炎[27-29]。
  ◦ 此外,PD-L1/PD-L2 的基因缺失的小鼠,抗 PD-L1 的治疗可能将短暂性心肌炎转化为致死性疾病[30]。
  ◦ PD-1 限制了小鼠模型中 T 细胞介导的心肌炎[31]。
  ◦ 最近,缺血再灌注的大鼠心脏显示出心肌细胞上 PD-1 和 PD-L1 的表达增加[32]。
  ◦ 在 CTLA-4 缺陷小鼠中也发现了心肌炎[33,34]。

总之,这些临床前研究结果显示 PD-1 和 CTLA-4 免疫检查点在控制心脏炎症稳态方面发挥重要作用,以及这些检查点的阻滞如何导致心脏病。

- 在 ICI 相关心脏毒性的 8 例患者中,有 6 例患者进行了心内膜心肌活检(EMB)[19]。
  ◦ 研究发现,心肌炎包括淋巴细胞浸润、心肌纤维化、心肌细胞肥大和心肌细胞空泡化,此外还可以发现多核巨细胞和嗜酸性粒细胞。
- 在另 1 例接受伊匹单抗和纳武利尤单抗联合治疗的暴发性心肌炎患者中,EMB 显示淋巴细胞浸润心肌,心脏窦房结和房室结[6]。

表 11-1　报道的 ICI 所致心脏毒性病例汇总

病例	ICI；心脏 irAE 之前的剂量数	心脏和其他 irAE	除皮质类固醇激素外的免疫抑制疗法	心脏 irAE 的结局
Laubli et al., 2015[14]	P；5	急性心力衰竭，心肌炎	—	存活
Berg et al., 2017[15]	I；1	急性心力衰竭伴进行性传导阻滞，结肠炎	—	死亡
Behling et al., 2017[16]	N；2	进行性传导延迟，肌炎	—	死亡
Arangalage et al., 2017[17]	I+N；1	暴发性心肌炎，甲状腺功能亢进，肌炎	IVIG，血浆置换，他克莫司	存活
Johnson et al., 2017[18]	I+N；1	心肌炎伴发进行性传导阻滞，肌炎	—	死亡
	I+N；1	进行性传导阻滞，心肌炎，肌炎	英夫利昔单抗	死亡
Heinzerling et al., 2016[19]	I+N -> N；3	心肌炎，心肌病，甲状腺炎，垂体炎	—	存活
	I；4	心肌病	（无类固醇）	存活
	I；2	心肌纤维化，肝炎	—	死亡
	I；3	心力衰竭，结肠炎，垂体炎	（无类固醇）	存活
	I；4	心力衰竭，心肌炎，葡萄膜炎	—	存活
	I；2	心肌炎	（无类固醇）	死亡
	P；9	心脏停搏	—	存活
	I；2	心肌炎，肝炎	—	死亡
Giesler et al., 2015[20]	I；4	应激性心肌病，结肠炎	（无类固醇）	存活
Tadokoro et al., 2016[22]	N；3	心肌炎，心力衰竭	—	存活

续表

病 例	ICI;心脏 irAE 之前的剂量数	心脏和其他 irAE	除皮质类固醇激素外的免疫抑制疗法	心脏 irAE 的结局
Yun et al.,2015[22]	I;4	心包积液,急性纤维性心包炎,甲状腺功能减退	—	存活
Jain et al.,2017[12]	I+N;1	心力衰竭,高度心脏传导阻滞	ATG	存活
Semper et al.,2017[23]	N;9	不完全 RBBB,室间隔动力不足,心肌炎,LVEF 受损	—	存活
Zimmer et al.,2016[24]	P;2	心房扑动,LVEF 受损,室性心律不齐,心肌炎	—	死亡
	N;17	应激性心肌病,心脏骤停		存活
Tay et al.,2017[25]	N;2	室性心律不齐,LVEF 受损,心肌炎,肌炎	英夫利昔单抗,ATG,霉酚酸酯	存活
Reddy et al.,2017[26]	I+N;1	演变为完全性心脏传导阻滞,LVEF 受损,RV 扩张,RV 收缩功能降低,心尖运动不全,前间壁动力不足,可能的心肌炎	霉酚酸酯	存活

ATG,抗胸腺细胞球蛋白;I,伊匹单抗;IVIG,静脉注射免疫球蛋白;LVEF,左室射血分数;N,纳武利尤单抗;P,帕利珠单抗;RBBB,右束支传导阻滞;RV,右心室

- 值得注意的是,心肌、骨骼肌和肿瘤中浸润的 T 细胞表现出克隆性,提示淋巴细胞靶向共同抗原的可能性。
- 最新数据表明,ICI 除心肌炎外还与其他心血管毒性有关:包括血管炎、心包炎和心律失常[40]。需要更多的研究数据来更好地阐明这些与 ICI 相关的心血管毒性。

临床表现

ICI 相关的心脏毒性可能具有多重表现——从亚临床症状到严重的充血性心力衰竭[4,12]。临床心脏毒性本身可能有多种表现。

- 一些患者可能有非特异性症状(如疲劳和不适),而另一些患者则可能出现晕厥或心悸(由于心律不齐)、呼吸困难、咳嗽、周围水肿和体重增加(提示心力衰竭)[4,12]。
- 目前已观察到心脏骤停[34,35]。
- 体格检查表现包括低血压、颈静脉扩张、可凹陷水肿、心脏杂音、心律不齐和肺部捻发音[12]。

患者可能还存在既往或同时具有 ICI 所致的其他器官毒性[4]。

- 需要特别指出的是,越来越多的经验表明,肌炎(肌痛、横纹肌溶解),心肌炎和心包炎(发热、胸膜炎样胸痛,ECG 上广泛 ST 段抬高)之间可能存在重叠或关联[4]。
- 同样,一些专家指出,重症肌无力(症状波动,以及眼、眼球、面部、四肢和呼吸肌无力的可变组合——表现为上睑下垂、复视、吞咽困难、构音障碍、声音减弱和呼吸困难等)和心肌炎之间存在重叠。

尽管医务人员必须始终对心脏毒性保持警惕,但如下情况需要对此高度警惕。如前所述,根据当前的文献和经验,这些包括:

- 在行 ICI 治疗后 12 周内就出现心脏症状的患者。
- 出现 ICI 所致其他器官毒性。
- 接受抗 CTLA-4 和抗 PD-1 联合治疗的患者。

目前有限的经验尚未提示心脏毒性与已有的自身免疫疾病之间相关。

评价

基线和随访监测

直到最近,大多数临床试验还不需要监测心脏毒性。同样,临床实践中也没有常规检查心脏毒性。但是,指南已开始建议须常规行心脏毒性评估。例如,肿瘤免疫治疗协会(SITC)毒性管理工作组建议:

- 在进行首次 ICI 治疗之前,所有患者均应将包括肌钙蛋白 I 或 T 在内的标志物及心电图检查[4]。

◦ 这些测试应在基线及 ICI 治疗开始后进行。

• 此外,该指南建议对有心脏病史、呼吸困难症状或初始检查异常的高危患者进行二维超声心动图检查(2D-Echo)。

• 该指南建议对可疑出现心脏毒性或最初的一系列检查异常的患者进行常规心电图检查和心脏生物标志物检查,尽管目前尚不清楚理想的重复检查间隔。

美国临床肿瘤学会(ASCO)建议咨询心脏病学专家进行个体化随访。应当指出的是,目前缺乏支持或反驳基线评估的证据。在表 11-2 中,我们提供了最基础的基线和随访检查评估的时间范围,可供参考。

诊断

心肌炎,是心脏肌肉(即心肌)的炎症性疾病,是免疫治疗包括 ICI 最常见的心脏毒性表现之一。但需要注意的是,心肌炎有许多不同的病因,ICI 所致心肌炎通常是排他性诊断[35,36]。

• 心肌炎需要和很多情况进行鉴别诊断,包括心力衰竭和急性冠状动脉综合征,其表现有重叠的体征、症状和实验室检查结果。

表 11-2　监测免疫检查点抑制剂心脏毒性,推荐基线期和随访期检查的建议。这些检查与常规的临床访视同步进行。对于较高风险发生心脏毒性的患者(心脏病史、联合免疫治疗和具有自身免疫疾病),可以考虑更频繁和密切监测 BNP/NT pro-BNP 和总 CK

检　　查	基线(第1周或之前)	治 疗 周 数											
		1	2	3	4	5	6	7	8	9	10	11	12
肌钙蛋白 I 和 ECG(每2周1次治疗患者)	√			√		√		√		√		√	
肌钙蛋白 I 和 ECG(每3周1次治疗患者)	√				√			√			√		
超声心动图(适用于高危患者)	√												

药物使用方案:

每2周:

纳武利尤单抗(Opdivo),阿维鲁单抗(Bavencio),德瓦鲁单抗(Imfinzi)

每3周:

伊匹单抗(Yervoy),帕博利珠单抗(Keytruda),阿替利珠单抗(Tecentriq),伊匹单抗联合纳武利尤单抗

• 心肌炎本身可导致传导异常、室壁运动异常和心力衰竭。

　　　　。异常的监测检查结果或出现与心脏毒性相关的症状、体征应立即进行全面检查。

　　　　。如果尚未进行的话,应立即进行肌钙蛋白 I,B 型脑钠肽(BNP)或 N 末端(NT)pro-BNP,CK,心电图和二维超声心动图检查。

- 应考虑使用胸部 X 线、胸部 CT、CTPA 来评估任何原因引起的肺栓塞、肺炎和肺水肿[4]。

　　　　。肌钙蛋白 I 和肌钙蛋白 T 都是心肌细胞损伤的特异性标志物[37]。但是,BNP 和 NT pro-BNP 是心力衰竭的标志物,在较轻的心肌炎病例中可能是正常的[37]。

　　　　。因为心肌炎通常是排他性诊断,所以应排除包括急性冠状动脉综合征在内的其他心脏病因。

- 心电图可能显示正常或非特异性的改变。

　　　　。心电图异常包括:非特异性 ST 段改变,单个房性或室性异搏,复杂性房性或室性心律失常及心脏传导阻滞[4,36]。

　　　　。还可观察到 Q 波和局部或广泛导联 ST 段抬高(让人联想到急性心肌梗死或心包炎)[36]。

　　　　。心脏超声可能显示心室功能受损、室壁运动异常或左心室扩张;然而,一部分 ICI 相关性心肌炎患者心功能正常[36]。

　　　　。参照其他类型心肌炎,心血管磁共振(CMR)可作为心脏影像学检查的选择[37]。

　　　　。它有助于检测心肌炎的各种特征,包括炎性充血、水肿,心肌细胞坏死和瘢痕(病理特征),心室大小和形态(结构改变)改变,室壁运动异常(功能),以及伴发的心包积液[36,38,39]。

　　　　。重要的是,在心肌炎中 CMR 延迟强化的特征通常可以区分心肌炎和缺血性心肌病[36]。

　　　　。其他心脏影像学检查,包括心脏正电子发射断层扫描(PET),在特殊情况下可能有用。

　　　　。尽管是侵入性的,但在不确定或复杂情况下可进行心内膜活检(EMB)。随着医学界开始定义一个新的临床综合征,EMB 可能尤其重要。EMB 的重要之处在于识别免疫浸润,非典型的缺血性心脏病[37]。

　　早期治疗可改善心肌炎患者的预后。然而,需要注意的是,在 CMR 或 EMB 特殊诊断方法之前使用免疫抑制剂可能会增加假阴性的机会。

- 鉴于导致心肌炎的病因多种多样,至少需要通过血液或 EMB 样本的血清学检测或聚合酶链反应(PCR)检测排除病毒性心肌炎,因为它是最常见的淋巴细胞性心肌炎病因[35,36]。

管理

当前的管理指南主要是基于个案证据和借鉴其他 ICI 相关器官毒性的管理经验。

- 基于两项正在进行的针对 ICI 诱发的心肌炎高风险患者的临床试验,建议对患者行肌钙蛋白和 ECG 的筛查。
- 对于无症状的心脏生物标志物或心电图检查发现的异常,应在重复检查,结果恢复正常之前,暂停 ICI 治疗[4,37]。
  ○ 如果发现恢复正常,则可以重新开始 ICI 治疗,并加强监测[4,37]。
- 对于有症状或严重心脏生物标志物异常的患者,应永久停止 ICI 治疗[4,37]。
  ○ 如上一节所述,应进行进一步的检查以明确心脏毒性的精确原因(如急性冠状动脉综合征或心肌炎)。

除了暂停或停止 ICI 治疗外,心肌炎的治疗还涉及两个方面:免疫调节和辅助治疗。

- 高度怀疑心肌炎时应立即开始大剂量皮质醇治疗。
  ○ 推荐使用甲泼尼龙 1～2mg/kg 至每天 1000mg,至少 3～5 天,或直到生物标志物/EKG 恢复正常,然后 4～6 周内逐渐减量[4,37]。
  ○ 文献中提到了类固醇难治的病例。
- 在最早出现难治迹象或严重心脏毒性时,应增加其他免疫调节手段。
  ○ 可以使用英夫利昔单抗;但其在中度或重度心力衰竭患者中禁用。
  ○ 兔或马的抗胸腺细胞球蛋白(ATG),他克莫司或霉酚酸酯可考虑使用。此基于它们在心脏同种异体移植抗排异反应中的作用[37]。尽管都是病例报道,但文献中仍有使用 ATG、他克莫司和霉酚酸酯等治疗暴发性心肌炎的成功的报道[12,17,25]。
  ○ 辅助治疗应与免疫调节治疗同时进行。对于高度传导异常的患者,应尽早开始抗心律失常治疗,并应考虑心脏起搏[4,12]。
  ○ 如果需要,应同时提供心力衰竭的管理和血流动力学支持[4,12]。
  ○ 应强调与心脏病专家(包括心力衰竭、移植和电生理专家)进行早期咨询和联合管理的重要性。

结论

由于缺乏对心脏毒性的监测和将存在各种心血管疾病的患者排除在癌症临床试验外,这样可能导致低估了与 ICI 相关的心脏毒性的真实发病率。需要进行基于生物标志物、心电图和影像学检查的前瞻性研究，以确定心脏毒性的亚临床型。大多数报道的 ICI 相关心脏毒性常继发于伊匹单抗、纳武利尤单抗或帕博利珠单抗。虽然在临床试验中发现了其他 ICI 相关的心脏毒性，但需进一步研究确定这些 ICI 是否与前述 ICI 具有相似的或不同的心脏毒性发生率和发生类型。

关于使用 ICI 所致心脏毒性的确切机制，包括目前针对 TIM-3 和 LAG-3 等其他免疫检查点的研究，这些均需要深入的临床前研究来更好地理解心脏毒性的病理生理学、预测因子和治疗预后。同时，确定 ICI 相关的心脏毒性或一般毒性的生物标志物，对患者个性化监测和管理是非常必要的。鉴于 ICI 所致心脏毒性的罕见性，关于治疗的前瞻性研究不太可能实现。因此，建立大型多中心数据库对于更好地定义毒性特征并制订管理方案至关重要。与临床试验的长期数据一起，将有助于确定 ICI 治疗的晚期心脏毒性。

参考文献

1. Moslehi JJ. Cardiovascular toxic effects of targeted cancer therapies. *N Engl J* Med. 2016；375：1457-1467. doi：10.1056/nejmra1100265

2. Li W，Croce K，Steensma DP，et al. Vascular and metabolic implications of novel targeted cancer therapies：focus on kinase Inhibitors. *J Am Coll Cardiol*. 2015；66：1160-1178. doi：10.1016/j.jacc.2015.07.025

3. Michot JM，Bigenwald C，Champiat S，et al. Immune-related adverse events with immune checkpoint blockade：a comprehensive review. *Eur J Cancer*. 2016；54：139-148. doi：10.1016/j.ejca.2015.11.016

4. Puzanov I，Diab A，Abdallah K，et al. Managing toxicities associated with immune checkpoint inhibitors：consensus recommendations from the Society for Immunotherapy of Cancer (SITC) Toxicity Management Working Group. *J Immunother Cancer*. 2017；5：95. doi：10.1186/s40425-017-0300-z

5. Weber JS，Hodi FS，Wolchok JD，et al. Safety profile of nivolumab monotherapy：a pooled analysis of patients with advanced melanoma. *J Clin Oncol*. 2017；35：785-792. doi：10.1200/ jco.2015.66.1389

6. Johnson DB，Balko JM，Compton ML，et al. Fulminant myocarditis with combination immune checkpoint blockade. *N Engl J Med*. 2016；375：1749-1755. doi：10.1056/ nejmoa1609214

7. Varricchi G，Galdiero MR，Tocchetti CG. Cardiac Toxicity of immune checkpoint inhibitors：cardio-oncology meets immunology. *Circulation*. 2017；136：1989-1992. doi：10.1161/ circulationaha.117.029626

8. Spain L，Diem S，Larkin J. Management of toxicities of immune checkpoint inhibitors. *Cancer Treat Rev*. 2016；44：51-60. doi：10.1016/j.ctrv.2016.02.001

9. Haanen JBAG，Carbonnel F，Robert C，et al. Management of toxicities from

immunotherapy: ESMO clinical practice guidelines for diagnosis, treatment and follow-up. *Ann Oncol*. 2017;28: ivl19-iv142. doi: 10.1093/annonc/mdx225

10. Friedman CF, Proverbs-Singh TA, Postow MA. Treatment of the immune-related adverse effects of immune checkpoint inhibitors: a review. *JAMA Oncol*. 2016;2: 1346-1353. doi: 10.1001/jamaoncol.2016.1051

11. US Food and Drug Administration. FDA Public Workshop: Assessment of Cardiovascular Toxicities in Immuno-oncology Trials. 2018. https: //www.fda.gov/Drugs/NewsEvents/ucm574741.htm

12. Jain V, Bahia J, Mohebtash M, et al. Cardiovascular complications associated with novel cancer immunotherapies. *Curr Treat Options Cardiovasc Med*. 2017; 19: 36. doi: 10.1007/ s11936-017-0532-8

13. Moslehi JJ, Johnson DB, Sosman JA. Myocarditis with immune checkpoint blockade. *N Engl J Med*. 2017;376: 292. doi: 10.1056/nejmc1615251

14. Laubli H, Balmelli C, Bossard M, et al. Acute heart failure due to autoimmune myocarditis under pembrolizumab treatment for metastatic melanoma. *J Immunother Cancer*. 2015;3: 11. doi: 10.1186/s40425-015-0057-1

15. Berg DD, Vaduganthan M, Nohria A, et al. Immune-related fulminant myocarditis in a patient receiving ipilimumab therapy for relapsed chronic myelomonocytic leukaemia. *Eur J Heart Fail*. 2017;19(5): 682-685. doi: 10.1002/ejhf.806

16. Behling J, Kaes J, Münzel T, et al. New-onset third-degree atrioventricular block because of autoimmune-induced myositis under treatment with anti-programmed cell death-1 (nivolumab) for metastatic melanoma. *Melanoma Res*. 2017; 27 (2): 155-158. doi: 10.1097/ CMR.0000000000000314

17. Arangalage D, Delyon J, Lermuzeaux M, et al. Survival after fulminant myocarditis induced by immune-checkpoint inhibitors. *Ann Intern Med*. 2017; 167: 683-684. doi: 10.7326/l17-0396

18. Johnson DB, Balko JM, Compton ML, et al. Fulminant myocarditis with combination immune checkpoint blockade. *N Engl J Med*. 2016;375(18): 1749-1755.

19. Heinzerling L, Ott PA, Hodi FS, et al. Cardiotoxicity associated with CTLA4 and PD1 blocking immunotherapy. *J Immunother Cancer*. 2016;4: 50. doi: 10.1186/s40425-016-0152-y

20. Geisler BP, Raad RA, Esaian D, et al. Apical ballooning and cardiomyopathy in a melanoma patient treated with ipilimumab: a case of takotsubo-like syndrome. *J Immunother Cancer*. 2015;3: 4. doi: 10.1186/s40425-015-0048-2

21. Tadokoro T, Keshino E, Makiyama A, et al. Acute lymphocytic myocarditis with anti-PD-1 antibody nivolumab. *Circ Heart Fail*. 2016; 9 (10): e003514. doi: 10.1161/ CIRCHEARTFAILURE.116.003514

22. Yun S, Vincelette ND, Mansour I, et al. Late onset ipilimumab-induced pericarditis and pericardial effusion: a rare but life threatening complication. *Case Rep Oncol Med*. 2015;

2015；794842. doi：10.1155/2015/794842

23. Semper H，Muehlberg F，Schulz-Menger J，et al. Drug-induced myocarditis after nivolumab treatment in a patient with PDL1- negative squamous cell carcinoma of the lung. *Lung Cancer*. 2016；99：117-119. doi：10.1016/j.lungcan.2016.06.025

24. Zimmer L，Goldinger SM，Hofmann L，et al. Neurological，respiratory，musculoskeletal，cardiac and ocular side-effects of anti-PD-1 therapy. *Eur J Cancer*. 2016；60：210-225. doi：10.1016/j.ejca.2016.02.024

25. Tay RY，Blackley E，McLean C，et al. Successful use of equine anti-thymocyte globulin （ATGAM） for fulminant myocarditis secondary to nivolumab therapy. *Br J Cancer*. 2017；117：921-924. doi：10.1038/bjc.2017.253

26. Reddy N，Moudgil R，Lopez-Mattei JC，et al. Progressive and reversible conduction disease with checkpoint inhibitors. *Can J Cardiol*. 2017；33：1335.e13-1335.e15. doi：10.1016/j. cjca.2017.05.026

27. Nishimura H，Okazaki T，Tanaka Y，et al. Autoimmune dilated cardiomyopathy in PD-1 receptor-deficient mice. *Science*. 2001；291：319-322. doi：10.1126/science.291.5502.319

28. Wang J，Okazaki IM，Yoshida T，et al. PD-1 deficiency results in the development of fatal myocarditis in MRL mice. *Int Immunol*. 2010；22：443-452. doi：10.1093/intimm/dxq026

29. Okazaki T，Tanaka Y，Nishio R，et al. Autoantibodies against cardiac troponin I are responsible for dilated cardiomyopathy in PD-1-deficient mice. *Nat Med*. 2003；9：1477-1483. doi：10.1038/nm955

30. Lucas JA，Menke J，Rabacal WA，et al. Programmed death ligand 1 regulates a critical checkpoint for autoimmune myocarditis and pneumonitis in MRL mice. *J Immunol*. 2008；181：2513-2521. doi：10.4049/jimmunol.181.4.2513

31. Tarrio ML，Grabie N，Bu DX，et al. PD-1 protects against inflammation and myocyte damage in T cell-mediated myocarditis. *J Immunol*. 2012；188：4876-4884. doi：10.4049/jimmunol.1200389

32. Baban B，Liu JY，Qin X，et al. Upregulation of programmed death-1 and its ligand in cardiac injury models：interaction with GADD153. *PLoS One*. 2015；10：e0124059. doi：10.1371/ journal.pone.0124059

33. Waterhouse P，Penninger JM，Timms E，et al. Lymphoproliferative disorders with early lethality in mice deficient in Ctla-4. *Science*. 1995；270：985-988. doi：10.1126/science.270.5238.985

34. Boutros C，Tarhini A，Routier E，et al. Safety profiles of anti-CTLA-4 and anti-PD-1 antibodies alone and in combination. *Nat Rev Clin Oncol*. 2016；13：473-486. doi：10.1038/ nrclinonc.2016.58

35. Cooper L. Etiology and pathogenesis of myocarditis. In：Yeon S，ed. *UpToDate*. Waltham，MA：UpToDate Inc；2018.

36. Cooper L. Clinical manifestations and diagnosis of myocarditis in adults. In：Yeon S，ed.

UpToDate. Waltham，MA：UpToDate Inc；2018.

37. Wang DY，Okoye GD，Neilan TG，et al. Cardiovascular toxicities associated with cancer immunotherapies. *Curr Cardiol Rep*. 2017;19：21. doi：10.1007/s11886-017-0835-0

38. Friedrich MG，Marcotte F. Cardiac magnetic resonance assessment of myocarditis. *Circ Cardiovasc Imaging*. 2013;6：833-839. doi：10.1161/circimaging.113.000416

39. Friedrich MG，Sechtem U，Schulz-Menger J，et al. Cardiovascular magnetic resonance in myocarditis：a JACC white paper. *J Am Coll Cardiol*. 2009;53：1475-1487.

40. Salem JE，Manouchehri A，Moey M，et al. Cardiovascular toxicities associated with immune checkpoint inhibitors：an observational，retrospective，pharmacovigilance study. *Lancet Oncol*. 2018;19(12)：1579-1589. doi：10.1016/S1470-2045(18)30608-9

第12章

免疫检查点抑制剂相关肾脏毒性

Ala Abudayyeh，Maen Abdelrahim，and Laurence Albiges

概述

免疫检查点抑制剂(ICI)在临床肿瘤领域取得了重大的成功,改变了多种癌症的标准治疗,且已进一步拓展至辅助治疗阶段[1-3]。免疫相关不良反应(irAE)是众所周知的毒性,与 ICI 治疗密切相关,可累及人体的任何器官[4]。皮肤、消化道、内分泌、肺和肌肉骨骼的 irAE 相对较常见,而心血管、血液、肾脏、神经和眼的 irAE 则较少见[5]。不良反应(AE)与生存预后的改善相关[6,7]。与其他常见的 irAE 不同,ICI 治疗相关的肾毒性通常是无症状的,并且仅在肌酐水平升高引起急性肾损伤(AKI)时才出现,这在癌症患者中是常见的非特异性表现,可由多种病因所引起。确切的、无创检查方法的缺乏可能会导致对真正的免疫相关性肾毒性的诊断不足或延迟。

癌症免疫治疗学会(Society for Immunotherapy of Cancer，SITC)、美国临床肿瘤学会(American Society of Clinical Oncology，ASCO)、欧洲内科肿瘤学会(European Society of Medical Oncology，ESMO)及近期美国国家综合癌症网络(National Comprehensive Cancer Network，NCCN)已经颁布了 irAE 的多学科管理治疗指南[4,8-10];然而,有关肾毒性管理的数据却有限。

在本章中,我们将讨论和总结已发表的有关免疫相关性肾毒性的数据,包括流行病学和临床病理特征,以及 ICI 治疗相关肾毒性管理的建议。

流行病学

- 据报道,纳武利尤单抗单药治疗时,免疫相关肾毒性的发生率低至2%,而使用纳武利尤单抗和伊匹单抗联合治疗时,其发生率可达 4.9%,其中 3～4 级毒性为 1.7%[7,8,11]。
- 与其他 irAE 一样,联合或序贯使用抗细胞毒性 T 淋巴细胞相关抗原 4(CTLA-4)/抗程序性细胞死亡受体 1(PD-1)时,肾毒性更常见。
- Cortazar 等对临床研究中接受 ICI 治疗的 3695 例患者进行汇总显示,AKI 的整体发生率为 2.2%。3～4 级或需要透析治疗的 AKI 的发生率为 0.6%。伊匹单抗相关的 AKI 大多数发生在治疗前 3 个月,而 PD-1

抑制剂相关的 AKI 大多数发生在治疗后的 3～12 个月内[14]。

- 尽管根据病例报道和临床研究的数据显示肾毒性的发生率很低,但我们认为其发生率要更高,而且没有报道。当根据 AKI 网络协作组标准在 99 例患者中定义 AKI 时,据报道的 AKI 发生率从 9.9％到高达 29％[15]。

临床表现和诊断

- 新出现的持续性血清肌酐升高(高于基线)。
- 排除其他病因,如感染[尿路感染(urinary tract infection,UTI)],肾毒性药物(药物,静脉造影剂),肾后性或梗阻性原因(疾病进展等),肾前性如体液失衡(氮质血症),以及既往存在的、亚临床、自身免疫性肾病的恶化。
- 密切监测血清肌酐,监测频率取决于其严重程度,若为 1～2 级,我们建议监测间隔时间不超过 7 天。
- 尿液分析通常显示脓尿(白细胞＞0),非肾病综合征范围蛋白尿和少见的嗜酸性粒细胞增多,皮疹或发热,这是急性间质性肾炎(acute intestinal nephritis,AIN)的典型特征[16]。如果患者已经处于免疫抑制状态,尿液分析可能不会显示出来。
- 经验性治疗免疫相关性肾脏毒性,或经验性治疗更常见的既往存在的或合并的其他器官 irAE(如结肠炎、肝炎等)。
- 建议进行肾科会诊,通常需要进行肾脏活检,尤其是对高级别毒性或可疑或已知患有肾病的患者。

病理特征

急性肾小管间质性肾炎

- ICI 最常见的肾毒性类型是急性肾小管间质性肾炎(acute tubulointerstitial nephritis,ATIN),目前已经有一些肉芽肿性间质性肾炎的报道[14,17-19]。
  - 由于 CTLA-4 的主要功能是在调节外周耐受的淋巴器官中,有研究证明在 CTLA-4 缺陷的小鼠中,与 ICI 引起的 ATIN 一样,发生了多器官淋巴细胞浸润和组织破坏的淋巴增殖性疾病[20,21]。
  - PD-1 主要在靶器官水平上调节耐受性。在小鼠模型中,PD-1、程序性细胞死亡配体 1(PD-L1)是肾小管间质性炎症中 CD8$^+$ T 细胞重要的负性调节因子,可防止缺血再灌注损伤[22,23]。
  - ICI 所致肾毒性的确切免疫生物学机制尚待阐明;然而,比较明确的是暴露于 ICI 后的肾脏的延迟毒性反应,这不是 ATIN 的典型特征。

肾毒性和肾小球肾炎

- 近期的一篇摘要对膜性肾病、抗中性粒细胞胞浆抗体（antineutrophil cytoplasmic antibodies，ANCA）相关性血管炎、IgA 肾病、C3 肾小球肾病、AA 型淀粉样变和 ICI 治疗后典型 AIN 进行了报道[24]（图 12-1~图 12-4）。

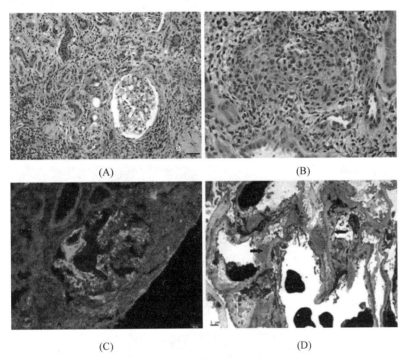

(A)　　　　　　　　　(B)

(C)　　　　　　　　　(D)

图 12-1　（A，H&E，20×）肉芽肿性肾小管间质性肾炎（B，H&E，40×）只有 C3 颗粒沉积物（C，C3 免疫荧光，40×），并伴有罕见的大的上皮下电子致密物沉积（D，电镜）

资料来源：图片由休斯敦得克萨斯州大学健康科学中心 UTHealth 麦戈文医学院的 Amanda Tchakarov 提供

- 在一系列 AIN 的报道中，有 1 例患者存在 CD4+ 和 CD8+ T 细胞浸润，并在文献中的另一个病例中得到了进一步证实[24, 25]。
- 其他经活检证实的 ICI 相关肾脏毒性的病例报告包括：狼疮性肾病，血栓性微血管病（thrombotic microangiopathy，TMA），肾病综合征［局灶节段性肾小球硬化（focal segmental glomerulosclerosis，FSGS）］，2 例微小病变肾病（minimal-change disease，MCD）[26]，膜性肾病，寡免疫复合物肾小球肾炎[27] 和 2 例 IgA 肾病[28-33]。已报道的肾毒性病因尚不清楚。可能的机制包括肾间质淋巴细胞的直接浸润，

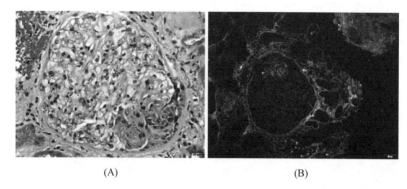

(A)   (B)

图 12-2　以局灶性、节段性肾小球坏死（A，H&E，40×）为特征的寡免疫复合物肾小球肾炎，无免疫复合物沉积（B，IgG 免疫荧光，20×）

资料来源：图片由休斯敦得克萨斯州大学健康科学中心 UTHealth 麦戈文医学院的 Amanda Tchakarov 提供

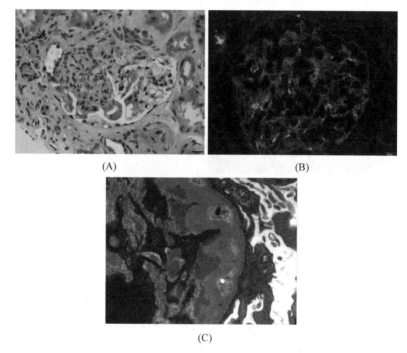

(A)   (B)

(C)

图 12-3　IgA 肾病，其特征之一是在 H&E 上可见节段性系膜和毛细血管内细胞增生（A，40×）。有以 IgA 为主的免疫复合物沉积物（B，IgA 免疫荧光，40×）和超微结构下大量的肾小球系膜电子致密物沉积（C，电子显微镜）

资料来源：图片由休斯敦得克萨斯州大学健康科学中心 UTHealth 麦戈文医学院的 Amanda Tchakarov 提供

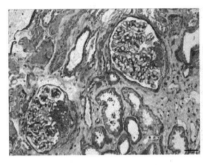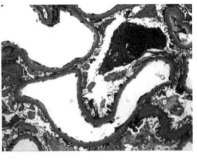

(A)   (B)

图 12-4 **1 例 AIN 伴嗜酸性粒细胞（A，H&E，40×）和局灶性肾小球伴节段性硬化（A，PAS，20×）。保留足细胞足突（B，电子显微镜），与继发性 FSGS 一致**

资料来源：图片由休斯顿得克萨斯州大学健康科学中心 UTHealth 麦戈文医学院的 Amanda Tchakarov 提供

免疫复合物介导的肾脏损伤，狼疮性肾炎，IgA，微血管病性溶血性贫血 TMA 或释放导致足细胞足突消失的细胞因子（微小病变肾病和局灶节段性肾小球硬化）。

。ICI 引起的肾小球肾炎（glomerulonephritis，GN）的治疗包括类固醇，但也需要根据肾活检后的结果给予其他免疫抑制药物治疗。针对 GN 的治疗，根据病例报道和我们的经验，包括单纯的类固醇治疗，以及类固醇与利妥昔单抗、英夫利昔单抗、霉酚酸酯和环孢素的联合治疗[24,29,30,34]。

既往患肾小球肾炎的肾脏 irAE

- 另一个有趣的现象是，既往患有自身免疫疾病的患者更有可能在 ICI 治疗过程中发生 irAE。因为既往存在的原发肾脏疾病病因归于免疫所致，故使用 ICI 后将会影响原发肾脏疾病。关于这些患者管理的数据有限。但是临床医生应提高警惕，在启动 ICI 治疗时应在基线和治疗后 2～4 周进行尿液分析，以监测任何程度的蛋白尿或血尿，这可能是 GN 再次诱发的早期迹象。

- Abdel-Wahab 等近期发表的一项荟萃分析显示，在 123 例患者中，有 92 例患者（75%）发生 irAE，其中 50 例患者（41%）目前患有的自身免疫症状加重，31 例患者（25%）出现了新的 irAE，11 例患者（9%）两者都有。

- 但有 2 例患者既往患有自身免疫性肾炎（IgA 肾病和 IgM 肾病）[35]。

　　一项针对 45 例接受过抗 PD-1 抗体治疗且患有自身免疫或炎性疾病的癌症患者的前瞻性研究表明,患有自身免疫性疾病的患者更有可能出现 irAE。但自身免疫疾病组与无自身免疫疾病组相比,整体生存并没有任何差异[36]。

- 在已发表的系列病例报道中,肾脏以外的 irAE 先于肾脏 irAE 出现,如垂体炎、结肠炎、甲状腺功能减退、皮炎、肺炎、肾上腺功能不全和肌炎[14,17,24]。其他 irAE 发生在肾脏 irAE 之前的 2～14 周。

　　我们在表 12-1 中总结了所有已报道的肾脏 irAE 和 ICI 相关的肾毒性。

表 12-1　已报道的 irAE 和 ICI 相关的肾毒性

参考文献	肾脏表现	检查点抑制剂	治疗	肾脏预后
抗 PD-1				
Daanen et al.[30]	FSGS,蛋白尿	纳武利尤单抗	DC＋类固醇＋麦考酚酯	缓解后复发
Kitchlu et al.[31]	MCD,蛋白尿	帕博利珠单抗	DC＋类固醇	缓解(部分)
Lin et al.[26]	膜性肾病(PLA2R 阴性),蛋白尿	纳武利尤单抗	DC＋类固醇	缓解(部分)
Jung et al.[33]	AKI,蛋白尿和血尿 IgA 肾病	纳武利尤单抗	DC,类固醇和肾脏替代治疗	恢复(肾脏替代治疗于 5 个月后停止)
Kishi et al.[32]	AKI,蛋白尿和血尿 IgA 肾病	纳武利尤单抗	DC	缓解(完全)
Van den Brom et al.[29]	肉芽肿性血管炎异形红细胞和蛋白尿	帕博利珠单抗	环孢素和类固醇	缓解
Vandiver et al.[37]	AKI	纳武利尤单抗	激素	完全恢复
Cortazar et al.*[14]	AKI,无脓尿或血尿 AKI 伴脓尿 AKI 伴脓尿	纳武利尤单抗 帕博利珠单抗 帕博利珠单抗	类固醇 类固醇 类固醇	部分恢复 部分恢复 完全恢复
Shirali et al.*[17]	AKI,无脓尿或血尿 AKI 伴蛋白尿 AKI 伴脓尿 AKI 伴脓尿	纳武利尤单抗 纳武利尤单抗 帕博利珠单抗 帕博利珠单抗	类固醇 类固醇 DC＋类固醇 DC＋类固醇	完全恢复 完全恢复 部分恢复＋复发 完全恢复
抗 CTLA-4				
Kitchlu et al.[28,31]	MCD,蛋白尿	伊匹单抗	DC＋类固醇	缓解

续表

参考文献	肾脏表现	检查点抑制剂	治疗	肾脏预后
Fadel et al.	AKI 伴蛋白尿＋DSDNA（狼疮性肾病）	伊匹单抗	DC	DSDNA；无法追踪
Izzedine et al.[19]	AKI 肉芽肿性 ATIN	伊匹单抗	类固醇	完全恢复
Voskens et al.[38]	AKI	伊匹单抗	类固醇	完全恢复
Forde et al.[39]	AKI	伊匹单抗	类固醇	完全恢复
抗 CTLA-4				
Cortazar et al.*[14]	AKI 伴脓尿 AKI 伴脓尿 AKI 不伴脓尿 AKI 伴脓尿 AKI 不伴脓尿或血尿 AKI 伴脓尿	伊匹单抗 伊匹单抗 伊匹单抗 伊匹单抗 伊匹单抗 伊匹单抗	类固醇 非手术治疗 类固醇 类固醇 非手术治疗 类固醇	部分恢复 未恢复 依赖透析治疗 依赖透析治疗 依赖透析治疗 部分恢复
抗 PD-1＋抗 CTLA-4				
Cusnir et al.[27]	肉芽肿性血管炎局灶增生性肾小球肾炎（PR3-ANCA＋）	纳武利尤单抗＋伊匹单抗	类固醇和利妥昔单抗	未报道
Murakami et al.[25]	AKI 继发于 ATIN	纳武利尤单抗＋伊匹单抗	麦考酚酯＋类固醇	未恢复
Cortazar et al.*[14]	AKI 不伴蛋白尿或脓尿 AKI 伴脓尿 AKI 不伴蛋白尿或脓尿 AKI 伴脓尿和血尿	纳武利尤单抗＋伊匹单抗 纳武利尤单抗＋伊匹单抗	类固醇 类固醇 类固醇 类固醇＋麦考酚酯	完全恢复 部分恢复 部分恢复
Shirali et al.*[17]	AKI 不伴脓尿	纳武利尤单抗＋伊匹单抗	DC	部分恢复

＊系列病例报道

MPO，髓过氧化物酶；DC，停止免疫检查点药物；PR3，蛋白酶 3

免疫治疗及其对 CKD 的影响：慢性肾脏疾病（chronic kidney disease，CKD）与癌症具有双向关系。观察表明，癌症及其治疗可导致 CKD，而 CKD 是癌症发生的一个危险因素。一些观察性研究表明，实体瘤患者 CKD 的患病率很高[40-43]。这对肾细胞癌（renal cell cancer，RCC）患者影响最大，在 1114 例

RCC 患者中,22%患者在肾切除术前 CKD 分期达到了 3 期或更高,而对于 70 岁以上的患者,这一比例增加到了 40%[44]。CKD 患者被排除在 ICI 临床试验之外,因此关于这部分患者的疗效、毒性和总体肾脏预后的数据有限。

- PD-L1 在骨透明细胞癌(ccRCC)肿瘤细胞上的表达水平为 20%～25%,且 PD-L1 的表达与晚期 RCC 患者的疾病进展(RR,3.46;P<0.001)和死亡(RR,4.13;P<0.001)独立相关[45]。
- 随着 ICI 在 RCC 患者治疗中的广泛应用,我们获得了更多有关 CKD 人群肾脏预后的数据。
- 基于一项纳武利尤单抗对比依维莫司的随机、开放Ⅲ期临床研究结果(CheckMate 025 研究),2014 年纳武利尤单抗获批用于既往接受血管内皮生长因子(vascular endothelial growth factor,VEGF)抑制剂治疗失败后的转移 ccRCC 患者,且是同类药物中第一个获批用于该人群的抑制剂。
- 纳武利尤单抗的中位总生存期为 25.0 个月,依维莫司的中位总生存期为 19.6 个月(HR,0.73;98.5% CI:0.57～0.93,P=0.0018)[46]。在 CheckMate 025 研究中,Motzer 等报道,有 8%的 RCC 患者出现肌酐升高,且为 3～4 级[46,47]。
- 目前抗 VEGF 抑制剂联合 ICI 一线治疗 RCC 的临床研究正在进行中。由于抗 VEGF 抑制剂具有潜在的肾毒性,观察相关的肾脏预后和 irAE 将很有意义[48-50]。

ICI 在同种异体肾移植患者中的应用

- 接受 ICI 治疗的肾移植患者发生器官排斥的风险很高,因此需要肿瘤专家和肾移植专家保持密切沟通以防出现器官排异反应。
  - 对肾功能的密切监测,尤其在免疫抑制后,随着癌症的诊断而减少。
  - 文献中的一个病例提示,在接受免疫治疗的患者中,将他克莫司改为西罗莫司,以及较高剂量的类固醇可能有助于预防器官排异反应[51]。
  - 抗 CTLA-4 抑制剂和抗 PD-1 抑制剂两类 ICI 均有发生器官排异反应的报道。有关 ICI 在器官移植患者中使用的更多信息,请参阅第 15 章。

肾毒性的管理

　　ICI 相关肾毒性的主要治疗方法是类固醇治疗,如其他器官 irAE 的治疗方法一样[9]。然而,很明显,CPI 相关器官毒性的生物标志物对于理解新的治疗方法是非常必要的[52]。

在肾脏领域还有更多的工作要做,研究免疫生物学特性,并有可能开发出新的治疗方式,在减轻自身免疫损伤的同时又不影响 ICI 的抗肿瘤效果。

- 强烈建议在 ICI 启动治疗前的基线和下一次 ICI 输注之前进行尿液分析(urine analysis,UA)和肾功能评估,以发现早期肾功能损害。
- 肾损伤分级(1~4 级,见表 12-2 和图 12-5):在肾损伤的所有阶段,1~4级均建议暂停 CPI 治疗并评估其他病因,如肾脏毒素、感染、肾前性因素、肾后性梗阻、心力衰竭或肺动脉高压。

表 12-2　AKI 严重程度分级标准和肾脏恢复标准

分级	AKIN 分期	标　准	肾损伤预后	标准[14]
1 级	1 期	Cr 较基线增加 1.5 倍内或≥0.3mg/dl	完全恢复	Cr 恢复至(基线肌酐水平＋0.35mg/dl)
2 级	2 期	Cr 较基线增加 2 倍	部分恢复	Cr 恢复至(≥基线肌酐水平＋0.35mg/dl,且＜2 倍基线水平)
3 级 4 级	3 期	Cr 较基线增加 3 倍或 Cr≥4mg/dl(且急性上升≥0.5mg/dl)或开始肾脏替代治疗	持续性 AKI	Cr≥2 倍基线肌酐水平或仍需要肾脏替代治疗

AKIN,急性肾损伤网络协作组;Cr,血清肌酐

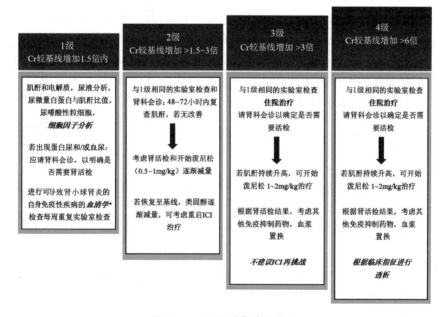

图 12-5　ICI 所致肾毒性管理

*要考虑的血清学指标:抗核抗体(ANA),补体 C3、C4、CH50,抗中性粒细胞胞浆抗体(ANCA),抗肾小球基底膜(GBM),乙型肝炎和丙型肝炎,HIV,免疫球蛋白和蛋白电泳分析,类风湿因子(RF)

- 1 级肾损伤(血清肌酐较基线增加 1.5 倍内或≥0.3mg/dl):ICI 治疗后 AKI 的基本诊断方法是实验室检查和尿液分析,尿蛋白与肌酐比值,以及尿嗜酸性粒细胞检测。如果出现蛋白尿和/或血尿,则应开始肾科会诊以考虑进行肾活检,并进行可导致肾小球肾炎的自身免疫性疾病的血清学检查(表 12-1)。每周重复实验室检查,随访肾脏的恢复情况。
- 2 级肾损伤(Cr 较基线增加 1.5 倍):推荐与 1 级相同的实验室检查,并请肾科会诊。48～72 小时内复查肌酐;若无改善,则结合肾科会诊意见,考虑肾活检和开始泼尼松治疗(0.5～1mg/kg),根据癌症和肾脏国际网络(Cancer and Kidney International Network,CKIN)免疫检查点抑制剂工作组的标准,肌酐一旦开始改善,逐渐减量,1～2 个月停止使用[47]。如果患者出现 AIN 及肾小球肾炎的发展过程,可能需要除类固醇之外的更强治疗,则需要进行肾活检。
  - 如果类固醇治疗后病情未改善,并且活检未发现肾小球疾病,将进行细胞因子分析,如果升高,我们将考虑英夫利昔单抗每 2 周 5mg/kg 治疗,并结合细胞因子分析的结果,进一步给药。
  - 每 48 小时重复一次基本代谢检查。

一旦肌酐恢复至基线水平,并且所有可能诱发 AIN 的药物均停止使用,如非甾体抗炎药(nonsteroidal anti-inflammatory drugs,NSAIDS)、质子泵抑制剂(proton pump inhibitors,PPI)和逐渐减量的类固醇,可考虑重新挑战。

- 3 级肾损伤(Cr 较基线增加> 3 倍):与 2 级的建议相同,但需要入院治疗并在同一天请肾科会诊以确定是否需要进行活检;如果肌酐持续增加,可开始泼尼松/甲泼尼龙 1～2mg/kg 治疗。
  - 将根据肾脏病理结果来确定是否需要使用其他免疫抑制剂和血浆置换。
  - 不建议 ICI 再挑战。
- 4 级肾损伤(Cr 较基线增加> 6 倍):患者需要当天住院治疗且进行肾科会诊,给予泼尼松/甲泼尼龙 1～2mg/kg 治疗。所有考虑事项如上所述。由肾科医生评估是否有透析的临床指征。

结论

鉴于 ICI 在各种肿瘤类型中的广泛应用,应对临床医生进行相关培训以期早期识别肾脏并发症。绝大多数病例由于肾实质损害而出现肌酐水平异常,最常见的是急性间质性肾炎。

关于何时进行肾活检目前还存在争议,并且仍然是专家们讨论的一个话题。尽管它被认为具有发生出血和其他并发症风险的侵入性手术,但它通常提供的信息对于优化肾毒性的管理至关重要,尤其是当病理提示除 ATIN 外还存在肾小球肾病时,有时需要与类固醇不同或除类固醇外的其他免疫抑制治疗方案。需要及时识别和管理肾毒性,以预防 CKD,这将影响患者能否接受进一步治疗和总体生存。

参考文献

1. Eggermont AM, Chiarion-Sileni V, Grob JJ, et al. Adjuvant ipilimumab versus placebo after complete resection of high-risk stage Ⅲ melanoma (EORTC 18071): a randomised, double-blind, phase 3 trial. *Lancet Oncol*. 2015;16(5): 522-530. doi: 10.1016/S1470-2045 (15)70122-1.

2. Weber J, Mandala M, Del Vecchio M, et al. Adjuvant nivolumab versus ipilimumab in resected stage Ⅲ or Ⅳ melanoma. *N Engl J Med*. 2017;377(19): 1824-1835. doi: 10.1056/NEJMoa1709030.

3. Antonia SJ, Villegas A, Daniel D, et al. Durvalumab after chemoradiotherapy in stage Ⅲ Non-Small-Cell Lung Cancer. *N Engl J Med*. 2017;377(20): 1919-1929. doi: 10.1056/NEJMoa1709937.

4. Brahmer JR, Lacchetti C, Schneider BJ, et al. Management of immune-related adverse events in patients treated with immune checkpoint inhibitor therapy: American Society of Clinical Oncology Clinical Practice Guideline. *J Clin Oncol*. 2018;36(17): 1714-1768. doi: 10.1200/JCO.2017.77.6385.

5. Michot JM, Bigenwald C, Champiat S, et al. Immune-related adverse events with immune checkpoint blockade: a comprehensive review. *Eur J Cancer*. 2016;54: 139-148. doi: 10.1016/j.ejca.2015.11.016.

6. Abdel-Wahab N, Shah M, Suarez-Almazor ME. Adverse events associated with immune checkpoint blockade in patients with cancer: a systematic review of case reports. *PLoS One*. 2016;11(7): e0160221. doi: 10.1371/journal.pone.0160221.

7. Weber JS, Hodi FS, Wolchok JD, et al. Safety profile of nivolumab monotherapy: a pooled analysis of patients with advanced melanoma. *J Clin Oncol*. 2017;35(7): 785-792. doi: 10.1200/JCO.2015.66.1389.

8. Puzanov I, Diab A, Abdallah K, et al. Managing toxicities associated with immune checkpoint inhibitors: consensus recommendations from the Society for Immunotherapy of Cancer (SITC) Toxicity Management Working Group. *J Immunother Cancer*. 2017;5(1): 95. doi: 10.1186/s40425-017-0300-z.

9. Postow MA. Managing immune checkpoint-blocking antibody side effects. *Am Soc Clin Oncol Educ Book*. 2015;35: 76-83.

10. Thompson JA. New NCCN guidelines: recognition and management of immunotherapy-related toxicity. *J Natl Compr Canc Netw*. 2018;16(5S): 594-596. doi: 10.6004/jnccn.

2018.0047.

11. Sznol M，Ferrucci PF，Hogg D，et al. Pooled analysis safety profile of nivolumab and ipilimumab combination therapy in patients with advanced melanoma. *J Clin Oncol*. 2017;35(34): 3815-3822. doi: 10.1200/JCO.2016.72.1167.

12. Postow MA，Chesney J，Pavlick AC，et al. Nivolumab and ipilimumab versus ipilimumab in untreated melanoma. *N Engl J Med*. 2015;372(21): 2006-2017. doi: 10.1056/NEJMoa1414428.

13. Weber JS，Gibney G，Sullivan RJ，et al. Sequential administration of nivolumab and ipilimumab with a planned switch in patients with advanced melanoma (CheckMate 064): an open-label，randomised，phase 2 trial. *Lancet Oncol*. 2016;17(7): 943-955. doi: 10.1016/S1470-2045(16)30126-7.

14. Cortazar FB，Marrone KA，Troxell ML，et al. Clinicopathological features of acute kidney injury associated with immune checkpoint inhibitors. *Kidney Int*. 2016;90(3): 638-647. doi: 10.1016/j.kint.2016.04.008.

15. Wanchoo R，Karam S，Uppal NN，et al. Adverse renal effects of immune checkpoint inhibitors: a narrative review. *Am J Nephrol*. 2017; 45 (2): 160-169. doi: 10.1159/000455014.

16. Clarkson MR，Giblin L，O'Connell FP，et al. Acute interstitial nephritis: clinical features and response to corticosteroid therapy. *Nephrol Dial Transplant*. 2004;19(11): 2778-2783. doi: 10.1093/ndt/gfh485.

17. Shirali AC，Perazella MA，Gettinger S. Association of acute interstitial nephritis with programmed cell death 1 inhibitor therapy in lung cancer patients. *Am J Kidney Dis*. 2016;68(2): 287-291. doi: 10.1053/j.ajkd.2016.02.057.

18. Thajudeen B，Madhrira M，Bracamonte E，et al. Ipilimumab granulomatous interstitial nephritis. *Am J Ther*. 2015;22(3): e84-e87. doi: 10.1097/MJT.0b013e3182a32ddc.

19. Izzedine H，Gueutin V，Gharbi C，et al. Kidney injuries related to ipilimumab. *Invest New Drugs*. 2014;32(4): 769-773. doi: 10.1007/s10637-014-0092-7.

20. Tivol EA，Borriello F，Schweitzer AN，et al. Loss of CTLA-4 leads to massive lymphoproliferation and fatal multiorgan tissue destruction，revealing a critical negative regulatory role of CTLA-4. *Immunity*. 1995;3(5): 541-547. doi: 10.1016/1074-7613(95)90125-6.

21. Kuehn HS，Ouyang W，Lo B，et al. Immune dysregulation in human subjects with heterozygous germline mutations in CTLA4. *Science*. 2014;345(6204): 1623-1627. doi: 10.1126/science.1255904.

22. Zheng G，Wang Y，Mahajan D，et al. The role of tubulointerstitial inflammation. *Kidney Int Suppl*. 2005(94): S96-S100. doi: 10.1111/j.1523-1755.2005.09423.x

23. Jaworska K，Ratajczak J，Huang L，et al. Both PD-1 ligands protect the kidney from ischemia reperfusion injury. *J Immunol*. 2015; 194 (1): 325-333. doi: 10.4049/jimmunol.1400497.

24. Selamet U, Ziaolhagh A, Lakhani LS, et al. Biopsy proven nephrotoxicity of immune checkpoint inhibitors: MD Anderson Cancer Center experience. New Orleans, LA: American Society of Nephrology Kidney Week, 2017.

25. Murakami N, Borges TJ, Yamashita M, et al. Severe acute interstitial nephritis after combination immune-checkpoint inhibitor therapy for metastatic melanoma. *Clin Kidney J*. 2016;9(3): 411-417. doi: 10.1093/ckj/sfw024

26. Jonathan T, Lin MS, Steven Salvatore S, et al. Membranous nephropathy related to the checkpoint inhibitor nivolumab. *J Am Soc Nephrol*. 2016;27: 102A.

27. Cusnir I, Solez K, Yacyshyn E. Granulomatosis with polyangiitis associated with immune checkpoint blockade: case report and literature review. *J Rheumatol*. 2017;44(Suppl 6): 950.

28. Fadel F, El Karoui K, Knebelmann B. Anti-CTLA4 antibody-induced lupus nephritis. *N Engl J Med*. 2009;361(2): 211-212. doi: 10.1056/NEJMc0904283

29. van den Brom RR, Abdulahad WH, Rutgers A, et al. Rapid granulomatosis with polyangiitis induced by immune checkpoint inhibition. *Rheumatology (Oxford)*. 2016;55 (6): 1143-1145. doi: 10.1093/rheumatology/kew063.

30. Daanen RA, Maas RJH, Koornstra RHT, et al. Nivolumab-associated nephrotic syndrome in a patient with renal cell carcinoma: a case report. *J Immunother*. 2017;40 (9): 345-348. doi: 10.1097/CJI.0000000000000189

31. Kitchlu A, Fingrut W, Avila-Casado C, et al. Nephrotic syndrome with cancer immunotherapies: a report of 2 cases. *Am J Kidney Dis*. 2017;70(4): 581-585. doi: 10.1053/j.ajkd.2017.04.026.

32. Kishi S, Minato M, Saijo A, et al. A case of IgA nephropathy after nivolumab therapy for postoperative recurrence of lung squamous cell carcinoma. *Intern Med*. 2018;57(9): 1259-1263. doi: 10.2169/internalmedicine.9814-17.

33. Jung K, Zeng X, Bilusic M. Nivolumab-associated acute glomerulonephritis: a case report and literature review. *BMC Nephrol*. 2016;17(1): 188. doi: 10.1186/s12882-016-0408-2.

34. Cusnir I, Solez K, Yacyshyn E. Granulomatosis with polyangiitis associated with immune checkpoint blockade: case report and literature review. *J Rheumatol*. 2017;44(6): 950-950.

35. Abdel-Wahab N, Shah M, Lopez-Olivo MA, et al. Use of immune checkpoint inhibitors in the treatment of patients with cancer and preexisting autoimmune disease: a systematic review. *Ann Intern Med*. 2018;168(2): 121-130. doi: 10.7326/M17-2073.

36. Danlos FX, Voisin AL, Dyevre V, et al. Safety and efficacy of anti-programmed death 1 antibodies in patients with cancer and pre-existing autoimmune or inflammatory disease. *Eur J Cancer*. 2018;91: 21-29. doi: 10.1016/j.ejca.2017.12.008.

37. Vandiver JW, Singer Z, Harshberger C. Severe hyponatremia and immune nephritis following an initial infusion of nivolumab. *Target Oncol*. 2016;11(4): 553-556. doi: 10.1007/s11523-016-0426-9.

38. Voskens CJ, Goldinger SM, Loquai C, et al. The price of tumor control: an analysis of rare side effects of anti-CTLA-4 therapy in metastatic melanoma from the ipilimumab network. *PLoS ONE*. 2013;8(1): e53745. doi: 10.1371/journal.pone.0053745.

39. Forde PM, Rock K, Wilson G, et al. Ipilimumab-induced immune-related renal failure—a case report. *Anticancer Res*. 2012;32(10): 4607-4608.

40. Launay-Vacher V, Oudard S, Janus N, et al. Prevalence of Renal Insufficiency in cancer patients and implications for anticancer drug management: the renal insufficiency and anticancer medications (IRMA) study. *Cancer*. 2007;110(6): 1376-1384. doi: 10.1002/cncr.22904.

41. Janus N, Oudard S, Beuzeboc P, et al. Prevalence of renal insufficiency in cancer patients: data from the IRMA-2 study. *J Clin Oncol*. 2009;27(15_suppl): 9559.

42. Janus N, Launay-Vacher V, Byloos E, et al. Cancer and renal insufficiency results of the BIRMA study. *Br J Cancer*. 2010;103(12): 1815-1821. doi: 10.1038/sj.bjc.6605979.

43. Dogan E, Izmirli M, Ceylan K, et al. Incidence of renal insufficiency in cancer patients. Adv Ther. 2005;22(4): 357-362. doi: 10.1007/BF02850082.

44. Canter D, Kutikov A, Sirohi M, et al. Prevalence of baseline chronic kidney disease in patients presenting with solid renal tumors. *Urology*. 2011;77(4): 781-785. doi: 10.1016/j.urology.2010.11.050.

45. Thompson RH, Kuntz SM, Leibovich BC, et al. Tumor B7-H1 is associated with poor prognosis in renal cell carcinoma patients with long-term follow-up. *Cancer Res*. 2006;66(7): 3381-3385. doi: 10.1158/0008-5472.CAN-05-4303.

46. Motzer RJ, Escudier B, McDermott DF, et al. Nivolumab versus Everolimus in Advanced Renal-Cell Carcinoma. *N Engl J Med*. 2015; 373 (19): 1803-1813. doi: 10.1056/NEJMoa1510665.

47. Murakami N, Motwani S, Riella LV. Renal complications of immune checkpoint blockade. *Curr Probl Cancer*. 2017;41(2): 100-110. doi: 10.1016/j.currproblcancer.2016.12.004.

48. Atkins MB, Plimack ER, Puzanov I, et al. Axitinib in combination with pembrolizumab in patients with advanced renal cell cancer: a non-randomised, open-label, dose-finding, and dose-expansion phase 1b trial. *Lancet Oncol*. 2018;19(3): 405-415. doi: 10.1016/S1470-2045(18)30081-0.

49. Choueiri TK, Larkin J, Oya M, et al. Preliminary results for avelumab plus axitinib as first-line therapy in patients with advanced clear-cell renal-cell carcinoma (JAVELIN Renal 100): an open-label, dose-finding and dose-expansion, phase 1b trial. *Lancet Oncol*. 2018;19(4): 451-460. doi: 10.1016/S1470-2045(18)30107-4.

50. Motzer RJ, Powles T, Atkins MB, et al. IMmotion151: a randomized phase iii study of atezolizumab plus bevacizumab vs sunitinib in untreated metastatic renal cell carcinoma (mRCC). *J Clin Oncol*. 2018;36(6). doi: 10.1200/JCO.2018.36.6_suppl.578.

51. Barnett R，Barta VS，Jhaveri KD. Preserved renal-allograft function and the PD-1 pathway inhibitor nivolumab. *N Engl J Med*. 2017;376(2)：191-192. doi：10.1056/NEJMc1614298.

52. Manson G，Norwood J，Marabelle A，et al. Biomarkers associated with checkpoint inhibitors. *Ann Oncol*. 2016;27(7)：1199-1206. doi：10.1093/annonc/mdw181.

第13章

免疫介导的血液学毒性

George L. Chen，Caroline Robert，
and Alexander M. Lesokhin

概述

免疫检查点抑制剂（ICI）的相关血液学毒性的真实发生率尚不清楚，但与皮肤、胃肠道和内分泌毒性相比，它们通常比较罕见。本章将回顾 ICI 治疗中已报道的明显免疫介导的血液学毒性及其治疗方式。我们还讨论了血液学毒性评估中存在的争议。

临床表现和流行病学

目前尚没有针对 ICI 相关血液学毒性的大规模流行病学研究。个案报道和病例系列报道提供了目前大多数可用的信息。已报道的 ICI 相关血液学毒性如下所述。

- 表 13-1 列出了每种毒性相应的临床病例、治疗方案和预后。

表 13-1　免疫检查点抑制剂治疗后报道的血液学毒性

毒性/参考文献	药物	临床病例描述	治疗和预后
再生障碍性贫血[1]	IPI＋NIVO×4 周期→NIVO×5 周期	女，48 岁，转移性黑色素瘤，在接受最后 1 个周期 NIVO 后 3 天出现临床上明显的全血细胞减少。骨髓活检提示发育不良，细胞密度 10％	停止 NIVO 治疗。给予泼尼松 1mg/kg 和 G-CSF 治疗 10 天后无改善。第 11 天患者出现了致命的脑出血
纯红细胞再生障碍性贫血[2]	NIVO×31 周期	女，70 岁，转移性黑色素瘤，在接受治疗后 21 出现正细胞正色素性贫血，网织红细胞减少；骨髓活检显示红细胞减少	停止 NIVO 治疗 该患者接受了输血治疗 给予糖皮质激素治疗，待贫血恢复且无复发后逐渐减量

续表

毒性/参考文献	药物	临床病例描述	治疗和预后
纯红细胞再生障碍性贫血[3]	诱导和维持阶段对 IPI 治疗有反应后疾病进展,接受 IPI 10mg/kg 再诱导治疗	男,55 岁,转移性黑色素瘤,在接受 2 个周期 IPI 再诱导治疗后出现纯红细胞再生障碍性贫血	停止 IPI 治疗 给予泼尼松 1mg/(kg·d) 治疗 4 周后无明显改善,然后给予 IVIG 治疗后网织红细胞迅速恢复且血红蛋白也恢复正常
自身免疫性溶血性贫血[4]	IPI 3mg/kg Q3W×4 周期→NIVO 3mg/kg Q2W×5 周期	男,85 岁,转移性黑色素瘤,既往存在红细胞自身抗体且经过治疗无红细胞溶血,随后接受 NIVO 治疗并发生了溶血性贫血现象。此病例提示外周耐受性下降是溶血的原因之一	停止 NIVO 治疗 红细胞输注支持治疗 给予高剂量糖皮质激素治疗后血红蛋白最终恢复正常
中性粒细胞减少症[5]	IPI 10mg/kg Q3W×4 周期	女,42 岁,转移性黑色素瘤,在接受 IPI 治疗 4 周期后第 14 天出现 4 级中性粒细胞减少。骨髓活检显示细胞增生低下,粒细胞发育不良。T 淋巴细胞非克隆性。排除了细小病毒、EBV 和 CMV 感染。抗核抗体、类风湿因子、抗中性粒细胞胞浆抗体均为阴性。患者血清中检测到抗中性粒细胞抗体和抗血小板抗体	停止 IPI 治疗 类固醇 1mg/kg 和 G-CSF 治疗无效 随后给予环孢素 100mg 和 IVIG 1g/kg×2 次/2 天,次日白细胞即开始恢复。CSA 停用后中性粒细胞减少复发。再次给予 IVIG 后 6 天改善。第二次 IVIG 治疗后第 9 天白细胞下降。14 天后给予第三次 IVIG 治疗。4 周后白细胞完全恢复
中性粒细胞减少症[6]	NIVO 3mg/kg Q2W	男,73 岁,转移性肺腺癌,非活动性 Crohn 病病史,接受 NIVO 三线治疗 5 周期后出现 4 级中性粒细胞减少(<500/mm³),6 天后出现发热和经影像学检查确诊的结肠炎	停止 NIVO 治疗 患者入院,给予抗生素、G-CSF和甲泼尼龙 1mg/kg 治疗。1 周后中性粒细胞计数改善。患者在入院第 13 天因心律失常死亡

续表

毒性/参考文献	药物	临床病例描述	治疗和预后
中性粒细胞减少症[6]	NIVO 3mg/kg Q2W	男,74 岁,转移性肺腺癌和滤泡性淋巴瘤病史,接受 NIVO 四线治疗 5 个月后出现无症状性 4 级中性粒细胞减少	停止 NIVO 治疗 给予患者 G-CSF 和泼尼松 1mg/kg 治疗。2 天后中性粒细胞恢复,但激素减量后中性粒细胞减少复发。自末次 NIVO 治疗后患者需要持续 12 个月的激素治疗。出现中性粒细胞减少 3 个月后进行的骨髓活检排除了活动性滤泡性淋巴瘤。骨髓活检显示活化 T 细胞增多伴髓系成熟障碍
血小板减少症[7]	IPI＋NIVO×1 周期	女,47 岁,复发黑色素瘤伴 BRAF 突变,IPI 和 NIVO 联合治疗后 15 天出现 ITP	暂时停止 IPI 和 NIVO 治疗 给予患者甲泼尼龙和 IVIG 治疗 5 天后无明显改善。随后,给予患者利妥昔单抗和罗米司亭治疗。2 天后,血小板计数开始恢复。共给予利妥昔单抗 4 次治疗,其中第 2 次和第 3 次之间血小板减少部分复发。利妥昔单抗末次治疗后第 8 天患者接受了 NIVO 再挑战治疗,且 ITP 未复发
	NIVO 和 IPI 序贯治疗	女,45 岁,BRAF 野生型黑色素瘤,在一项临床研究中接受 NIVO 新辅助治疗后 43 天出现 ITP	停止 NIVO 治疗 给予患者泼尼松治疗 3 周后血小板计数恢复至基线,然而血小板减少复发,需要 12 周的激素减量过程随后,患者接受了 IPI 单药治疗,8 天后再次出现 ITP。经泼尼松、IVIG、利妥昔单抗和停止 IPI 治疗后,ITP 痊愈

续表

毒性/参考文献	药物	临床病例描述	治疗和预后
获得性血友病 A(8)	IPI 3mg/kg Q3W×4 周期	男,42 岁,转移性黑色素瘤,第 4 周期 IPI 治疗后几天出现血尿。血尿评估检查提示 PTT 延长,这归因于凝血因子Ⅷ抑制剂	停止 IPI 治疗 给予血液和凝血因子输注,重组活化因子Ⅶ和氨甲环酸支持治疗 开始泼尼松治疗 然而,尽管接受了泼尼松治疗,患者仍然需要血液和凝血因子输注,提示凝血因子Ⅷ抑制剂持续存在 2 周后患者转诊至姑息治疗科
冷球蛋白血症(9)	NIVO 3mg/kg Q2W	男,57 岁,非小细胞肺癌行左下肺叶切除术后疾病进展,接受 NIVO 第 1 个周期治疗后 14 天主诉疲乏和手足发绀,并出现了冷球蛋白血症	停止 NIVO 治疗 给予患者泼尼松 50mg/d×1 周,随后减量至 25mg/d,19 天后冷球蛋白消失 重新开始 NIVO 治疗,共 8 个周期,且冷球蛋白血症没有复发 后续因疾病进展停止了 NIVO 治疗
中性细胞增多症合并 Sweet 综合征(10)	IPI 3mg/kg Q3W×4 周期	女,77 岁,转移性皮肤黑色素瘤伴脑、肝和肺转移,在接受第 2 次 IPI 治疗后出现发热、神志不清和白细胞计数增多	停止 IPI 治疗 患者入院,给予抗生素支持治疗,但出现了少尿性肾功能衰竭,并于 2 周后双侧手掌和侧手出现红斑疹。活检提示嗜中性皮病,符合 Sweet 综合征 给予患者甲泼尼龙 1mg/kg 治疗。皮疹和发热得到缓解。神志不清和肾功能也得到明显改善。该患者在激素减量后出院

IPI,伊匹单抗;NIVO,纳武利尤单抗

再生障碍性贫血

再生障碍性贫血的主要表现是骨髓缺乏造血功能。
- 体征和症状:感染,疲乏,出血,呼吸短促,白细胞计数、红细胞计数、血小板计数和骨髓造血细胞减少。
- 鉴别诊断:骨髓增生异常综合征、阵发性睡眠性血红蛋白尿、肿瘤累及

骨髓、病毒感染和药物不良反应。

- 诊断检查：全血细胞计数，外周血涂片和骨髓活检显示细胞减少。这是在排除其他导致细胞减少的原因后所作出的诊断。
- 标准治疗：环孢素、抗胸腺细胞球蛋白（anti-thymocyte globulin，ATG）等免疫抑制治疗，异体基因造血干细胞移植。

纯红细胞再生障碍性贫血

纯红细胞再生障碍性贫血是一种严重贫血，其特点为网织红细胞减少，骨髓中红系前体细胞明显减少或缺如。粒系、淋巴系和巨核系均无明显异常。

- 体征和症状：面色苍白，运动耐量下降，疲乏，呼吸急促。红细胞压积缓慢下降。
  - 如果是早期阶段，患者可能由于对缓慢下降的红细胞压积（每天约是基线的 1/120）的生理性代偿而没有症状。
- 鉴别诊断：溶血性贫血，慢性出血。
- 诊断检查：外周血涂片显示正细胞正色素红细胞。
  - 间接胆红素、乳酸脱氢酶（lactate dehydrogenase，LDH）和血红蛋白正常，直接抗人球蛋白试验（Coombs）阴性，提示无溶血或无效性红细胞生成。
  - 网织红细胞计数减少。
  - 骨髓活检显示无原始红细胞。
  - 在疾病晚期阶段，随着铁从血浆向骨髓的转移几乎停止，血清铁增加，接近总铁结合力，不饱和铁结合力降低至几乎为零。
- 标准治疗：有症状患者给予红细胞输注治疗。
  - 停止所有可能导致纯红细胞再生障碍性贫血的药物（如苯妥英、甲氧苄啶-磺胺甲噁唑、齐多夫定、氯磺丙脲、重组人促红细胞生成素和霉酚酸酯）和治疗任何潜在的感染。
  - 请血液科会诊，以帮助鉴别潜在的疾病。
  - 糖皮质激素治疗 1～2 个月，如无效则加用环孢素。
  - 如果糖皮质激素和环孢素无效，或者环孢素有禁忌，则通常使用环磷酰胺。若使用环磷酰胺，糖皮质激素应逐渐减量，以避免副作用。

溶血性贫血

由于红细胞破坏导致的红细胞压积下降，有时是免疫介导的。

- 体征和症状：疲乏，呼吸急促。
- 鉴别诊断：纯红细胞再生障碍性贫血，出血。

- 诊断检查：红细胞压积下降，网织红细胞增加，且无法用近期出血或补充铁缺乏或其他营养缺乏来进行解释。
  - LDH 和总胆红素升高，与溶血相关的结合珠蛋白检测不出。
  - 外周血涂片可见球形红细胞。
  - 直接抗人球蛋白试验（Coombs）阳性，提示免疫性溶血。
  - 骨髓中红系造血活跃。
- 标准治疗：糖皮质激素和静脉免疫球蛋白（IVIG）。
  - 利妥昔单抗或脾切除用于难治性患者。

白细胞减少症

白细胞计数下降。

- 体征和症状：发热，可能是无症状的感染。皮肤红斑、溃疡、皲裂、压痛（尤其是留置导尿管部位及直肠周围和生殖器区域）、牙龈炎、口腔溃疡、牙痛、肺部检查异常及白细胞计数减少。
- 鉴别诊断：药物相关，潜在恶性肿瘤侵犯骨髓，病毒感染。
- 诊断检查：全血细胞计数，外周血涂片，抗核抗体（ANA）。
- 标准治疗：根据潜在病因治疗。

血小板减少症

血小板计数下降。

- 体征和症状：出血，容易出现青紫。出血点、紫癜、瘀斑、皮肤黏膜紫癜和血小板计数减少。
  - 白细胞计数和红细胞计数可能会下降。
- 鉴别诊断：弥散性血管内凝血，肝素诱导的血小板减少症，微血管病性贫血，血栓性血小板减少性紫癜，溶血性尿毒综合征，药物诱导的血栓性微血管病。
- 诊断检查：全血细胞计数，外周血涂片，骨髓活检，PT/PTT/国际标准化比值（international normalized ratio，INR）。
- 标准治疗：糖皮质激素，IVIG。
- 对于每位患者，出血风险的最佳预测因子是患者既往出血时的血小板计数水平及出现黏膜内紫癜。
- 血小板计数减少时出现血栓性症状应立即转诊至血液科，进行检查和评估。
  - 对 2360 例接受 ICI 治疗黑色素瘤的患者进行回顾性分析，仅 11 例患者出现血小板减少症（7），发生率小于 1%。这些病例既往均无血小板减少症或特发性血小板减少症病史。

- 在这些病例中,血小板减少症的平均发生时间为开始治疗后的 70 天 (12~173 天)。大多数患者没有具有临床意义的疾病,也不需要治疗,大多数病例可自愈。
- 血小板计数较基线平均下降 70％(38％~99％)。血小板计数平均为 61 000 /μl(<5000~104 000/μl)。
- 11 例患者中有 4 例需要使用类固醇进行治疗。
- 1 例患者类固醇治疗有效后复发,后重新给予泼尼松治疗后缓解。
- 2 例患者类固醇治疗后无效,接受了 IVIG 治疗。
- 1 例患者在 IVIG 基础上还给予了利妥昔单抗治疗。

获得性血友病 A

- 体征和症状:出血,手术时可发生异常出血,大血肿,广泛瘀斑,严重的黏膜出血包括鼻出血、胃肠道出血、肉眼血尿。
  - 虽然自发性关节积血在获得性疾病中少见,但在遗传性因子Ⅷ缺乏症中常见。
- 鉴别诊断:凝血因子Ⅺ或Ⅸ缺乏,遗传性因子Ⅷ缺乏,血管性血友病,使用肝素制剂。
- 诊断检查:APTT 延长,PT 正常。
  - 可能是由于凝血因子Ⅺ,Ⅸ或Ⅷ缺乏,凝血因子抑制物,血管性血友病或使用肝素制剂。
  - 可通过从未使用肝素的静脉再次抽血或检查凝血酶时间(应延长)和蛇毒凝血酶时间(应正常)排除肝素的使用。
  - 凝血抑制物筛查通过正常血浆和患者血浆混合后,分别于即刻和 37℃ 孵育 1~2 小时后进行测定。
  - 若 APPT 纠正,提示凝血因子缺乏或血管性血友病。
  - 若 APTT 持续延长,应考虑可能存在凝血抑制物。
  - 若添加磷脂后 APTT 纠正,则提示存在抗磷脂抗体。
  - 若 APTT 未纠正,采用 Bethesda 法明确凝血因子Ⅷ抑制物诊断并对抑制物滴度进行定量检测。
    - Bethesda 法是将不同稀释度的患者血浆与正常血浆等量混合,通过凝血法测定凝血因子Ⅷ的活性。若减少 50％时,则定义为凝血因子Ⅷ抑制物的含量为 1 个 Bethesda 单位(BU),此时患者血浆稀释度的倒数即为抑制物滴度,以"BU/ml 血浆"表示。
- 标准治疗:应请血液科会诊。对于存在任何活动性出血的患者提供最佳对症支持治疗。

  。 治疗包括去氨加压素、凝血因子输注和凝血因子Ⅷ旁路激活物。

  。 抑制物可通过免疫抑制来清除。糖皮质激素单用,糖皮质激素联合环磷酰胺或糖皮质激素联合利妥昔单抗。

冷球蛋白血症

冷球蛋白血症是指在血液中存在的一种球蛋白,其在温度低于 37℃时出现沉淀。许多存在冷球蛋白的患者可以无症状。若冷球蛋白血症患者出现临床症状(如小血管炎),这种疾病则被称为混合型冷球蛋白血症综合征或原发性冷球蛋白血症。

- 体征和症状:若血液冷却至≤30℃,由于沉淀的冷球蛋白颗粒原因,则会出现明显的紫癜、肾脏疾病、关节炎和关节痛、周围神经病变、肝脏疾病、雷诺现象(肢端紫癜)、干燥、低补体血症、假性白细胞和血小板假性增多。

- 鉴别诊断:血栓性疾病。

- 诊断检查:采用低温比容法测定冷球蛋白,评估乙型和丙型肝炎,以及HIV。评估潜在的淋巴增殖性疾病。

  。 用于测定冷球蛋白的血液样本必须专门采集到不加抗凝剂、37℃预热的试管中,并保持恒温,以避免假阴性(由于试管不慎冷却时沉淀的冷球蛋白丢失)或假阳性(由于形成冷纤维蛋白原和肝素沉淀复合物)。

- 标准治疗:冷球蛋白血症综合征或原发性混合型冷球蛋白血症可以通过利妥昔单抗、环磷酰胺或脉冲式糖皮质激素进行免疫抑制治疗。潜在的疾病也应进行治疗。

血液学毒性的治疗

- 当考虑抗体介导的致病机制时,治疗血液学毒性通常手段也是有效使用糖皮质激素和 IVIG。

- 具有临床意义抗体的存在可能预示检查点抑制剂所致的外周免疫耐受机制的破坏,从而导致了致病性抗体的产生[4]。

  。 IVIG 可能是有效的,其通过阻断网状内皮细胞 Fc 受体而发挥其作用,调节依赖抗体或补体途径的细胞清除。

  。 由于致病性抗体与针对细胞毒性 T 淋巴细胞抗原 4(CTLA-4)或程序性细胞死亡受体 1(PD-1)/程序性细胞死亡配体 1(PD-L1)为靶点的ICI 的作用机制不同,因此,有可能在处理毒性时,而不影响免疫治疗效果。

转诊时机

若血液学毒性的原因无法明确,对初始治疗无效或需要其他专门的诊断检查(如骨髓活检),则应请血液科会诊。

血液学毒性的评估

常见不良反应术语评定标准(Common Terminology Criteria for Adverse Events,CTCAE)v5.0 提供了血液学毒性的评估和分级标准(表 13-2)。

- 血小板减少症的分级可能无法完全反映血小板计数减少的临床严重程度,因为它是基于血小板的绝对计数。
  - 使用检查点抑制剂治疗时,血小板计数可能会发生相对的变化,而当前的 CTCAE 分级无法捕捉到这一点。
- 尽管随着时间的推移,个体的血小板计数往往在一个狭窄范围内保持稳定,但群体的中位数水平存在很大的变异性。
  - 基线血小板水平较高的患者若绝对计数下降 50% 时可能无法触发 CTCAE 分级,但可能预示了检查点抑制剂相关的有临床意义的不良反应。
- 免疫相关的血液学毒性需要与开始检查点抑制剂治疗时通常发生的实验室指标变化区别开来。
  - 目前已观察到淋巴细胞增多、嗜酸性粒细胞增多、中性粒细胞增多和单核细胞增多(与血细胞减少相反),虽然它们可能预示着疾病对检查点抑制剂的反应,但可能不具有临床意义[11]。
- 潜在的恶性肿瘤也可能使因果归因复杂化,如果肿瘤累及骨髓,也可能导致细胞减少。潜在的恶性肿瘤也可能导致实验室指标异常,会混淆毒性的诊断。
  - 例如在黑色素瘤中,LDH 可以在基线时升高,如果没有注意到,可能会误导溶血性贫血的评估。

结论

与 ICI 相关的血液学毒性相对较少,在严重事件发生之前发现则较易控制。因此,与其他器官特异性毒性一样,早期识别,合理使用 CTCAE 4.0 标准进行分级和适当干预则是成功管理的关键。

- 在所有接受 ICI 的患者中,建议常规监测出血、贫血和感染的临床体征。

表 13-2 CTCAE v5.0 血液学毒性分级

CTCAE 不良事件	1级	2级	3级	4级	5级	定义
贫血	Hgb<LLN~10.0g/dl；<LLN~6.2mmol/L；<LLN~100g/L	Hgb<8.0~10.0g/dl；<4.9~6.2mmol/L；<80~100g/L	Hgb<8.0g/dl；<4.9mmol/L；<80g/L；需要输血治疗	危及生命；需要紧急治疗	死亡	100ml血液中的血红蛋白总含量降低为特征的疾病。贫血的体征和症状包括：皮肤和黏膜苍白，短促呼吸，心悸，心脏柔和的收缩期杂音，倦怠和易疲劳
骨髓细胞减少	轻微细胞减少或与正常年龄段的正常细胞总数相比减少≤25%	中度细胞减少或与该年龄段的正常细胞总数相比减少25%且<50%	重度细胞减少与该年龄段的正常细胞总数相比减少>50%且≤75%	再生障碍持续2周以上	死亡	骨髓造血功能降低为特征的疾病
弥漫性血管内凝血	—	实验室检查异常，无出血	实验室检查异常，伴有出血	危及生命；需要紧急治疗	死亡	凝血机制异常激活后，发生全身血栓形成为特征的疾病。因凝血因子及血小板被大量消耗而引发出血风险增加
嗜酸性细胞过多	>ULN 和>基线	—	使用类固醇	—	—	实验室检查结果指示血液中嗜酸性粒细胞升高的疾病
发热性中性粒细胞减少	—	—	ANC＜1000/mm³ 伴单次体温＞38.3℃(101°F)或持续体温≥38℃(100.4°F)超过1小时	危及生命；需要紧急治疗	死亡	ANC＜1000/mm³ 且单次体温≥38.3℃(101°F)或持续体温≥38℃(100.4°F)超过1小时为特征的疾病
溶血	仅有溶血相关实验室检查异常（如DAT；Coombs；红细胞碎片；结合珠蛋白降低）	溶血的证据和血红蛋白降低≥2g	需要输血或医学介入治疗（如类固醇）	危及生命；需要紧急治疗	死亡	实验室检查显示大量红细胞膜破裂为特征的疾病

续表

CTCAE不良事件	1级	2级	3级	4级	5级	定义
溶血性尿毒症综合征	—	—	实验室检查异常，伴有临床症状（如肾功能不全、瘀斑）	危及生命（如中枢神经系统出血或血栓形成/栓塞或肾功能衰竭）	死亡	血栓性微血管病的一种形式，伴随肾衰竭、溶血性贫血和严重血小板降低
白细胞增多	—	—	>100 000/mm³	临床表现白细胞增多；需要紧急治疗	死亡	实验室检查结果显示全血中白细胞数量增多为特征的疾病
血栓性血小板减少性紫癜	—	—	实验室检查异常并伴有临床症状（如肾功能不全、瘀斑）	危及生命（如中枢神经系统出血或血栓形成/栓塞或肾功能衰竭）	死亡	存在微血管病性溶血性贫血、血小板减少性紫癜、发热、肾功能异常和神经系统异常（如瘫痪、偏瘫和视觉障碍）为特征的疾病。该疾病急性或亚急性发病
活化部分凝血活酶时间延长	>ULN~1.5 × ULN	>1.5~2.5 × ULN	>2.5 × ULN；出血	—	—	实验室检查结果显示血凝障碍，可能具有凝血时间延长，凝血时间延长与多种疾病或紊乱相关，也可能是原发性的
CD4阳性淋巴细胞降低	<LLN~500/mm³；<LLN~0.5 × 10⁹/L	<200~500/mm³；<(0.2~0.5)×10⁹/L	<50~200/mm³；<(0.05~0.2)×10⁹/L	<50/mm³；<0.05×10⁹/L	—	血液样本实验室检查结果显示，CD4淋巴细胞计数降低
纤维蛋白原降低	<0.75~1.0×LLN；如基线值异常，比基线值下降25%	<0.5~0.75×LLN；如基线值异常，比基线值下降25%~50%	<0.5~0.25×LLN；如基线值异常，比基线值下降50%~75%	<0.25×LLN；如基线值异常，比基线值下降75%；或绝对值<50 mg/dl	—	实验室检查结果显示，血液样本中纤维蛋白原水平降低

续表

CTCAE 不良事件	1 级	2 级	3 级	4 级	5 级	定 义
结合珠蛋白降低	<LLN	—	—	—	—	实验室检查显示，血液样本中结合珠蛋白水平降低
血红蛋白增高	增加>0~2 g/dl	增加>2~4 g/dl	增加>4 g/dl	—	—	基于实验室检查结果显示血红蛋白水平高于正常值
INR 增高	>1.2~1.5；>1~1.5×基线水平(抗凝时)；只需监测	>1.5~2.5；>1.5~2.5×基线水平(抗凝时)；提示剂量调整	>2.5；>2.5×基线水平(抗凝时)；出现出血	—	—	实验室检查结果显示，患者凝血酶原时间与对照样本的比值升高
医学检查其他，特殊说明	无症状或轻微；仅为临床或诊断所见；无须治疗	中度；需要较小、局部或非侵入性治疗；与年龄相当的工具性日常生活活动受限	严重或具重要医学意义但不会立即危及生命；导致住院或延长住院时间；自理性日常生活活动受限	危及生命；需要紧急治疗	死亡	
淋巴细胞计数降低	<LLN~800/mm³；<LLN~0.8×10⁹/L	<500~800/mm³；<(0.5~0.8)×10⁹/L	<200~500/mm³；<(0.2~0.5)×10⁹/L	<200/mm³；<0.2×10⁹/L	—	血液样本实验室检查结果显示淋巴细胞计数降低
淋巴细胞计数增高	—	>4000~20 000/mm³	>20 000/mm³	—	—	实验室检查结果显示，血液、体液、骨髓中淋巴细胞计数异常升高
中性粒细胞计数降低	<LLN~1500/mm³；<LLN~1.5×10⁹/L	<1000~1500/mm³；<(1.0~1.5)×10⁹/L	<5000~1000/mm³；<(0.5~1.0)×10⁹/L	<500/mm³；<0.5×10⁹/L	—	实验室检查显示，血液中中性粒细胞数量降低

续表

CTCAE 不良事件	1 级	2 级	3 级	4 级	5 级	定　义
血小板计数降低	$<LLN\sim75\,000/mm^3$；$<LLN\sim75.0\times10^9/L$	$<50\,000\sim75\,000/mm^3$；$<(50.0\sim75.0)\times10^9/L$	$<25\,000\sim50\,000/mm^3$；$<(25.0\sim50.0)\times10^9/L$	$<25\,000/mm^3$；$<25.0\times10^9/L$	—	血液样本实验室检查结果显示，血小板计数降低
白细胞数降低	$<LLN\sim3000/mm^3$；$<LLN\sim3.0\times10^9/L$	$<2000\sim3000/mm^3$；$<(2.0\sim3.0)\times10^9/L$	$<1000\sim2000/mm^3$；$<(1.0\sim2.0)\times10^9/L$	$<1000/mm^3$；$<1.0\times10^9/L$	—	实验室检查结果显示，血液样本中白细胞计数降低

ANC，中性粒细胞绝对计数；CTCAE，常见不良反应术语评定标准；DAT，直接抗球蛋白试验；Hgb，血红蛋白；LLN，正常值下限；PTT，部分凝血活酶时间；ULN，正常值上限

- 所有患者均应该进行基线全血细胞计数检查(全血细胞计数＋细胞分
  类),包括红细胞计数、白细胞计数和血小板计数,并应报告包括中性粒
  细胞、淋巴细胞、单核细胞、嗜酸性粒细胞和任何未成熟细胞在内的血
  细胞亚群的绝对和相对计数。
- 在每个周期治疗之前及治疗期间根据临床症状需要均应复查全血细胞
  计数和分类。
- 一旦诊断为免疫介导的血液学毒性,应立即开始适当的治疗。
  ◦ 对于存在严重并发症(如出血),病因不明确,初始治疗疗效欠佳或需
    要其他检查(骨髓活检)的患者,请血液科会诊是必要的。

参考文献

1. Helgadottir H, Kis L, Ljungman P, et al. Lethal aplastic anemia caused by dual immune checkpoint blockade in metastatic melanoma. *Ann Oncol*. 2017;28: 1672-1673. doi: 10. 1093/annonc/mdx177.

2. Yuki A, Takenouchi T, Takatsuka S, et al. A case of pure red cell aplasia during nivolumab therapy for cardiac metastatic melanoma. *Melanoma Res*. 2017;27: 635-637. doi: 10.1097/CMR.0000000000000392.

3. Gordon IO, Wade T, Chin K, et al. Immune-mediated red cell aplasia after anti-CTLA-4 immunotherapy for metastatic melanoma. *CancerImmunol Immunother*. 2009;58: 1351-1353. doi: 10.1007/s00262-008-0627-x.

4. Kong BY, Micklethwaite KP, Swaminathan S, et al. Autoimmune hemolytic anemia induced by anti-PD-1 therapy in metastatic melanoma. *Melanoma Res*. 2016;26: 202-204. doi: 10.1097/CMR.0000000000000232.

5. Akhtari M, Waller EK, Jaye DL, et al. Neutropenia in a patient treated with ipilimumab (anti-CTLA-4 antibody). *J Immunother*. 2009; 32: 322-324. doi: 10.1097/ CJI.0b013e31819aa40b.

6. Turgeman I, Wollner M, Hassoun G, et al. Severe complicated neutropenia in two patients with metastatic non-small-cell lung cancer treated with nivolumab. *Anticancer Drugs*. 2017;28: 811-814. doi: 10.1097/CAD.0000000000000520.

7. Shiuan E, Beckermann KE, Ozgun A, et al. Thrombocytopenia in patients with melanoma receiving immune checkpoint inhibitor therapy. *J Immunother Cancer*. 2017;5: 8.doi: 10. 1186/s40425-017-0210-0.

8. Delyon J, Mateus C, Lambert T. Hemophilia A induced by ipilimumab. *N Engl J Med*. 2011;365: 1747-1748. doi: 10.1056/NEJMc1110923.

9. Pellegrino B, Musolino A, Tiseo M. Anti-PD-1-related cryoglobulinemia during treatment with nivolumab in NSCLC patient. *Ann Oncol*. 2017;28: 1405-1406. doi: 10.1093/ annonc/mdx126.

10. Pintova S, Sidhu H, Friedlander PA, et al. Sweet's syndrome in a patient with metastatic

melanoma after ipilimumab therapy. *Melanoma Res*. 2013；23：498-501. doi：10.1097/CMR.0000000000000017.

11. Hopkins AM，Rowland A，Kichenadasse G，et al. Predicting response and toxicity to immune checkpoint inhibitors using routinely available blood and clinical markers. *Br J Cancer*. 2017；117：913-920. doi：10.1038/bjc.2017.274.

第14章

免疫失调所致眼毒性

Liliya Golas and Dimitra Skondra

概述

免疫检查点抑制剂(ICI)治疗相关的眼毒性是由于免疫失调而导致对正常眼和眼眶组织的免疫反应。据报道,眼部免疫相关不良事件(irAE)的发生率低于1%[1,2]。然而,由于炎症的严重程度不一,如果不及时处理,这些眼毒性事件可能会威胁视力[3]。提高意识,早期发现和及时干预对于最常见的轻中度炎性眼毒性的管理至关重要,以确保其不会进一步发展而导致更严重的炎症和威胁视力的后果。临床医生应意识到,眼科症状的鉴别诊断可能包括神经系统的免疫毒性,如颅神经麻痹和/或脑炎,以及疾病的进展,包括脑和脑膜转移。

眼毒性可细分为眼眶炎症和眼部炎症。irAE可能会影响眼睛的任何部位,进而导致一系列的相关症状。

- 从受影响的由前到后的眼部结构来看,眼毒性可能会导致干眼症、边缘溃疡性角膜炎(peripheral ulcerative keratitis,PUK)、巩膜外层炎、巩膜炎、葡萄膜炎(包括前部和后部)、伴有浆液性渗出视网膜剥落的 Vogt-Koyanagi-Harada(VKH)样综合征、视神经水肿、巨细胞动脉炎和眼眶炎症。
- 葡萄膜炎是最常见的眼部 irAE 之一(前葡萄膜炎较后葡萄膜炎和全葡萄膜炎更常见)。
  ◦ 一些研究报道在同时患有结肠炎的患者中葡萄膜炎和巩膜外层炎的发生率更高[4,5]。

眼毒性的发生时间差别很大,从第一次治疗后的 1~2 周到最后一次治疗后的几个月不等。然而,中位发生时间在开始 ICI 治疗后的 2 个月左右[1,6]。

受影响的眼部部位

眼眶

- 眼部 irAE 可能会影响眼眶软组织、泪腺和眼外肌。
  ◦ 因此,眼眶炎症的临床表现可能多种多样,包括眼睑水肿和红斑,上睑下垂,眼球突出,眼球运动受限或疼痛,视力下降,结膜水肿或充血及眼部疼痛。

- 由于骨性眼眶范围受限，严重的炎症可能会导致眼球向前凸出，从而导致运动受限和复视，眼球凸出，眼睑闭合不全，角膜或结膜暴露，在极端情况下还会导致角膜失代偿或穿孔。
- 视神经受压严重可能导致不可逆的视神经病变。

角膜/结膜/巩膜外层

- 免疫失调可能会影响眼睛最外层的屏障。
- 角膜受累可能表现为眼干，PUK，导致畏光、眼红、眼痛、流泪和视物模糊。
- 在严重情况下，如果治疗不及时，可能会导致角膜瘢痕、感染，甚至穿孔。
- 结膜和巩膜外层炎症可能会导致疼痛、异物感和红斑。

葡萄膜

葡萄膜是眼球壁的一层色素膜，包括虹膜、睫状体和脉络膜，任何一个部位的炎症都可以诊断为葡萄膜炎。根据葡萄膜主要受累部位，葡萄膜炎可进一步分为前葡萄膜炎、中间葡萄膜炎、后葡萄膜炎和全葡萄膜炎。

- 前葡萄膜炎的炎症主要局限于虹膜和角膜之间的眼前段，可通过仔细的裂隙灯检查来进行诊断。
  ◦ 葡萄膜炎会迅速导致眼睛发红、疼痛、畏光和视力下降。
  ◦ 由于长期未控制的炎症，虹膜可能会黏附在晶状体囊上，导致瞳孔变形，并可能通过扰乱眼内正常的房水循环而导致眼压升高。
- 后葡萄膜炎是一组累及玻璃体、视网膜或脉络膜的病变。
  ◦ 症状可能包括飞蚊和闪光，不同程度的视力下降。
  ◦ 与前葡萄膜炎和虹膜睫状体炎相反，早期的后葡萄膜炎可能是无痛的，这可能会延迟诊断和治疗。
  ◦ 后葡萄膜炎或全葡萄膜炎的全面评估包括仔细的散瞳后眼底检查，潜在的眼部超声检查，荧光血管造影术和光学相干断层扫描（optical coherence tomography，OCT）等。

视网膜

- 视网膜是眼球壁最内层的神经感觉层，其炎症常导致视力下降、视物变形、盲点和色弱。
- 视网膜炎可能导致水肿，瘢痕形成或视网膜前膜形成，视神经肿胀，伴有浆液渗出的视网膜脱落的 VKH 样综合征和渗出性视网膜脱离。

- 脉络膜炎会影响紧贴的视网膜,因为脉络膜的血管为视网膜外层提供血液供应。
- 未经治疗的视网膜炎症通常会导致永久性视网膜和视神经损伤及严重的视力丧失。

具体药物

伊匹单抗

迄今为止,文献中已报道了超过 25 例与伊匹单抗治疗相关的眼毒性病例,包括眼眶炎症,伴有浆液性视网膜脱离的视网膜病变、VKH 样综合征、视神经水肿、前葡萄膜炎和后葡萄膜炎、脉络膜新生血管膜、PUK 和 Tolosa-Hunt 综合征[3,5,7-27]。

- 大多数眼部 irAE 在接受局部或全身类固醇治疗后可完全缓解。

帕博利珠单抗

文献中有 7 例与帕博利珠单抗相关眼毒性的报道,主要包括前葡萄膜炎、后葡萄膜炎和视网膜血管炎,多例因炎症而导致黄斑水肿[28-34]。

- 治疗方法包括局部和全身类固醇及眼内注射类固醇。

纳武利尤单抗

有 10 例纳武利尤单抗相关眼毒性的病例报道,包括干眼症,前葡萄膜炎和后葡萄膜炎,VKH 综合征[35-44]。1 例患者的干眼症导致角膜穿孔。

- 治疗方式包括局部润滑、眼内注射类固醇、局部类固醇和散瞳药物。
- 大部分眼部 irAE 经上述治疗后可完全缓解。
  ○ 但是,尽管开始了适当的治疗,仍有视野缺损或视力丧失的报道。

迄今为止,尚无较新的 ICI(如阿替利珠单抗,度伐利尤单抗和阿维鲁单抗)引起眼部 irAE 的报道。

诊断评估

若有任何视觉异常或眼部受累的迹象(如眼红或眼球凸出),即使患者没有视力改变,也应立即转诊至眼科医生。但是,一些检查可以在肿瘤科门诊进行。

- 对于佩戴老花镜的患者,若合适可以通过近视力表和色觉表对患者的视力和色觉进行检查评估,这两个表在智能手机上随时可用。
- 检查瞳孔是否等大、等圆,对光反射是否存在,以及是否存在瞳孔传入障碍。
- 应注意是否有结膜充血,可能提示干眼症、巩膜外层炎、角膜炎和/或葡萄膜炎。

- 还应检查眼外运动,因为在眼眶炎症时眼球运动可能会受限。
- 一旦由眼科医生会诊,除其他功能性和影像学检查(如 Humphrey 视野检查、眼底摄像、荧光血管造影、OCT、超声等)外,还需要进行裂隙灯检查和散瞳后眼底检查,检查眼内压、是否存在眼部炎症及严重程度,以评估视神经和视网膜。

管理

- 任何视觉症状,包括眼痛,眼干,视力下降或视物扭曲,眼红和复视,都应立即转诊至眼科医生进行全面评估。
  - 准确的诊断和严重程度分级对于管理决策与治疗选择至关重要。
- 在进行全面的眼部检查之前应避免局部或全身使用类固醇,以免掩盖炎症的真实严重程度分级或加重潜在的无关感染,如疱疹性角膜炎/葡萄膜炎或眼眶蜂窝织炎;除非非眼部毒性需要全身使用类固醇治疗。
- 眼眶炎症患者可能需要全身类固醇治疗。
- 在这些情况下,可能还需要局部湿润治疗,因为眼睑闭合不全或眼球凸出会导致眼球暴露。
- 干眼症需要局部湿润,在某些情况下还需要环孢素滴眼液。
- 大部分轻中度前葡萄膜炎患者可通过局部使用类固醇和散瞳药物治疗,以防止虹膜瘢痕累及晶状体囊。
  - 另外,对于中间葡萄膜炎、后葡萄膜炎和全葡萄膜炎,局部使用类固醇可能不足以控制炎症。
  - 这些患者在排除感染病因后,经常需要眼内或眼周使用类固醇和/或全身使用类固醇治疗。
- 局部和眼内使用类固醇治疗可能导致眼内压升高和白内障形成,应由眼科医生仔细管理。
  - 对于既往患有眼部疾病如青光眼的患者应特别关注。
  - 一旦炎症得到控制,眼科医生将开始逐渐减量类固醇药物,并密切随访以监测炎症反弹或复发。
- 肿瘤科团队应与眼科医生共同商定是否永久终止 ICI 治疗,决策的制定应基于眼毒性的严重程度,患者对 ICI 治疗的疗效,眼部对局部或全身类固醇的反应及 irAE 所致眼损伤的程度。
  - 根据眼毒性的分级和对 ICI 治疗的反应,并在密切眼科随访下,若眼部 irAE 完全或接近完全缓解,部分患者可以考虑重新开始 ICI 治疗。
  - 对于局部或全身使用类固醇且已终止 ICI 治疗后,眼部炎症反弹或仍持续存在的患者,可能需要非类固醇免疫调节剂英夫利昔单抗或麦考酚酯的治疗[45]。

美国国家癌症研究所(National Cancer Institute,NCI)制定的不良事件通用术语标准(CTCAE)[46]提供了 irAE 的分级标准。根据 CTCAE,葡萄膜炎和巩膜外层炎可分为 4 个等级。癌症免疫治疗协会(The Society for Immunotherapy of Cancer,SITC)毒性管理工作组最近发布了管理建议,见表 14-1[47]。

表 14-1　SITC 毒性管理工作组的管理建议

分级	CTCAE 描述		管　理
	葡萄膜炎	巩膜外层炎	
1	• 无症状 • 仅做临床或诊断性观察		• 继续免疫治疗 • 1 周内请眼科会诊 • 开始给予润滑液滴眼
2	• 前葡萄膜炎 • 需要医学干预	• 有症状 • 日常活动受限 • VA≥20/40	• 暂停免疫治疗 • 2 天内请眼科会诊 • 在正式眼部检查前不要开始类固醇治疗 • 配合眼科医生治疗(睫状肌麻醉滴眼液,局部/全身类固醇)
3	• 后葡萄膜炎 • 全葡萄膜炎 • 起始可能无症状	• 有症状 • 日常活动受限 • VA<20/40	• 大部分患者可能需要永久停止免疫治疗 • 开始治疗前请眼科急会诊 • 配合眼科医生(推荐全身/玻璃体内类固醇/眼周类固醇/局部类固醇)
4	• 失明 • 患侧眼睛 VA≤20/200		• 永久停止免疫治疗 • 开始任何治疗前请眼科急会诊 • 配合眼科医生(推荐全身/玻璃体内类固醇/眼周类固醇/局部类固醇)

VA,视敏度

合作

在开始 ICI 治疗前,应对患者进行可能发生的眼部 irAE 教育,以提高患者警惕。

• 如果患者出现眼痛或眼红,光敏感,视力下降,飞蚊,闪光,色觉改变,视物扭曲,视野改变,眼球运动时疼痛或眼球凸出,复视和眼睑水肿症状时,应建议患者立即联系其医疗团队。

• 出现结肠炎或腹泻 irAE 的患者应强烈考虑转诊至眼科,因为有报道显示这些患者同时合并葡萄膜炎/巩膜外层炎[4,5]。

与患者的眼科医生密切协作将有助于及早发现和处理眼部 irAE，且能预防未经治疗的眼部或眼眶炎症的严重后遗症，甚至可能预防视力丧失。

讨论

眼毒性是 ICI 治疗中罕见的 AE，对临床医生和患者都是一个重大的挑战。如果无法识别，眼部 irAE 可能会导致失明。因此，当务之急是临床医生需要告知患者报告任何的眼部症状，以便及时对其进行评估并给予适当的治疗。同样重要的是，临床医生应认识到临床症状并不总是与病情的严重程度相关，在大多数肿瘤科医生办公室中进行的一般眼部评估不足以确定病情的严重程度。应及早考虑请眼科医生会诊。通过眼科持续观察以评估对一线局部或全身类固醇治疗的反应至关重要，虽然很少，但可能需要启动其他免疫抑制剂。

参考文献

1. Antoun J，Titah C，Cochereau I. Ocular and orbital side-effects of checkpoint inhibitors：a review article. *Curr Opin Oncol*. 2016;28(4)：288-294. doi：10.1097/cco.0000000000000296.

2. Villadolid J，Amin A. Immune checkpoint inhibitors in clinical practice：update on management of immune-related toxicities. *Trasl Lung Cancer Res*. 2015;4(5)：560-575. doi：10.3978/j.issn.2218-6751.2015.06.06.

3. Miserocchi M，Cimminiello C，Mazzolla M，et al. New onset uveitis during CTLA-4 blockade therapy with ipilimumab in metastatic melanoma patient. *Can J Ophthalmol*. 2015;50：e2-e4. doi：10.1016/j.jcjo.2014.10.010.

4. Scarpati GDL，Fusciello C，Perri F，et al. Ipilimumab in the treatment of metastatic melanoma：management of adverse events. *Onco Targets Ther*. 2014;7：203-209. doi：10.2147/ott.s57335.

5. Robinson MR，Chan CC，Yang JC，et al. Cytotoxicty lymphocyte-associated antigen 4 blockade in patients with metastatic melanoma：a new cause of uveitis. *J Immunother*. 2004;27(6)：478-479. doi：10.1097/00002371-200411000-00008.

6. Tarhini A. Immune-mediated adverse events associated with ipilimumab CTLA-4 blockade therapy：the underlying mechanisms and clinical management. *Scientifica*. 2013;2013：1-19. doi：10.1155/2013/857519.

7. Borodic G，Hinkle DM，Cia Y. Drug-induced grave's disease from CTLA-4 receptor suppression. *Ophthal Plast Reconstr Surg*. 2011;27(4)：e87-e88. doi：10.1097/iop.0b013e3181ef72a1.

8. Crews J，Agawal A，Jack L，et al. Ipilimumab-associated retinopathy. *Ophthalmic Surg Lasers Imaging Retina*. 2015;46(6)：658-660. doi：10.3928/23258160-20150610-10.

9. Crosson JN，Laird PW，Debiec M，et al. Koyanagi-Harada-like syndrome after CTLA-4 inhibition with ipilimumab for metastatic melanoma. *J Immunother*. 2015;38(2)：80-84. doi：10.1097/cji.0000000000000066.

10. Fierz FC，Meier F，Chaloupka K，et al. Intraocular inflammation associated with new therapies for cutaneous melanoma—case series and review. *Klin Monatsbl Augenheilkd*. 2016;233(4)：540-544. doi：10.1055/s-0042-102668.

11. Hahn L，Pepple KL. Bilateral neuroretinitis and anterior uveitis following ipilimumab treatment for metastatic melanoma. *J Ophthalmic Inflamm Infect*. 2016;6(1)：14. doi：10.1186/s12348-016-0082-3.

12. Henderson AD，Thomas DA. A case of orbital inflammatory syndrome secondary to ipilimumab. *Ophthal Plast Reconstr Surg*. 2015；31（3）：e68-e70. doi：10.1097/iop.0000000000000081.

13. Lecouflet M，Verschoore M，Giard C，et al. Orbital myositis associated with ipilimumab. *Ann Dermatol Venereol*. 2013;140(6-7)：448-451. doi：10.1016/j.annder.2013.02.029.

14. Liao B，Shroff S，Kamiya-Matsuoka C，et al. Atypical neurological complications of ipilimumab therapy in patients with metastatic melanoma. *Neuro Oncol*. 2014;16(4)：589-593. doi：10.1093/neuonc/nou001.

15. Mantopoulos D，Kendra KL，Letson AD，et al. Bilateral choroidopathy and serous retinal detachments during ipilumumab treatment for cutaneous melanoma. *JAMA Ophthalmol*. 2015;133(8)：965-967. doi：10.1001/jamaophthalmol.2015.1128.

16. McElnea EE. Thyroid-like ophthalmopathy in a euthyroid patient receiving ipilimumab. *Orbit*. 2014;33(6)：424-427. doi：10.3109/01676830.2014.949792.

17. Min L，Vaidya A，Becker C. Thyroid ophthalmopathy related to melanoma biological therapy. *Eur J Endocrinol*. 2011;164(2)：303-307. doi：10.1530/eje-10-0833.

18. Modjtahedi BS，Maibach H，Park S. Multifocal bilateral choroidal neovascularization in a patient on ipilimumab for metastatic melanoma. *Cutan Ocul Toxicol*. 2013;32(4)：341-343. doi：10.3109/15569527.2013.781618.

19. Nallapaneni NN，Mourya R，Bhatt VR，et al. Ipilimumab-induced hypophysitis and uveitis in a patient with metastatic melanoma and history of ipilimumab-induced skin rash. *J Natl Compr Canc Netw*. 2014;12(8)：1077-1081. doi：10.6004/jnccn.2014.0105.

20. Papavasileoiou E，Prasad S，Freitag SK，et al. Ipilimumab-induced ocular and orbital inflammation—a case series and review of literature. *Ocul Immunol Inflamm*. 2015;24(2)：140-146. doi：10.3109/09273948.2014.1001858.

21. Sohrab MA，Desai RY，Chambers CB，et al. Re："Drug-induced Graves disease from CTLA-4 receptor suppression." *Ophthal Plast Reconstr Surg*. 2013;29(3)：239-240. doi：10.1097/iop.0b013e3182895795.

22. Voskens C，Cavallaro A，Erdmann M，et al. Anti-cytotoxic T-cell lymphocyte antigen-4-induced regression of spinal cord metastases in association with renal failure，atypical pneumonia，vision loss，and hearing loss. *J Clin Oncol*. 2012;30(33)：e356-e357.doi：10.1200/jco.2011.41.4359.

23. Voskens CJ，Goldinger SM，Loquai C，et al. The price of tumor control：an analysis of rare side effects of anti-CTLA-4 therapy in metastatic melanoma from the ipilimumab

network. *PLoS ONE*. 2013;8(1): e53745. doi: 10.1371/journal.pone.0053745.

24. Wilson MA, Guld K, Galetta S, et al. Acute visual loss after ipilimumab treatment for metastatic melanoma. *J Immunother Cancer*. 2016;4: 66. doi: 10.1186/s40425-016-0170-9.

25. Wong RK, Lee JK, Huang JJ. Bilateral drug (ipilimumab) induced vitritis, choroiditis, and serous retinal detachments suggestive of Vogt-Koyanagi-Harada syndrome. *Retin Cases Brief Rep*. 2012;6(4): 423-426. doi: 10.1097/icb.0b013e31824f7130.

26. Yeh OL, Francis CE. Ipilimumab-associated bilateral optic neuropathy. *J Neuroophthalmol*. 2015;35(2): 144-147. doi: 10.1097/WNO.0000000000000217.

27. Numata S, Iwata Y, Okumura R, et al. Bilateral anterior uveitis and unilateral facial palsy due to ipilimumab for metastatic melanoma in an individual with human leukocyte antigen DR4: a case report. *J Dermatol*. 2018;45(1): 113-114. doi: 10.1111/1346-8138.13779.

28. Aaberg MT, Aaberg TM. Pembrolizumab administration associated with posterior uveitis. *Retin Cases Brief Rep*. 2017; 11 (4): 348-351. doi: 10.1097/ICB.0000000000000368.

29. Abu Samra K, Valdes-Navarro M, Lee S, et al. A case of bilateral uveitis and papillitis in a patient treated with pembrolizumab. *Eur J Ophthalmol*. 2016;26(3): e46-e48. doi: 10.5301/ejo.5000724.

30. Basilious A, Lloyd JC. Posterior subcapsular cataracts and hypotony secondary to severe pembrolizumab induced uveitis: case report. *Can J Ophthalmol*. 2016;51(1): e4-e6. doi: 10.1016/j.jcjo.2015.09.008.

31. Diem S, Keller F, Ruesch R, et al. Pembrolizumab-triggered uveitis: an additional surrogate marker for responders in melanoma immunotherapy? *J Immunother*. 2016;39 (9): 379-382. doi: 10.1097/cji.0000000000000143.

32. Hanna KS. A rare case of pembrolizumab-induced uveitis in a patient with metastatic melanoma. *Pharmacotherapy*. 2016;36(11): e183-e188. doi: 10.1002/phar.1839.

33. Manusow JS, Khoja L, Pesin N, et al. Retinal vasculitis and ocular vitreous metastasis following complete response to PD-1 inhibition in a patient with metastatic cutaneous melanoma. *J Immunother Cancer*. 2014;2(1): 41. doi: 10.1186/s40425-014-0041-1.

34. Bricout M, Petre A, Amini-Adle M, et al. Vogt-Koyanagi-Harada-like syndrome complicating pembrolizumab treatment for metastatic melanoma. *J Immunother*. 2017; 40(2): 77-82. doi: 10.1097/CJI.0000000000000154.

35. Aria T. Case of acute anterior uveitis and Vogt-Koyanagi-Harada syndrome-like eruptions induced by nivolumab in a melanoma patient. *J Dermatol*. 2017;44(8): 975-976. doi: 10.1111/1346-8138.13612.

36. De Velasco G, Bernas B, Choueiri TK. Autoimmune arthropathy and uveitis as complications of programed death 1 inhibitor treatment. *Arthritis Rheumatol*. 2016;68 (2): 556-557. doi: 10.1002/art.39406.

37. Karlin J, Gentzler R, Golen J. Bilateral anterior uveitis associated with nivolumab therapy. *Ocul Immunol Inflamm*. 2016; 26（2）: 283-285. doi: 10. 1080/09273948. 2016.1215473.

38. Nguyen AT, Elia M, Materin MA, et al. Cyclosporine for dry eye associated with nivolumab: a case progressing to corneal perforation. *Cornea*. 2016;35(3): 399-401. doi: 10.1097/ico.0000000000000724.

39. Theillac C, Straub M, Breton AL, et al. Bilateral uveitis and macular edema induced by nivolumab: a case report. *BMC Ophthalmol*. 2017; 17（1）: 227. doi: 10. 1097/ico.0000000000000724.

40. Baughman DM, Lee CS, Snydsman BE, et al. Bilateral uveitis and keratitis following nivolumab treatment for metastatic melanoma. *Med Case Rep（Wilmington）*. 2017;3 （2）: 8. doi: 10.21767/2471-8041.100044. Epub 2017 Apr 14.

41. Richardson DR, Ellis B, Mehmi I, et al. Bilateral uveitis associated with nivolumab therapy for metastatic melanoma: a case report. *Int J Ophthalmol*. 2017;10(7): 1183-1186. doi: 10.18240/ijo.2017.07.28.

42. Matsuo T, Yamasaki O. Vogt-Koyanagi-Harada disease-like posterior uveitis in the course of nivolumab（anti-PD-1 antibody）, interposed by vemurafenib（BRAF inhibitor）, for metastatic cutaneous malignant melanoma. *Clin Case Rep*. 2017;5(5): 694-700. doi: 10.1002/ccr3.911.

43. Kanno H, Ishida K, Yamada W, et al. Uveitis induced by programmed cell death protein 1 inhibitor therapy with nivolumab in metastatic melanoma patient. *J Infect Chemother*. 2017;23(11): 774-777. doi: 10.1016/j.jiac.2017.04.007.

44. Brouwer NJ, Haanen JBAG, Jager MJ. Development of ocular rosacea following combined ipilimumab and nivolumab treatment for metastatic malignant skin melanoma. *Ocul Oncol Pathol*. 2017;3(3): 188-192. doi: 10.1159/000455150.

45. Prete M, Dammacco R, Fatone MC, et al. Autoimmune uveitis: clinical, pathogenetic, and therapeutic features. *Clin Exp Med*. 2016;16(2): 125-136. doi: 10.1007/s10238-015-0345-6. Epub 2015 Mar 28.

46. U. S. Department of Health and Human Services. Common Terminology Criteria for Adverse Events（CTCAE）Version 4.03.2010. https://www.eortc.be/services/doc/ctc/CTCAE_4.03_2010-06-14_QuickReference_5x7.pdf.

47. Puzanov I, Diab A, Abdallah K, et al. Managing toxicities associated with immune checkpoint inhibitors: consensus recommendations from the Society for Immunotherapy of Cancer（SITC）Toxicity Management Working Group. *J Immunother Cancer*. 2017;5: 95. doi: 10.1186/s40425-017-0300-z.

第15章

免疫检查点抑制剂在特殊人群
应用的安全性和管理

**Douglas B. Johnson，Ryan Sullivan，
and Paolo A. Ascierto**

概述

　　免疫治疗,尤其是免疫检查点抑制剂(ICI),在许多实体肿瘤治疗中取得了重大突破。由于免疫治疗作用广泛及通常容易出现免疫相关不良反应,高风险群体采用免疫治疗成为大家非常关注的问题。所以针对这部分人群,尤其是被临床试验排除在外的人群,临床医生使用免疫治疗前仍须慎重考虑。

- 具有免疫激活高风险的人群包括:具有自身免疫性疾病史、接受造血干细胞或实体器官移植,以及可能的病毒史或免疫抑制患者。
- 此外,有临床相关合并症或伴随疾病患者,包括器官功能障碍、妊娠,一般状况较差,极端年龄(如儿童或高龄)、脑转移,这些情况可能会对全身治疗的疗效产生不同程度或某些不确定影响。

在本章中,我们将讨论 ICI 在这部分特殊人群中的安全性证据。

自身免疫性疾病

　　目前,基本上所有临床试验将有自身免疫性疾病患者排除在外,因此,这部分患者能够显示出免疫检查抑制剂点在自身免疫中的有趣作用。一种简单的观点认为,由于 ICI 可以治疗疾病,因此免疫激活将不可避免地导致疾病发作,并可能导致免疫相关的不良事件(irAE)。事实上,临床经验与之有所不同。

- 一项研究中纳入了 30 例具有自身免疫性疾病史的黑色素瘤患者,接受了细胞毒性 T 淋巴细胞相关抗原 4(CTLA-4)抑制剂(伊匹单抗)的治疗,并且进行了评估[1]。
  - 该队列包括的自身免疫性疾病有:类风湿性关节炎、炎性肠病、银屑病和红斑狼疮,其中大多数患者在基线时接受了免疫抑制剂治疗。
  - 少数患者经历了自身免疫性疾病恶化(27%)和/或出现了 irAE(33%),客观反应率为 20%。
  - 1 例患者因为延误就诊死于结肠炎复发。

- 另一类似研究队列评估了 52 例接受抗 PD-1 治疗的有自身免疫性疾病的黑色素瘤患者[2]。
  ◦ 在该队列中观察到相似比例的自身免疫性疾病恶化(30%;4%终止治疗)及 irAE 的发生(29%;8%终止治疗)。
  ◦ 没有患者因自身免疫性疾病恶化或 irAE 死亡,而且恶化的自身免疫性疾病或 irAE 对标准治疗均反应良好。
  ◦ 值得注意的是,风湿性疾病较胃肠道疾病或神经系统疾病(未复发)更容易发生恶化。
  ◦ 与未经选择的黑色素瘤患者相比,客观反应率相似(33%)[3]。
- 在一项系统综述中,作者收集并纳入了截至 2017 年 9 月已发表的病例报告、病例系列报道和回顾性研究,共 123 例患者,总结并分析了有自身免疫性疾病患者使用 ICI 治疗与不良事件(AE)发生之间的关系。报道显示:36%~62%的患者发生了自身免疫性疾病的恶化,26%~42%的患者出现了新发 irAE。大多数患者均对 ICI 治疗反应良好,17%的患者终止免疫治疗。少数患者因不良事件(自身免疫疾病恶化或 irAE)或疾病进展而死亡[4]。

一项来自欧洲的 REISAMIC 注册临床研究的前瞻性数据比较了 45 例既往有自身免疫性疾病的患者与 352 例无自身免疫性疾病的患者,在同期接受 PD-1 药物治疗后两组之间的差异。在既往有自身免疫性疾病患者中,24.4%的患者发生自身免疫性疾病恶化。22.2%的患者新发 irAE。大多数患者经 ICI 治疗后自身免疫疾病或 irAE 缓解,但约 10%的患者终止免疫治疗。两组患者之间客观反应率(ORR)和总生存率(OS)均无显著差异[5]。综上所述,这些研究表明自身免疫性疾病并非是使用 ICI 治疗的绝对禁忌证。这些患者使用免疫治疗的大部分风险在于基础自身免疫性疾病的恶化,而不是 irAE 发生风险增加。一项正在进行中的 CheckMate CA209-172 前瞻性研究,评估具有自身免疫性疾病患者中使用纳武利尤单抗治疗晚期黑色素瘤的疗效和安全性。这项研究将提供有关该组患者的其他信息。

- 尽管缺乏前瞻性、高质量的数据支持,我们仍然认为在密切监测情况下,具有自身免疫性疾病的患者可以安全地使用 ICI 治疗。
- 在这部分特殊人群中,我们需要谨慎选择 ICI 的联合治疗(如伊匹单抗和纳武利尤单抗联合治疗),需要进一步权衡对于具有危及生命的自身免疫性疾病(如急性脱髓鞘多发性神经病变、重症肌无力)的患者使用 ICI 治疗的风险和获益。

该人群中另一个常见问题是如何处理同时使用的免疫抑制药物。

- 一项大样本量的研究表明,具有自身免疫性疾病的患者在使用 PD-1 治疗过程中,具有更强免疫抑制治疗患者较免疫抑制维持患者对 PD-1 抑制剂的有效率更低(15% vs 44%),但数据量较小且最终无统计学差异。

- 尚缺乏数据指导临床实践,只是理论上认为免疫抑制治疗可减弱免疫治疗的疗效。
- 我们的方法是与风湿病专科医生(或其他专科医生)共同管理患者,减少免疫抑制药物剂量至替代剂量激素（10mg 或以下）或使用其他对 T 细胞功能影响最小的药物(如布地奈德、羟氯喹)。然而,使用高剂量的糖皮质类激素和其他较强的免疫抑制剂,如肿瘤坏死因子抑制剂和其他抗细胞因子药物,也有相关报道[4]。我们需要更多的数据来说明哪种方法是最有效的,以及临床决策应当基于每例患者的风险和获益来进行。

器官移植

虽然自身免疫性疾病有时会危及生命,但移植器官的排斥反应也会危及生命,因此这种情况下使用 ICI 具有高风险。

- 一项小样本量临床研究评估了伊匹单抗用于异体干细胞移植后的复发恶性血液肿瘤患者的安全性(n=29)[6]。
  - 21% 受试者发生了 3~4 级不良事件(包括 1 例死亡)。14% 的患者发生了移植物抗宿主疾病(GVHD),没有发生死亡事件。
- 另一项相对大的回顾性研究评估了抗 PD-1 治疗在异体造血干细胞移植后淋巴瘤患者中的疗效(n=31)[7]。
  - 这项研究中观察到,77% 的受试者发生客观缓解,但 GVHD 发生率 55%,其中 26% 的受试者死于 GVHD。
- ICI 是否可以应用于实体器官移植的患者,报道仍然较少且均是病例报道或病例系列报道,证据尚不充足。一项系统综述发现,50% 肾移植、44% 肝移植和 25% 心脏移植者在开始免疫治疗后不久就出现了很高的移植物排斥反应[8]。
  - 在实体器官移植和造血干细胞移植中,使用 PD-1 抑制剂治疗较抗 CTLA-4 治疗具有更高的并发症发生率。
  - 然而,还需要更多的数据才能更确切地报告现有治疗方案的排异率。

因此,我们认为,尽管需要考虑具有极高风险发生器官排斥反应(或 GVHD)及需要与患者本人进行探讨,但在这样的患者中仍可考虑使用 ICI。目前尚不清楚预防性使用低剂量免疫抑制或其他因素(如移植的时间、先前没有排斥反应/移植物抗宿主病)是否会影响这一风险。

器官功能异常

最初的临床研究均排除了肝肾功能受损的患者,但最近有一些研究纳入了有轻度器官功能障碍的患者。

- 一项Ⅱ期临床研究中纳入了 119 例具有中度肾功能不全患者(肾小球滤过率 30~60ml/min)受试者,评估了这部分患者使用阿替利珠单抗治疗后的疗效和安全性[9]。
  - 结果显示:客观反应率 23%,3~4 级治疗相关不良事件发生率为 16%,这与阿替利珠单抗开展的其他研究中报道的结果类似。
- 另一项Ⅰ/Ⅱ期研究,属于剂量爬坡试验阶段,评估纳武利尤单抗治疗 214 例肝细胞癌(HCC)患者的疗效,结果显示有 20% 的客观反应率[10]。
  - 研究允许纳入 child-pugh 评分≤7 分的患者,实际上所有入组患者的评分都在 6 分或 6 分以下。
    - 与治疗相关的 3~4 级不良事件发生率仅为 4%,未观察到与肝脏相关的特异性安全信号。
- 一项回顾性研究也评估了 19 名肾功能严重受损(肌酐>2,包括 3 例血液透析患者)、肝功异常(胆红素>3)及心脏功能异常(射血分数< 45%)的患者[11]。
  - 本研究仅报道了 3 例 3~4 级的 irAE,但有几例患者因体液容量超负荷而住院。
  - 目前尚不清楚是由于器官功能本身异常,输液引起的液体增多,还是药物诱发的全身炎症引发了这些事件。
  - 无论如何,我们不认为严重的器官功能障碍是使用 ICI 的禁忌证,但建议在使用 ICI 治疗过程中应密切监测患者液体容量状态。

慢性病毒性感染

关于 ICI 的临床研究均排除患有艾滋病病毒、乙型肝炎病毒(HBV)或丙型肝炎病毒(HCV)的患者。但最近在一些试验中,入组标准有所修改,并没有完全排除这部分人群。

- 重要的是,许多临床前模型表明 PD-1/PD-L1 轴对维持慢性病毒感染至关重要。因此,针对 PD-1/PD-L1 轴的治疗被认为是慢性病毒性感染的潜在治疗手段[12]。
  - 然而,由于慢性感染与这些治疗的安全性、有效性之间的相关性尚不清楚,导致它们被排除在临床试验之外。
- 之后,评估在这类人群中有效性和安全性研究就是之前提到的肝细胞癌患者接受纳武利尤单抗治疗的疗效。
  - 结果显示,在 HBV(51 例)和 HCV(50 例)感染患者中的疗效和安全性与未感染患者相当。

- 一些病例报道和病例系列报道中显示 HIV 患者使用 ICI 治疗安全性尚可[13-16]。一项正在进行的 I 期临床研究（NCT02595866）的中期分析结果显示，HIV 患者使用帕博利珠单抗治疗没有出现明显风险[17]。一种假设是，CD4$^+$ T 细胞严重匮乏可能导致以下几种结果：
  - 因为免疫系统的不完善，故对免疫治疗很难有效。
  - 增加了免疫重建炎症反应综合征（IRIS）的发生风险，特别是在与开始抗逆转录病毒治疗同时进行的情况下。
  - 无论如何，我们不认为 HIV 感染甚至艾滋病是 ICI 治疗的禁忌证，但显然还需要更多的数据来阐述免疫治疗的安全性和有效性。

妊娠

妊娠期患者患有转移性肿瘤可能会对医疗决策带来非常大的挑战。
- PD-1/PD-L1 轴是维持胎儿天然免疫耐受的关键角色。
  - 事实上，胎盘经常被用作 PD-L1 表达的阳性对照。
- 目前在妊娠期间使用免疫疗法的临床数据极其有限。
  - 动物实验研究表明，使用 ICI 会导致自然流产的风险增加，但在幸存动物中，出生缺陷的风险并没有增加。
- 美国 FDA 已将抗 PD-1 药物列为妊娠 D 类药物，而伊匹单抗属于妊娠 C 类药物。

一般状况较差的患者

虽然每项临床试验都需要定期进行患者的体力状况评分，但一般状况差与免疫治疗导致的更严重或更频繁发生的 irAE 之间没有任何相关性。

事实上，在肿瘤负荷较高和/或肿瘤侵袭性高的情况下，毒性可能并不常见。这种观念的产生来自两项在黑色素瘤患者中的临床研究。
- 首先，Ⅲ/Ⅳ期可切除的黑色素瘤患者较不可切除的Ⅲ/Ⅳ期黑色素瘤患者，其发生 3～5 级伊匹单抗相关毒性反应比例更高[18-20]。
  - 具体地说，在两项针对黑色素瘤患者辅助治疗试验中，可切除黑色素瘤患者和不可切除黑色素瘤患者分别接受 10mg/kg 伊匹单抗进行治疗，可切除的黑色素瘤受试者中，409/924 例（44%）受试者出现 3 级及以上不良事件，而不可切除Ⅲ/Ⅳ期患者有 124/364 例（34%）受试者发生 3 级及以上不良事件。
  - 当进行费舍尔精确检验时，双侧检验，p 值为 0.0009，有显著性的统计学差异。
    - 由于这一现象以前没有被研究过，也不为作者所知，甚至还未通过上述费舍尔精确检验进行分析评估过,因此对这种差异尚缺乏合理的解释。

◦ 一种假设是接受辅助治疗的患者可能有一个更敏感的免疫系统,而晚期疾病患者免疫激活受抑;事实上,在根治性手术后(如被切除的高风险黑色素瘤),患者要么处于无瘤状态(不会复发),要么有微小残留病灶(将来可能会复发),在辅助治疗时,影像学检查都不能发现肿瘤。

◦ 在这种情况下,可能没有建立起能够产生免疫抑制因子(如细胞因子、趋化因子等)的肿瘤微环境,而这在不可切除和/或转移性患者却存在肿瘤微环境。

  ▪ 事实上,我们猜测不能切除/转移性肿瘤患者中不良事件发生率较低的原因可能是他们的肿瘤产生了一种保护其免受自身免疫毒性的物质。

• Checkmate CA209-172 研究中,伊匹单抗治疗失败后,使用纳武利尤单抗治疗晚期黑色素瘤。这项研究纳入了 PS 评分 2 分的受试者[21]。

◦ 结果显示,在 IIT 人群中,PS 评分差的患者其 ORR 低(15% vs 32%),没有发生非预期的不良事件。

◦ 免疫治疗在乳酸脱氢酶(LDH)正常组、升高[>正常值上限(ULN)]组和异常升高(>2×ULN)[21]组的疗效结果也为这一假设的提供了二线支持证据[21]。

◦ 在 LDH 正常组,其 ORR 率最高,三组 ORR 分别为 36%、26%、10%,但三组之间不良事件发生率无显著性差异。

◦ 由于 LDH 升高通常与侵袭性疾病相关,且是黑色素瘤患者不良预后相关,因此得出了一些有趣的结论。

• 在此方面进一步证据来自 Checkmate 067 的研究,该研究随机分为 3 组:纳武利尤单抗单药或纳武利尤单抗联合伊匹单抗或伊匹单抗单药[22]。

◦ 在所有随机患者中,3 组 3 级及以上不良事件发生率分别为 28%、21% 和 59%。

• 一项包含 Checkmate 067、Checkmate 069(纳武利尤单抗单药或纳武利尤单抗联合伊匹单抗)[23] 及 Checkmate 066(纳武利尤单抗或达卡巴嗪)[24] 的汇总分析,分析了 LDH 表达水平与疗效关系:

◦ LDH 高于正常值上限的患者与 LDH 正常且不依赖于治疗的患者相比,其 PS 评分更差、客观反应率更低、无进展生存(PFS)更短。

◦ 在联合治疗组,LDH 表达正常的患者 3~4 级不良事件发生率最高,发生率为 60%;LDH 高于正常值上限的患者 3~4 级不良事件发生率

为 49%,而 LDH 高于正常值上限 2 倍的受试者其 3～4 级不良事件
发生率为 37%。

- 不同的 LDH 表达水平患者无论使用伊匹单抗还是纳武利尤单抗,其
不良事件发生率并没有明显性差异。

高龄

既往研究表明,相比于化疗,ICI 更易耐受[25]。此外,除了自身免疫性疾病
外,慢性器官功能障碍患者发生免疫相关性毒性可能性较小[11],尽管这些基础
疾病本身导致住院率增加。

- 此外,对于一般状况较差的患者,ICI 不太可能造成非常严重的不良事
件,但对于有明显合并症的患者,使用 ICI 毒性反应的副作用可能会引
起比较严重状况。
  - 例如,与心功能正常患者相比,患有严重主动脉瓣狭窄的患者,当发生
  严重、大量腹泻时,可能会出现明显的心功能障碍。老年患者似乎也
  是如此。
- 一项回顾性研究纳入了 2011 年 3 月至 2013 年 12 月,在 Surveillance
Epidemiology and End Results (SEER)数据库和 Texas Cancer
Registry (TCR)数据库中的病例,结合了患者的医疗数据,对所有接受
伊匹单抗治疗的老年黑色素瘤患者(65 岁及以上)的疗效和安全性进行
分析[26]。
  - 结果显示,老年患者 irAE 的发生率与所有接受伊匹单抗治疗的黑色
  素瘤患者相当,但甲状腺功能减退的报道比临床试验中报道得更多。
  发生严重 irAE 的老年患者其死亡风险高,而未发生严重 irAE 的老年
  患者的 OS 有改善。
- 在一项最大规模研究年龄与免疫治疗疗效和毒性关系的研究中,回顾性
分析了 254 例不可切除/转移性黑色素瘤患者接受抗 PD-1/PD-L1 治疗
后的数据[27]。
  - 结果显示,不同年龄阶段(<50,50～64,65～74,>75)的 PFS 和 OS
  没有显著差异。这是临床前关于免疫衰老模型没有预测到的一个
  发现[28,29]。
- 我们还观察到,即使是在非常高龄的患者中,也会对治疗有反应[30]。
  - 此外,这些年龄组在 irAE 的发生及严重程度上没有显著性差异。
- 此外,一项来自意大利的关于伊匹单抗的扩展研究,回顾性分析了 188
名纳入的老年患者(>70 岁)的结果,其免疫相关的疾病控制率(irDCR)
为 38%,1 年和 2 年 PFS 率分别为 21% 和 12%[31]。

- 使用伊匹单抗的标准剂量 3mg/kg 治疗,毒性可耐受,并且没有出现新的安全性事件。
- 基于以上研究结果,风险/效益比明显有利于老年黑色素瘤患者接受免疫治疗(特别是单药抗 PD-1 或 PD-L1 治疗),当然,非癌症相关的合并症也应考虑。目前尚不清楚 ICI 的每一个适应证是否都适用这一说法,临床应用中须继续关注这个问题。

脑转移

另一个可能具有独特治疗反应和毒性考虑的特殊患者群体是脑转移患者。

- 值得注意的是,在免疫治疗脑转移患者的试验中,使用伊匹单抗、抗 PD-1 抑制剂(包括帕博利珠单抗和纳武利尤单抗)及伊匹单抗联合纳武利尤单抗治疗的患者,结果均显示其反应率略低于无中枢神经系统转移的患者。
- 重要的是,与其他无脑转移患者相比,这一人群中出现自身免疫毒性似乎并不高[32-37]。
- 一个有待确定的问题是,接受同步或序贯立体定向放射治疗联合 ICI 治疗的患者中,发生放射性脑坏死的比率是否更高[38]。

结论

缺乏在这些特殊群体中使用 ICI 的安全性和有效性的数据,是我们面临的一个重大临床挑战。目前,肿瘤学家对这些患者应如何干预尚无共识。虽然没有绝对的禁忌证,但在有更可靠的数据来更好地指导我们实践之前,治疗决定前仍需要多学科合作来谨慎地评估潜在的获益和风险。

参考文献

1. Johnson DB, Sullivan RJ, Ott PA, et al. Ipilimumab therapy in patients with advanced melanoma and preexisting autoimmune disorders. *JAMA Oncol*. 2016;2:234-240. doi:10.1001/jamaoncol.2015.4368

2. Menzies AM, Johnson DB, Ramanujam S, et al. Anti-PD-1 therapy in patients with advanced melanoma and preexisting autoimmune disorders or major toxicity with ipilimumab. *Ann Oncol*. 2016;28(2):368-376. doi:10.1093/annonc/mdw443

3. Weber JS, Hodi FS, Wolchok JD, et al. Safety profile of nivolumab monotherapy: a pooled analysis of patients with advanced melanoma. *J Clin Oncol*. 2017;35:785-792. doi:10.1200/jco.2015.66.1389

4. Abdel-Wahab N, Shah M, Lopez-Olivo MA, et al. Use of immune checkpoint inhibitors in the treatment of patients with cancer and preexisting autoimmune disease: a systematic

review. *Ann Intern Med*. 2018;168：121-130. doi：10.7326/m17-2073

5. Danlos FX，Voisin AL，Dyevre V，et al. Safety and efficacy of anti-programmed death 1 antibodies in patients with cancer and pre-existing autoimmune or inflammatory disease. *Eur J Cancer*. 2018;91：21-29. doi：10.1016/j.ejca.2017.12.008

6. Davids MS，Kim HT，Bachireddy P，et al. Ipilimumab for patients with relapse after allogeneic transplantation. *N Engl J Med*. 2016；375：143-153. doi：10. 1056/ nejmoa1601202

7. Haverkos BM，Abbott D，Hamadani M，et al. PD-1 blockade for relapsed lymphoma post-allogeneic hematopoietic cell transplant：high response rate but frequent GVHD. *Blood*. 2017;130：221-228. doi：10.1182/blood-2017-01-761346

8. Abdel-Wahab N，Abudayyeh A，Shah M，et al. Allo-immunity and graft rejection after checkpoint inhibitor therapy（CPI）in solid organ transplant（SOT）recipients. *J Clin Oncol*. 2018;36：3082. doi：10.1200/jco.2018.36.15_suppl.3082

9. Balar AV，Galsky MD，Rosenberg JE，et al. Atezolizumab as first-line treatment in cisplatin-ineligible patients with locally advanced and metastatic urothelial carcinoma：a single-arm，multicentre，phase 2 trial. *Lancet*. 2017;389：67-76. doi：10.1016/s0140-6736 (16)32455-2

10. El-Khoueiry AB，Sangro B，Yau T，et al. Nivolumab in patients with advanced hepatocellular carcinoma（CheckMate 040）：an open-label，non-comparative，phase 1/2 dose escalation and expansion trial. *Lancet*. 2017;389：2492-2502. doi：10.1016/s0140-6736(17)31046-2

11. Kanz BA，Pollack MH，Johnpulle R，et al. Safety and efficacy of anti-PD-1 in patients with baseline cardiac，renal，or hepatic dysfunction. *J Immunother Cancer*. 2016;4：60.

12. Grabmeier-Pfistershammer K，Stecher C，Zettl M，et al. Antibodies targeting BTLA or TIM-3 enhance HIV-1 specific T cell responses in combination with PD-1 blockade. *Clin Immunol*. 2017;183：167-173. doi：10.1016/j.clim.2017.09.002

13. McCullar B，Alloway T，Martin M. Durable complete response to nivolumab in a patient with HIV and metastatic non-small cell lung cancer. *J Thorac Dis*. 2017;9：E540-E542. doi：10.21037/jtd.2017.05.32

14. Davar D，Wilson M，Pruckner C，et al. PD-1 blockade in advanced melanoma in patients with hepatitis C and/or HIV. *Case Rep Oncol Med*. 2015;2015：1-5. doi：10.1155/ 2015/737389

15. Marra A，Scognamiglio G，Peluso I，et al. Immune checkpoint inhibitors in melanoma and HIV infection. *Open AIDS J*. 2017;11：91-100. doi：10.2174/1874613601711010091

16. Ostios-Garcia L，Faig J，Leonardi GC，et al. Safety and efficacy of PD-1 inhibitors among HIV-positive patients with non-small cell lung cancer. *J Thorac Oncol*. 2018;13：1037-1042. doi：10.1016/j.jtho.2018.03.031

17. 32nd Annual Meeting and Pre-Conference Programs of the Society for Immunotherapy of Cancer（SITC 2017）：late-breaking abstracts. *J Immunother Cancer*. 2017;5：89. doi：

10.1186/s40425-017-0297-3

18. Eggermont AM, Chiarion-Sileni V, Grob JJ, et al. Prolonged survival in stage Ⅲ melanoma with ipilimumab adjuvant therapy. *N Engl J Med*. 2016;375: 1845-1855. doi: 10.1056/nejmoa1611299

19. Weber J, Mandala M, Del Vecchio M, et al. Adjuvant nivolumab versus ipilimumab in resected stage Ⅲ or Ⅳ melanoma. *N Engl J Med*. 2017;377: 1824-1835. doi: 10.1056/nejmoa1709030

20. Ascierto PA, Del Vecchio M, Robert C, et al. Ipilimumab 10mg/kg versus ipilimumab 3mg/kg in patients with unresectable or metastatic melanoma: a randomised, double-blind, multicentre, phase 3 trial. *Lancet Oncol*. 2017;18: 611-622. doi: 10.1016/s1470-2045(17)30231-0

21. Schadendorf D, Ascierto PA, Haanen JBAG, et al. Efficacy and safety of nivolumab (NIVO) in patients with advanced melanoma (MEL) and poor prognostic factors who progressed on or after ipilimumab (IPI): Results from a phase Ⅱ study (CheckMate 172). *J Clin Oncol*. 2017;35: 9524. doi: 10.1200/jco.2017.35.15_suppl.9524

22. Wolchok JD, Chiarion-Sileni V, Gonzalez R, et al. Overall survival with combined nivolumab and ipilimumab in advanced melanoma. *N Engl J Med*. 2017;377: 1345-1356. doi: 10.1056/nejmoa1709684

23. Postow MA, Chesney J, Pavlick AC, et al. Nivolumab and Ipilimumab versus Ipilimumab in Untreated Melanoma. *N Engl J Med*. 2015;372(21): 2006-2017. doi: 10.1056/nejmoa1414428

24. Robert C, Long GV, Brady B, et al. Nivolumab in previously untreated melanoma without BRAF mutation. *N Engl J Med*. 2015;372(4): 320-330.

25. Ribas A, Puzanov I, Dummer R, et al. Pembrolizumab versus investigator-choice chemotherapy for ipilimumab-refractory melanoma (KEYNOTE-002): a randomised, controlled, phase 2 trial. *Lancet Oncol*. 2015;16(8): 908-918. doi: 10.1016/s1470-2045(15)00083-2.

26. Mian I, Yang M, Zhao H, et al. Immune-related adverse events and survival in elderly patients with melanoma treated with ipilimumab. *J Clin Oncol*. 2016;34: 3047. doi: 10.1200/jco.2016.34.15_suppl.3047

27. Betof AS, Nipp RD, Giobbie-Hurder A, et al. Impact of age on outcomes with immunotherapy for patients with melanoma. *Oncologist*. 2017; 22: 963-971. doi: 10.1634/theoncologist.2016-0450

28. Padron A, Hurez V, Gupta HB, et al. Age effects of distinct immune checkpoint blockade treatments in a mouse melanoma model. *Exp Gerontol*. 2018; 105: 146-154. doi: 10.1016/j.exger.2017.12.025

29. Kaur A, Webster MR, Marchbank K, et al. sFRP2 in the aged microenvironment drives melanoma metastasis and therapy resistance. *Nature*. 2016;532: 250-254. doi: 10.1038/nature17392

30. Johnpulle RA，Conry RM，Sosman JA，et al. Responses to immune checkpoint inhibitors in nonagenarians. *Oncoimmunology*. 2016；5（11）：e1234572. doi：10.1080/2162402x. 2016.1234572

31. Chiarion Sileni V，Pigozzo J，Ascierto PA，et al. Efficacy and safety of ipilimumab in elderly patients with pretreated advanced melanoma treated at Italian centres through the expanded access programme. *J Exp Clin Cancer Res*. 2014；33：30. doi：10.1186/1756-9966-33-30

32. Margolin K，Ernstoff MS，Hamid O，et al. Ipilimumab in patients with melanoma and brain metastases：an open-label，phase 2 trial. *Lancet Oncol*. 2012；13：459-465. doi：10.1016/s1470-2045(12)70090-6

33. Goldberg SB，Gettinger SN，Mahajan A，et al. Pembrolizumab for patients with melanoma or non-small-cell lung cancer and untreated brain metastases：early analysis of a non-randomised，open-label，phase 2 trial. *Lancet Oncol*. 2016；17：976-983. doi：10.1016/s1470-2045(16)30053-5

34. Queirolo P，Spagnolo F，Ascierto PA，et al. Efficacy and safety of ipilimumab in patients with advanced melanoma and brain metastases. *J Neurooncol*. 2014；118：109-116. doi：10.1007/s11060-014-1400-y

35. Di Giacomo AM，Ascierto PA，Queirolo P，et al. Three-year follow-up of advancedmelanoma patients who received ipilimumab plus fotemustine in the Italian Network for Tumor Biotherapy（NIBIT）-M1 phase II study. *Ann Oncol*. 2015；26：798-803. doi：10.1093/annonc/mdu577

36. Tawbi HA，Forsyth PA，Algazi A，et al. Combined nivolumab and ipilimumab in melanoma metastatic to the brain. *N Engl J Med*. 2018；379：722-730. doi：10.1056/nejmoa1805453

37. Long GV，Atkinson V，Lo S，et al. Combination nivolumab and ipilimumab or nivolumab alone in melanoma brain metastases：a multicentre randomised phase 2 study.*Lancet Oncol*. 2018；19：672-681. doi：10.1016/s1470-2045(18)30139-6

38. Johnson DB，Friedman DL，Berry EG，et al. Survivorship in immune therapy：assessing chronic immune toxicities，health outcomes，and functional status among long-term ipilimumab survivors at a single referral center. *Cancer Immunol Res*. 2015；3（5）：464-469. doi：10.1158/2326-6066.cir-14-0

第16章

免疫检查点抑制剂治疗中的癌症相关性疲劳

Eric D. Hansen，Michelle Walter，and Amy A. Case

概述

在许多接受免疫检查点抑制剂(ICI)治疗的患者中会发生肿瘤相关的疲劳，这种症状严重影响患者的生活质量。NCCN 指南对疲劳的定义包括以下几个部分：a.造成痛苦且持续存在；b.可以是身体上的,情感上的,或者认知上的；c.与最近活动强度不成比例；d.干扰日常生活[1]。与之相关的特征可能还包括：注意力不集中、无精打采、失眠或嗜睡、非恢复性睡眠和短期记忆缺失[2]。值得注意的是,抑郁症患者也会表现出这些症状,因此很难区分患者是否患有癌症相关的疲劳、抑郁或两者兼而有之[3]。

疲劳是影响癌症患者生活质量最令人痛苦的症状之一。对一些患者来说,疲劳可能比疼痛、恶心或呕吐更加影响其正常生活,而且治疗也更加困难[1,4]。对于转移性癌症患者来说,疲劳剥夺了他们的时间,使他们无法参与那些使他们生活有意义的活动,当癌症患者知道他们的生命会缩短时,更增加了他们的痛苦[1]。

癌症相关疲劳/ICI 相关疲劳的机制、病理生理和高危因素

癌症相关疲劳的病因仍在研究中,对接受传统化疗的患者来说,发生治疗后疲劳相关性最强的因素是治疗前疲劳[5-7]。

- 缺乏运动和体重指数升高也是癌症相关疲劳发生的风险因素[5,8,9]。
- 那些自我调节能力差、处于负面情绪中的患者在治疗期间和治疗后更容易感到疲劳[5,10]。
- 炎症也与治疗中或治疗后发生的癌症相关疲劳有关。
  - 普遍认为,周围炎症细胞因子能够影响和改变中枢神经系统,从而产生疲劳症状[5,11]。
    - 一些炎症标志物(IL-6、IL1 受体拮抗剂,肿瘤坏死因子(TNF-a)和 C 反应蛋白)已被证明与癌症相关疲劳有关,但研究结果并不一致[11,12]。
  - 从炎症标志物的前后动态变化评估的研究发现,炎症标志物动态改变

与癌症相关疲劳的关系更为一致。

- 一些炎症标志物(IL-1 RA、sTNF-RII、新喋呤、可溶性 IL-6 受体)表达水平的升高也与治疗后持续疲劳有关,甚至治疗结束后 5 年均有疲劳[13]。
- 免疫系统的改变已经被证实与癌症相关疲劳相关。
  - CD4+ 和 CD56+ T 细胞水平升高,活化 T 细胞和髓样树突状细胞减少的患者,在治疗后更易出现持续性疲劳[5,11,14]。
  - 血细胞计数的升高也被报道与癌症相关的疲劳有关,但结果并不一致[5,15]。
- 目前正在研究的癌症相关疲劳的其他机制包括下丘脑—垂体—肾上腺轴失调、昼夜节律失调、骨骼肌萎缩和遗传因素[1]。
- ICI 所致疲劳的机制尚不清楚。目前免疫相关不良事件被认为主要是 T 细胞介导的,但 B 细胞、中性粒细胞和细胞因子可能在其中发挥的作用仍在研究中[16]。

ICI 相关疲劳的发生率

疲劳是癌症患者普遍存在的症状,尤其是晚期癌症[1,17]。

- 一篇纳入了Ⅱ期和Ⅲ期临床试验的系统综述显示,对于接受 ICI 治疗的患者,治疗相关的疲劳发生率为 14%～42%;更高级别(≥3 级)的治疗相关疲劳发生率为 1%～11%[18]。
- 然而,安慰剂对照的关于 ICI 的临床研究表明,尽管免疫治疗组的疲劳发生率较高,但在安慰剂组中,由于疾病本身原因,仍然有相当一部分患者发生疲劳(表 16-1)[18-20]。

表 16-1　免疫治疗(对比安慰剂)相关疲劳的发生率

研究	治疗方案	所有级别疲劳(%)	3 级疲劳(%)	4 级疲劳(%)
Kwon 2014[19]	伊匹单抗	38	9	2
	安慰剂	31	8	1
Eggermont 2015[20]	伊匹单抗	38	2	<1
	安慰剂	29	1	<1

ICI 相关疲劳的评估和处理

癌症相关疲劳的评估和治疗包括四个关键的组成部分,这也适用于免疫治疗导致的疲劳:筛查、初级评估、干预和再评估[1]。

疲劳的筛选

疲劳在癌症患者中则往往被低估。癌症患者认为没有必要向他们的医生提及这些症状,除非被直接问到。他们还可能担心,如果他们向医生报告自己感到疲劳,医生会为他们改变治疗方案。

- 患者应在治疗开始时即进行系统筛查,并在整个治疗期间定期重新筛查。
- NCCN 和美国临床肿瘤学会(ASCO)指南确定了 14 种常用的评估癌症相关疲劳的工具[1,21]。最短的是 NCCN 问题列表,它包含单个二分类的“是/否”问题。
  - 如果出现疲劳,应该从 0 到 10 表示。0 表示不疲劳,10 表示最严重疲劳。
  - 如果使用数字尺度,大多数患者会被分为无疲劳(0)、轻度疲劳(1~3)、中度疲劳(4~6)和重度疲劳(7~10)。
  - 对于那些难以用数字尺度来评定自己疲劳程度的患者,需要自己评定自己的疲劳程度为轻度、中度或重度。
  - 单项量表是一个有用的初筛表;但仅用一个数字尺度量表很难收集到疲劳的细微变化,特别是对于中度到重度疲劳的患者。需要使用更完善彻底的评估工具来进行疲劳评估[22]。
- 单维度的测量工具:主要关注疲劳对身体的影响,这些工具包括癌症治疗功能性评估表—疲劳(FACT-F)、欧洲癌症研究和治疗组织生活质量问卷调查表—核心 30 项(EORTC QLQ C30)和疲劳情绪状态量表(POMS-F)。
- 多维度的测量工具,同时测量了产生疲劳后的认知或情绪变化情况,包括简易疲劳量表(BFI)、视觉模拟疲劳量表、疲劳问卷、Chalder 疲劳量表,疲劳症状量表(FSI)、20 项多维疲劳量表(MFI-20)、多维度疲劳症状量表 30 项简版(MFSI-30)、修订的 Piper 疲劳量表和 Schwartz 癌症疲劳量表[1,21]。
  - 尽管所有的多维度测量工具都在躯体方面对疲劳的身体方面进行了全面评估,但在疲劳对认知和情绪变化全面评估方面存在较大差异[23]。

疲劳的评估

评估疲劳的第一步是详细的病史评估和身体检查,以确定是否存在特定的病因,尤其是潜在的可逆病因。

- 对疲劳的描述应包括何时发生、持续时间和转归、相关因素,以及对功能的影响,包括相关的身体、认知和心理的表现[1]。

- 同样重要的是要认识到疲劳通常会显著影响患者在家的功能状态,同时也应该评估患者在家的安全性及照顾人员的支持水平[1,24]。
- 下一步是确定疲劳是否与患者恶性肿瘤复发或进展相关。许多患者会认为这是他们日渐疲劳的原因。
  - 如果确定疲劳不是由于恶性肿瘤进展或复发所致,这将有助于缓解患者的焦虑,然后后者可能会被告知产生疲劳的其他可能原因。
- 在进一步确定疲劳病因时,重点是排除其他潜在原因(表 16-2)。
  - 疲劳通常表现为疼痛、睡眠障碍、抑郁和焦虑等一系列症状,疲劳患者的评估应包括上述症状。 如果接受治疗,疲劳症状通常会有所改善[1,25]。
  - 同样重要的是要排除其他可能导致疲劳的情况,包括低氧血症,贫血,阻塞性睡眠呼吸暂停,全身感染,器官功能障碍(心、肺、肝、肾),电解质紊乱(低钾血症、低钠血症、低镁血症、高钙血症),心血管功能调节障碍和营养不良。
  - 同时应该评估患者的合并用药,尤其是在癌症患者中,一些药物如镇痛药、抗焦虑药、止吐药和镇静药等,可能导致疲劳。
- 如果已经完成上述评估,仍未确定明确病因,应考虑疲劳可能是免疫治疗带来。
  - ICI 所致的多种毒副作用均可导致疲劳,尽管疲劳可作为一种单独的副作用来报告(表 16-2)。
  - 这些毒副作用包括内分泌(甲状腺功能减退、肾上腺功能减退和垂体功能降低),胃肠道(腹泻、结肠炎和肝炎),肾脏(肾炎/肾病综合征)或肺(肺炎)等脏器功能的异常。

表 16-2 疲劳的病因

疲劳的伴随症状	疼痛 抑郁 焦虑 失眠
导致疲劳发生的情况	低氧血症 阻塞性睡眠呼吸暂停 贫血 全身感染 器官功能障碍:心力衰竭、肝功能异常、肾功能不全、肺功能低下 电解质紊乱:低钾血症、低钠血症、低镁血症、高钙血症 营养不良 心功能调节障碍 镇静药

续表

导致疲劳的免疫治疗相关不良事件	内分泌：甲状腺功能减退、肾上腺功能减退、垂体功能减退 胃肠道：腹泻、肠炎 肝炎 肾炎/肾病综合征 肺炎

疲劳的治疗

疲劳是一种识别和治疗均有挑战的症状。通常没有一种药物或非药物治疗手段可以单独缓解疲劳。患者需要一种多模式的支持策略。尽管目前有针对疲劳的治疗指南，但并没有得到充分的利用[26]。

非药物治疗策略

- 首先，应建议患者节省体力。确定活动的优先顺序和设定对活动的期望，有助于患者在他们处于最佳体能状况时优化其活动，同时也要设定对活动很现实的期望值，避免因没有达到目标而沮丧。
  - 记录精力水平的日记可以帮助患者了解他们一天中什么时候的精力最旺盛[1]。
  - 一项关于保存体力的咨询干预试验表明患者的疲劳有所改善[27]。
- 运动和心理支持干预已被证明在治疗癌症相关疲劳方面是有效的。
  - 最近一项纳入 113 项临床研究，包括 11 525 名患者的荟萃分析发现，运动和心理干预都能显著改善患者的疲劳，而药物干预效果却不显著[28]。
- 2012 年发表的一篇纳入了 56 项研究（4068 名参与者）的综述，Cochrane 显示锻炼（尤其是有氧运动），是一种治疗癌症相关疲劳的有效手段。
  - 在实体瘤患者中获益最为显著[29]。
  - 成功的干预一般是中等强度（最大心率的 55%～75%）的有氧运动，持续时间 10～60 分钟，每周 3～6 天[30]。
- 一项荟萃分析证实，运动一直被认为是癌症相关疲劳的有效治疗方法。
  - 尽管研究的人群是癌症幸存者，运动仍被证实在治疗期间和治疗后都是一种有效的干预手段[31]。
- 患者可以向运动专家（如理疗师或物理治疗和康复专家）进行咨询，以帮助制订个体化的运动方案。特别鼓励有心血管疾病或肺部并发症、最近接受过手术或因癌症而有特殊功能缺陷的患者积极转诊。
  - 但运动对于有骨转移、血小板计数减少、贫血、活动性感染或高跌倒风险的患者必须谨慎[1]。

- 其他正处于研究探索阶段的干预措施包括瑜伽、针灸和按摩。
  - 一些随机对照试验支持瑜伽在减轻放、化疗后患者的疲劳方面有作用[32,33]。
  - 一些小型随机对照研究表明,针灸和按摩可能有助于治疗癌症相关疲劳,但这需要更大规模的研究来证实[34-36]。
- 对癌症相关疲劳的社会心理干预主要可以分为三大类:认知行为疗法/行为疗法、心理教育疗法和支持性表达疗法[1,23]。
  - 认知行为疗法/行为疗法,包括压力管理、解决问题训练和放松训练,这些疗法都有高质量证据支持其用于癌症相关疲劳[37-39]。
  - 心理教育疗法,包括应对策略,关于癌症症状及管理的教育,以及情绪调节训练,也有证据支持它们用于改善癌症相关疲劳[40,41]。
  - 支持性表达疗法,包括支持人员、写日志等途径促进情绪的表达,这仍需要进一步研究来支持它们的作用[1]。
- 对有营养不良风险的患者进行营养评估和咨询也很重要。
  - 营养摄入不足会导致营养缺乏以及脱水和电解质失衡,这些都会导致疲劳发生[1]。

药物干预

尽管人们一直在积极探索,但目前仍没有有效的药物治疗癌症相关疲劳。此外,在文献报道中发现,参与癌症相关疲劳治疗的患者中存在明显的安慰剂效应:一项研究表明,安慰剂效应可高达 56%[42]。

精神兴奋类药物

有研究应用哌醋甲酯和莫达非尼被研究用于治疗癌症相关的疲劳,但结果不一。

- 两项系统综述表明使用哌醋甲酯尤其是长期使用哌醋甲酯的患者有助于治疗癌症相关疲劳,但疗效有限。另外一些研究没有发现患者能获益[43,44]。
- 哌醋甲酯的副作用包括厌食、眩晕、焦虑和恶心。如果患者经常出现厌食、焦虑和恶心等常见症状,这部分人将被限制使用哌醋甲酯。
- 虽然有一些阳性研究表明莫达非尼有益,但总的来说,证据不清晰,而且研究质量有限。
- NCCN 指南建议谨慎使用哌醋甲酯;由于缺乏证据,不推荐使用莫达非尼[1]。

膳食补充

一些膳食补充剂也被用于治疗疲劳研究的。

- 一项随机对照试验纳入了 364 名患者,评估了威斯康辛人参(西洋参,每天 2000mg)的疗效。研究显示,患者在治疗 8 周时疲劳有所改善(采用 MFSI-30 量表)。特别是那些正在积极接受治疗的患者[45]。

  。一项对不同人参、西洋参的研究没有发现患者获益[46]。

  。还需要进一步的研究来证实人参对治疗癌症相关疲劳的益处,以及确定对治疗疲劳有益的人参类型。

 • 辅酶 Q 和左旋肉碱也开展过相关研究,但没有显示出患者能获益[47,48]。

结论

  癌症相关疲劳是临床医生应对的最具挑战性的症状之一。虽然病因还在积极探索中,但炎症细胞因子和免疫系统的变化被认为与癌症相关疲劳有关,并可以解释与免疫治疗相关疲劳产生的机制。患者应在治疗期间和治疗结束后定期进行相关筛查。

  对于发生了疲劳的患者,应对可能存在的可逆原因进行彻底的评估。如果疲劳是由于免疫治疗所引起的,那么建立一个多模式的应对方法是很重要的,在此包括非药物治疗策略如可耐受的持续运动、认知行为疗法、心理教育策略和节约体能并保持足够精力等。尽管药物选择有限,但仍有一些证据支持人参或哌醋甲酯治疗难治性癌症相关疲劳可能有效,但个体使用时仍须考虑风险和获益。

参考文献

1. National Comprehensive Cancer Network. Cancer-Related Fatigue (Version 1. 2018). https://www.nccn.org/professionals/physician_gls/pdf/fatigue.pdf

2. Reisfield GM, Wilson GR. Fast Facts and Concepts ♯173. Cancer-Related Fatigue. 2007. https://www.mypcnow.org

3. Traeger L, Braun IM, Greer JA, et al. Parsing depression from fatigue in patients with cancer using the fatigue symptom inventory. *J Pain Symptom Manage*. 2011;42(1): 52-59. doi: 10.1016/j.jpainsymman.2010.10.262

4. Hinds PS, Quargnenti A, Bush AJ, et al. An evaluation of the impact of a self-care coping intervention on psychological and clinical outcomes in adolescents with newly diagnosed cancer. *Eur J Oncol Nurs*. 2000;4(1): 6-17; discussion 18-19. doi: 10.1054/ejon. 1999.0051

5. Bower JE. Cancer-related fatigue—mechanisms, risk factors, and treatments. *Nat Rev Clin Oncol*. 2014;11(10): 597-609. doi: 10.1038/nrclinonc.2014.127

6. Geinitz H, Zimmermann FB, Thamm R, et al. Fatigue in patients with adjuvant radiation therapy for breast cancer: long-term follow-up. *J Cancer Res Clin Oncol*. 2004;130(6): 327-333. doi: 10.1007/s00432-003-0540-9

7. Goedendorp MM, Gielissen MF, Verhagen CA, et al. Development of fatigue in cancer

survivors: a prospective follow-up study from diagnosis into the year after treatment. *J Pain Symptom Manage*. 2013;45(2): 213-222. doi: 10.1016/j.jpainsymman.2012.02.009

8. Winters-Stone KM, Bennett JA, Nail L, et al. Strength, physical activity, and age predict fatigue in older breast cancer survivors. *Oncol Nurs Forum*. 2008;35(5): 815-821. doi: 10.1188/08.ONF.815-821

9. Andrykowski MA, Donovan KA, Laronga C, et al. Prevalence, predictors, and characteristics of off-treatment fatigue in breast cancer survivors. *Cancer*. 2010;116(24): 5740-5748. doi: 10.1002/cncr.25294

10. Jacobsen PB, Andrykowski MA, Thors CL. Relationship of catastrophizing to fatigue among women receiving treatment for breast cancer. *J Consult Clin Psychol*.2004;72(2): 355-361. doi: 10.1037/0022-006X.72.2.355

11. Seruga B, Zhang H, Bernstein LJ, et al. Cytokines and their relationship to the symptoms and outcome of cancer. *Nat Rev Cancer*. 2008;8(11): 887-899. doi: 10. 1038/nrc2507

12. Collado-Hidalgo A, Bower JE, Ganz PA, et al. Inflammatory biomarkers for persistent fatigue in breast cancer survivors. *Clin Cancer Res*. 2006;12(9): 2759-2766. doi: 10. 1158/1078-0432.CCR-05-2398

13. Bower JE, Ganz PA, Aziz N, et al. Fatigue and proinflammatory cytokine activity in breast cancer survivors. *Psychosom Med*. 2002;64(4): 604-611.

14. Bower JE, Ganz PA, Aziz N, et al. T-cell homeostasis in breast cancer survivors with persistent fatigue. *J Natl Cancer Inst*. 2003;95(15): 1165-1168.

15. Alexander S, Minton O, Andrews P, et al. A comparison of the characteristics of disease-free breast cancer survivors with or without cancer-related fatigue syndrome. *Eur J Cancer*. 2009;45(3): 384-392. doi: 10.1016/j.ejca.2008.09.010

16. Naidoo J, Page DB, Li BT, et al. Toxicities of the anti-PD-1 and anti-PD-L1immune checkpoint antibodies. *Ann Oncol*. 2015;26(12): 2375-2391. doi: 10.1158/2326-6066. CIR-15-0123

17. Abrahams HJ, Gielissen MF, Schmits IC, et al. Risk factors, prevalence, and course of severe fatigue after breast cancer treatment: a meta-analysis involving 12 327 breast cancer survivors. *Ann Oncol*. 2016;27(6): 965-974. doi: 10.1093/annonc/mdw099

18. Abdel-Rahman O, Helbling D, Schmidt J, et al. Treatment-associated fatigue in cancer patients treated with immune checkpoint inhibitors: a systematic review and meta-analysis. *Clin Oncol (R Coll Radiol)*. 2016;28(10): e127-e138. doi: 10.1016/j.clon. 2016.06.008

19. Kwon ED, Drake CG, Scher HI, et al. Ipilimumab versus placebo after radiotherapy in patients with metastatic castration-resistant prostate cancer that had progressed after docetaxel chemotherapy (CA184-043): a multicentre, randomised, double-blind, phase 3 trial. *Lancet Oncol*. 2014;15(7): 700-712. doi: 10.1016/S1470-2045(14)70189-5

20. Eggermont AM, Chiarion-Sileni V, Grob JJ, et al. Adjuvant ipilimumab versus placebo

after complete resection of high-risk stage Ⅲ melanoma (EORTC 18071): a randomised, double-blind, phase 3 trial. *Lancet Oncol*. 2015;16(5): 522-530. doi: 10.1016/S1470-2045(15)70122-1

21. Bower JE, Bak K, Berger A, et al. Screening, assessment, and management of fatigue in adult survivors of cancer: an American Society of Clinical Oncology clinical practice guideline adaptation. *J Clin Oncol*. 2014;32(17): 1840-1850. doi: 10.1200/JCO.2013. 53.4495

22. Stone PC, Minton O. Cancer-related fatigue. *Eur J Cancer*. 2008;44(8): 1097-1104. doi: 10.1016/j.ejca.2008.02.037

23. Kangas M, Bovbjerg DH, Montgomery GH. Cancer-related fatigue: a systematic and meta-analytic review of non-pharmacological therapies for cancer patients. *Psychol Bull*. 2008;134(5): 700-741. doi: 10.1037/a0012825

24. Luciani A, Jacobsen PB, Extermann M, et al. Fatigue and functional dependencein older cancer patients. *Am J Clin Oncol*. 2008; 31 (5): 424-430. doi: 10. 1097/COC.0b013e31816d915f

25. de Raaf PJ, de Klerk C, Timman R, et al. Systematic monitoring and treatment of physical symptoms to alleviate fatigue in patients with advanced cancer: a randomized controlled trial. *J Clin Oncol*. 2013;31(6): 716-723. doi: 10.1200/JCO.2012.44.4216

26. Pearson EJ, Morris ME, McKinstry CE. Cancer-related fatigue: a survey of health practitioner knowledge and practice. *Support Care Cancer*. 2015;23(12): 3521-3529. doi: 10.1007/s00520-015-2723-8

27. Barsevick AM, Dudley W, Beck S, et al. A randomized clinical trial of energy conservation for patients with cancer-related fatigue. *Cancer*. 2004;100(6): 1302-1310. doi: 10.1002/cncr.20111

28. Mustian KM, Alfano CM, Heckler C, et al. Comparison of pharmaceutical, psychological, and exercise treatments for cancer-related fatigue: a meta-analysis. *JAMA Oncol*.2017;3(7): 961-968. doi: 10.1001/jamaoncol.2016.6914

29. Cramp F, Byron-Daniel J. Exercise for the management of cancer-related fatigue in adults. *Cochrane Database Syst Rev*. 2012;11: CD006145. doi: 10.1002/14651858.cd006145.pub3

30. Mustian KM, Sprod LK, Janelsins M, et al. Exercise recommendations for cancer-related fatigue, cognitive impairment, sleep problems, depression, pain, anxiety, and physical dysfunction: a review. *Oncol Hematol Rev*. 2012;8(2): 81-88. doi: 10.17925/ohr.2012. 08.2.81

31. Speck RM, Courneya KS, Masse LC, et al. An update of controlled physical activity trials in cancer survivors: a systematic review and meta-analysis. J Cancer Surviv. 2010;4 (2): 87-100. doi: 10.1007/s11764-009-0110-5

32. Taso CJ, Lin HS, Lin WL, et al. The effect of yoga exercise on improving depression, anxiety, and fatigue in women with breast cancer: a randomized controlled trial. *J Nurs Res*. 2014;22(3): 155-164. doi: 10.1097/jnr.0000000000000044

33. Chandwani KD, Perkins G, Nagendra HR, et al. Randomized, controlled trial of yoga in women with breast cancer undergoing radiotherapy. *J Clin Oncol*. 2014;32(10): 1058-1065. doi: 10.1200/JCO.2012.48.2752

34. Balk J, Day R, Rosenzweig M, et al. Pilot, randomized, modified, double-blind, placebo-controlled trial of acupuncture for cancer-related fatigue. *J Soc Integr Oncol*. 2009;7(1): 4-11.

35. Molassiotis A, Sylt P, Diggins H. The management of cancer-related fatigue after chemotherapy with acupuncture and acupressure: a randomised controlled trial. *Complement Ther Med*. 2007;15(4): 228-237. doi: 10.1016/j.ctim.2006.09.009

36. Ahles TA, Tope DM, Pinkson B, et al. Massage therapy for patients undergoing autologous bone marrow transplantation. *J Pain Symptom Manage*. 1999;18(3): 157-163. doi: 10.1016/s0885-3924(99)00061-5

37. Jacobsen PB, Meade CD, Stein KD, et al. Efficacy and costs of two forms of stress management training for cancer patients undergoing chemotherapy. *J Clin Oncol*.2002;20 (12): 2851-2862. doi: 10.1200/JCO.2002.08.301

38. Montgomery GH, David D, Kangas M, et al. Randomized controlled trial of a cognitive-behavioral therapy plus hypnosis intervention to control fatigue in patients undergoing radiotherapy for breast cancer. *J Clin Oncol*. 2014;32(6): 557-563. doi: 10.1200/JCO. 2013.49.3437

39. Luebbert K, Dahme B, Hasenbring M. The effectiveness of relaxation training in reducingtreatment-related symptoms and improving emotional adjustment in acute non-surgical cancer treatment: a meta-analytical review. *Psychooncology*. 2001;10(6): 490-502. doi: 10.1002/pon.537

40. Boesen EH, Ross L, Frederiksen K, et al. Psychoeducational intervention for patients with cutaneous malignant melanoma: a replication study. *J Clin Oncol*. 2005;23(6): 1270-1277.doi: 10.1200/jco.2005.05.193

41. Gaston-Johansson F, Fall-Dickson JM, Nanda J, et al. The effectiveness of thecomprehensive coping strategy program on clinical outcomes in breast cancer autologous bone marrow transplantation. *Cancer Nurs*. 2000;23(4): 277-285. doi: 10. 1097/00002820-200008000-00004

42. de la Cruz M, Hui D, Parsons HA, Bruera E. Placebo and nocebo effects in randomized double-blind clinical trials of agents for the therapy for fatigue in patients with advanced cancer. *Cancer*. 2010;116(3): 766-774. doi: 10.1002/cncr.24751

43. Gong S, Sheng P, Jin H, et al. Effect of methylphenidate in patients with cancer-related fatigue: a systematic review and meta-analysis. *PLoS ONE*. 2014;9(1): e84391. doi: 10. 1371/journal.pone.0084391

44. Minton O, Richardson A, Sharpe M, et al. Psychostimulants for the management of cancer-related fatigue: a systematic review and meta-analysis. *J Pain Symptom Manage*. 2011;41(4): 761-767. doi: 10.1016/j.jpainsymman.2010.06.020

45. Barton DL，Liu H，Dakhil SR，et al. Wisconsin Ginseng (*Panax quinquefolius*) to improve cancer-related fatigue: a randomized，double-blind trial，N07C2. *J Natl Cancer Inst*.2013;105(16): 1230-1238. doi: 10.1093/jnci/djt181

46. Yennurajalingam S，Tannir NM，Williams JL，et al. A double-blind，randomized，placebo-controlled trial of panax ginseng for cancer-related fatigue in patients with advanced cancer. *J Natl Compr Canc Netw*. 2017;15(9): 1111-1120. doi: 10.6004/jnccn.2017.0149

47. Lesser GJ，Case D，Stark N，et al. A randomized，double-blind，placebo-controlled study of oral coenzyme Q10 to relieve self-reported treatment-related fatigue in newly diagnosed patients with breast cancer. *J Support Oncol*. 2013;11(1): 31-42.

48. Cruciani RA，Dvorkin E，Homel P，et al. l-carnitine supplementation in patients with advanced cancer and carnitine deficiency: a double-blind，placebo-controlled study. *J Pain Symptom Manage*. 2009;37(4): 622-631. doi: 10.1016/j.jpainsymman.2008.03.021.

第17章

癌症新疗法的经济学考虑

**Christine Kohn，Natalia Shcherbakova，
and Alberto J. Montero**

概述

在过去十年的研究中产生了许多新的癌症治疗方法，并显示出了明显的效果，与此同时与创新肿瘤药物相关的治疗成本也显著上升，"经济学毒性"一词如普遍接受的药物不良事件一样随即出现在医学文献中[1]。在我们当前的医疗环境中，政策制定者、医药企业和患者需要共同制定一个框架协议来确定肿瘤学中不同治疗方案的价值。

卫生经济学是将经济学原理和方法应用于健康及卫生保健的学科，它已成为一个新兴领域，主要任务是帮助我们理解卫生保健资源的利用、医疗服务质量及所花费的成本。ECHO（经济、临床和人文结果）模型常被用于评价最新和标准医疗干预的真实影响[2]，卫生经济学评价能够帮助决策者确定医疗干预的价值和如何适当分配有限的医疗卫生资源。经济学评价的关键任务是确定、测量、判断和比较不同方法的花费与实际效果[3]。医疗干预的价值被认为是其成本（货币形式）和效果之间的比率（相关结果评价——评价结果和比对根据分析类型的不同而有所不同）[4]。

不同的经济评估设计采用了不同的医疗干预措施价值评估方法。表 17-1 总结了四项主要的卫生经济学分析方法。当不同干预具有同等效果时，会采用最小成本分析（CMA）以确定成本最低的干预方案，但这种方法在医学文献中并不常见，即使当有成本和效果的样本数据时，也很少使用这种分析方法[5]。成本-效益分析（cost-benefit analysis，CBA）是指将在新的医疗干预措施中所消耗的所有资源的价值与所获得的利益或结果进行比较。成本和结果都以货币形式来衡量，这使决策者可以根据成本获益比来评估不同方案是否有价值[6]，成本-效果分析（CEA）通过以非货币形式的自然单位（如治愈的病例、延长的生命年或适当的特定疾病的结果）来比较干预措施的成本和效果[7]。

表 17-1 药物经济学研究的类型

研 究 类 型	结 局 评 估	成 本 评 估
最小成本分析	假定相互比较的治疗方案所产生的结果相同,从而不需要评估	货币形式
成本-效果分析	自然单位(延长患者生命时间、疾病缓解等)	货币形式
成本-效用分析	质量调整的生命年	货币形式
成本-效益分析	货币形式	货币形式

　　成本-效用分析(CUA)被认为是成本效果分析(CEA)的一个亚型,结合患者的偏好或生活质量,采用偏好加权指标来评估结果,典型地以质量调整生命年(QALY)作为主要评估指标。效用就是通过个人或社会的偏好来衡量某一特定健康状态的价值,并以数值 0~1 表示,0 代表死亡,1 代表完全健康[3]。QALY 的计算方法是将健康状态的效用乘以在该状态下的时间(生命年)。因此,一个完全的健康状态生命年即 1.0 QALY(1 生命年×1 效用=1 QALY),而 QALY 小于 1 的则是在非完全健康状态(效用<1)下生活 1 年。通过将发病率和死亡率整合到单一单位,CUA 能够允许比较不同的癌症治疗方式,这些方式对生命周期和生活质量产生不同的影响。

　　CEA 和 CUA 通常报道增量成本效益比(ICER)来评估所研究的不同干预措施之间的成本价值。ICER 用两种治疗方案之间的成本差值和效果差值比率来计算。当一种新药更有效但费用更高时,ICER 评估最有用。当对 ICER 结果进行解释时,需要将 CUA 的结果与预先确定的 ICER 阈值或愿意支付(WTP)阈值进行比较,低于此水平的干预被认为是"具有成本效益的",可以采纳或资助;如果 ICER 大于 WTP 阈值,则认为干预措施不具有成本效益,不建议采用。在医学文献中,在美国常用的标准是每个 QALY 的阈值是 5 万~15 万美元[8];在英国,阈值是每个 QALY 2 万~3 万英镑[9];在澳大利亚,阈值是每个 QALY 3 万美元(10)。世界卫生组织(WHO)建议的"有成本效益的"ICER 阈值是人均国内生产总值(GDP)的 3 倍[11]。

视角、成本和敏感性分析

　　进行经济评估的研究视角决定了其组成部分(如医疗直接成本、非医疗直接成本、间接/生产力成本)和成本评估[12]。有很多维度,包括付款方(第三方付款人或政府付款人,如医疗保险)、供应商、机构或医院、医疗卫生系统、患者和社会维度[12]。例如,采用付款方视角的分析,将会计算付款人的成本,即付款人提供的医疗产品和医疗服务的实际费用。这一维度通常是指直接医疗费用,即用于提供检测、预防或治疗疾病的医疗服务的实际资源,这些包括住院治疗、药物治疗、门诊就诊和辅助服务[6]。社会视角——不同成本组成部分的净总额——被认为是包含成本和结果的最广泛的视角,包括患者的生产力损失及提供和接受医疗服务的费用。理解经济分析的视角非常重要,因为即使在相同的疾病状态下,成本和效果也可能因选择的视角不同而大不相同。

在经济学评估中,成本和效果是通过一系列可能值范围内的假定情况来评估的。因此,识别、计算和评价不确定因素很重要,需要通过执行敏感性分析来确定这些分析结果随这些因素变化而发生变化的程度。

经济学毒性

经济毒性描述了癌症治疗的高昂费用在患者层面的影响。在美国,癌症是治疗费用最昂贵的五种疾病之一[13]。癌症治疗费用的增加一部分是由于治疗技术的进步。选择更好的治疗意味着要付出更多的代价:患者接受昂贵的化疗和免疫治疗药物,以及支持性药物,以上至少有一部分费用需要患者承担[14]。此外,美国的保险费用每年都在上涨,家庭保险费用自 2012 年以来增长了19%,自 2007 年以来增长了 55%[15]。处方药的成本也在稳步上升:新的药物以更高的价格推出,而大多数现有的治疗价格也大幅上涨。一项纳入 32 种口腔癌治疗药物的研究发现,自 2000 年以来,平均每月花费从不足 2000 美元上升到 2014 年的超过 11 000 美元[16]。除了这些客观的经济压力,主观的财务困境也影响着患者的身心感受和医疗质量。事实上,更高的自付费用与药物使用依从率下降与停药率升高有关[1,17-19]。一项回顾性队列研究发现,癌症患者破产的可能性是非癌症患者的 2.65 倍[20]。2016 年的一项研究显示,近 1/3 的癌症幸存者报告经济负担加重、健康相关生活质量下降、发生抑郁风险增加及担心癌症复发的频率更高[21]。

医生和患者之间关于经济问题的讨论是选择癌症治疗方案的一个关键因素,并且应像其他毒性和治疗效果一样被纳入决策[22]。在一项对肿瘤医生的调查中,大多数医生(80%)认为明确说明治疗选择对患者财务状况的影响很重要,但只有 42% 医生总是或大部分时间讨论化疗费用[23]。近 1/3 的肿瘤医生在与患者讨论治疗费用时感到非常不舒服[23]。另一项研究发现,虽然患者在与医生讨论费用时的愿望各不相同,但患者相信与医生的对话有助于降低他们的治疗费用[24]。

虽然目前没有单一的解决方案来彻底消除癌症相关经济毒性的影响,但已经提出了一些策略来减轻患者的经济负担。这些策略包括:减少自付费用,使用筛查患者财务困境的调查表和建立有成本意识的临床实践指南[17]。

免疫检查点抑制剂的经济学研究汇总

在过去的 5 年里,美国 FDA 每年批准的新药中,抗癌药物仍占 30% 以上[25-29]。FDA 批准的肿瘤药物的增加,导致癌症治疗药物在美国总体药物支出中的份额迅速上升。目前,抗肿瘤药物是美国第二大药物类别(首位是糖尿病类药物),2016 年抗肿瘤药占药品总支出 3230 亿美元的 10％[30]。近年来,单克隆抗体制剂占癌症药物支出的近 1/3[31]。到目前为止,FDA 批准了 6 种新型免疫检查点抑制剂(ICI),包括纳武利尤单抗、帕博利珠单抗、伊匹单抗、阿替利珠单抗、阿维鲁单抗和度伐利尤单抗[32]。使用其中任一种药物的费用都超过10 万美元[33]。例如,FDA 于 2011 年批准的抗细胞毒性 T 淋巴细胞抗原 4(CTLA-4)的单克隆抗体伊匹单抗(Yervoy®),以每个疗程 12 万美元的价格进入市场[34]。2014 年,抗程序性细胞死亡受体 1(PD-1)单克隆抗体纳武利尤单抗和帕博利珠单抗被批准用于黑色素瘤的治疗,这两种单克隆抗体在安全性和有效性方面相似[35],每年的治疗费用分别为 15.8 万美元和 12.6 万美元。

到目前为止,美国发表的关于 ICI 成本效益的经济研究较少[36,37]。仅一项研究分析了几种不同 ICI 及其联合治疗晚期黑色素瘤的成本-效益[36]。该研究发现,对于初治的患者,帕博利珠单抗＋伊匹单抗是一种更有效、更划算的治疗方法,而化疗之后使用伊匹单抗和纳武利尤单抗,或者纳武利尤单抗治疗结束后单独使用伊匹单抗费用更高。这项研究还发现,相比于达卡巴嗪,使用纳武利尤单抗和伊匹单抗治疗相关的成本-效益的增量成本比为每个 QALY 90 871美元。相比之下,一线的纳武利尤单抗和伊匹单抗,后二线卡铂和紫杉醇的治疗方案,与达卡巴嗪相比,每个 QALY 的费用为 198 867 美元。另一项研究通过是否使用 PD-L1 作为预测生物来确定最有可能受益的患者,免疫检查点抑制剂在肺癌中的成本-效益分析进行了分层[37]。与达卡巴嗪相比,使用纳武利尤单抗或阿替利珠单抗作为二线治疗的非鳞癌患者的 ICER 分别为 187 685 美元和 215 802 美元。当作者仅在 PD-L1 阳性肿瘤患者中重新计算时,ICER 值下降了高达 65％,从而显著提高了治疗的价值。在同一项研究中,帕博利珠单抗的 ICER 为 98 421 美元。这可能是由于帕博利珠单抗在非小细胞肺癌中只针对 PD-L1 表达的肿瘤患者,因此不太可能从治疗中获益的患者被排除。

文章中总结了一些来自临床医生的评论和信件,这些评论关注在包括ICI[38-42]的新的癌症治疗药物的不可持续的成本上。他们中的一些人指出,新的 ICI 成本的关键驱动因素是给药暴露——药物是按单位剂量还是按体重给药[41,42]。一项帕博利珠单抗的随机对照试验显示,分别比较了 2mg/kg 和10mg/kg 两组患者结局[43]。然而,这两种治疗方案的月治疗费用可能会有几倍的差异,每 3 周 1 次 2mg/kg 的治疗方案月费用为 9000 美元,每 3 周 1 次10mg/kg 的治疗方案月费用为 46 000 美元[41]。一项从社会角度进行的后续预算影响分析显示,使用帕博利珠单抗个性化给药方案(2mg/kg),与使用 200mg的固定非体重给药方案[44]相比,每年可节省近 10 亿美元。

癌症药物价值评估（美国）

美国临床肿瘤学会（ASCO）在临床医生、患者、支付者和制药企业等关键利益相关者的参与下，制定了一个包含三个关键要素的癌症价值框架体系：包括临床获益或疗效、毒性或安全性、成本[45]。这个框架是由医生主导的，包含两个版本，一个用于潜在的根治性治疗（辅助或新辅助治疗），另一个则用于晚期癌症。净健康收益（NHB）是通过对临床疗效、毒性和导致存活曲线拖尾的药物额外奖励积分的总和计算得出。最高的 NHB 评分在以根治为目的的治疗是100，而对于姑息治疗是130。而在临床实践中，待评估治疗与标准治疗相比，基于总生存时间（OS）的风险比（HR），临床获益的结果按照 1～5 分表示。或者当 OS 不适用时，使用无疾病生存（DFS）的风险比（HR）。评分最后乘以 16（OS）或 15（DFS）。这意味着临床效益评分最高为 5 分的治疗获得总分 80 分（16×5）而不是 100。换句话说，一种疗法更大的价值在于使其生存率提高。对晚期疾病收益的计算多少有点类似，分类评分也是 1～5，也是基于待评估治疗和标准治疗的 HR 或风险的相对差异计算。根治性和晚期癌症的毒性评分取值为 −20～＋20，基于所有不良反应发生的频率，按照与对照治疗相比的相对毒性计算。然后，待评估方案的评分除以标准治疗的评分，再乘以 20。对于晚期疾病，患者每月药物购买费用和每月消费费用均用于经济学评价。在根治性治疗的情况下，不论治疗持续时间，均按照使用相同费用计算。

癌症药物价值评估（欧洲）

欧洲肿瘤内科协会（ESMO）开发了一种与 ASCO 价值框架体系类似的工具，名为临床获益量表（ESMO-MCBS）[46]。这个量表整合了 HR、预后和绝对治疗强度。这些值（HR 即选择置信区间的下限）与预先设定的阈值进行比较，以确定所评估的疗法是否获益。ESMO-MCBS 量表可应用于包括随机试验、观察性队列研究和荟萃分析等研究的分析。该量表与 ASCO 的方法类似，有两种形式，分别用于根治治疗（形式 1）和晚期姑息治疗（形式 2）。对于根治性治疗，得分分别为 A、B、C，A 和 B 被认为疗效有显著提高。对晚期疾病治疗的评分为 1～5 分，其中 4～5 分被认为有显著改善。ESMO 建议，获得高分的疗法应立即进行成本-效益和价值评估。

表 17-2 汇总了 ASCO 和 ESMO 制定的价值框架体系。

在评估时，两种框架之间是一致性的，但具有不同的评分算法[47]。另外，使用不同价值框架体系评价的临床效益的大小与和月度药物成本之间的关系是显著的，而且呈反比[47]。满足 ESMO 受益阈值，治疗增加的药物成本为 2981美元，而未达到该阈值，治疗增加的药物成本为 8621 美元[47]。ASCO 净收益评分和每月药物成本之间的相关性为－0.207(p＝0.039)，这再次表明治疗效果更低，但费用明显更高[47]。

癌症药物价值评估（发展中国家）

在发达国家，尽管患者和医疗系统都付出了巨大代价，免疫治疗仍为肿瘤治疗带来了革命性的变化[41,48]。另外，发展中国家的患者不仅无法获得如免疫治疗等，新近批准的产品，而且也无法获得标准的化疗药物，甚至目前大多数都只是获得仿制药[49,50]。

表 17-2　ASCO 和 ESMO 价值框架比较

特征	ASCO 框架	ESMO 框架
临床获益	评分 1~5 分 基于总生存（无进展生存）或客观反应率的改善	A、B、C 级/1~5 分 基于总生存/无进展生存/生活质量改善
毒性	－20~＋20 分 基于待评估治疗和标准治疗的差异	基于毒性谱反应，同时评估临床效益分级或评分的增加/降低
成本	每月/每次治疗，药品采购费用和患者自费费用	基于治疗成本的增加或降低，同时评估临床效益/毒性分级/评分的增加/减少

结论

鉴于每年 FDA 批准的抗癌药物的比例不断上升，新的抗肿瘤药物包括检查点抑制剂的成本可能会继续上升。这在很大程度上是市场驱动的结果，而非价值驱动。当药品价格可上下浮动，或价格越低的药物，临床疗效越差时，药品价格高就会愈发明显[35,47]。在美国和欧洲由主要利益相关者提出的价值评估框架体系是迈出根据治疗的价值做出治疗决策的第一步。将这些框架体系用于评价当前所使用的治疗方法的早期研究发现，识别确定出的具有显著治疗效益和成本负相关的治疗，在今后很长一段时间内，这可能推动临床医生、政策制定者支付方放弃大量低成本-效益的药物。此外，迄今为止的几项经济研究表明，在筛选治疗患者时应用生物标志物可能显著提高成本-效益比，并提高检查点抑制剂治疗相关的价值。此外，对合适的患者应用基于体重的给药方案而不是固定剂量的给药方案可能进一步减少浪费并提高价值。考虑到与医疗干预相关的机会成本，如将资源用于缺乏证据的治疗，而未用于已证明有益且具有成本-效益的地方，即会出现机会性成本。总之，这就是为什么临床医生、支付者和决策者的倡议与行动对于促进基于价值的癌症治疗至关重要。

参考文献

1. Zafar SY，Abernethy AP. Financial toxicity，Part Ⅰ：a new name for a growing problem. Oncology (*Williston Park*). 2013；27：80-149.

2. Gunter MJ. The role of the ECHO model in outcomes research and clinical practice improvement. *Am J Manag Care*. 1999；5：S217-S224.

3. Drummond M，Sculpher M，Torrance G，et al. *Methods for the Economic Evaluation of Health Care Programmes*. 3rd Ed. Oxford，UK：Oxford University Press；2005.

4. Toscani M，Pizzi L. Measuring and improving the intervention. In：Patterson R，Ed. *Changing Patient Behavior：Improving Outcomes In Health and Disease Management*. SanFrancisco，CA：Jossey Bass；2001.

5. Briggs AH，O'Brien BJ. The death of cost-minimization analysis？ *Health Econ*. 2001；10：179-184. doi：10.1002/hec.584.

6. Eisenberg JM. Clinical economics. a guide to the economic analysis of clinical practices. *JAMA*. 1989；262：2879-2886.

7. National Institute for Health and Clinical Excellence. The Guidelines Manual—Processand Methods ［PMG6］. https://www. nice. org. uk/Process/Pmg6/Chapter/Assessing-Cost-Effectiveness

8. Institute for Clinical and Economic Review. Modifications to the ICER Value Assessment Framework for Treatments for Ultra-Rare Diseases. 2017. https://icer-review. org/wp-content/uploads/2017/11/ICER-Adaptations-of-Value-Framework-for-Rare-Diseases.pdf.

9. Mccabe C，Claxton K，Culyer AJ. The NICE cost-effectiveness threshold：what it is and what that means. *Pharmacoeconomics*. 2008；26：733-744. doi：10. 2165/00019053-200826090-00004

10. Managing uncertainty in the assessment of medicines for listing on the pharmaceutical pharmaceutical benefits scheme. 2008. http://www. pbs. gov. au/info/general/working-groups/amwg/amwg-interim-report-attachment-b

11. Bertram MY，Lauer JA，De Joncheere K，et al. Cost-effectiveness thresholds：pros and cons. *Bull World Health Organ*. 2016；94：925-930. doi：10.2471/blt.15.164418

12. Husereau D，Drummond M，Petrou S，et al. Consolidated health economic evaluation reporting standards （CHEERS） statement. *BMJ*. 2013；346：F1049. doi：10. 1136/bmj.F1049

13. Soni A. Trends in the five most costly conditions among the U.S. Civilian Institutionalized Population，2002 and 2012. Statistical brief 470. Rockville，MD：agency for Healthcare Research and Quality；2015. https://meps. ahrq. gov/data _ files/publications/st470/stat470.shtml

14. PDQ Cancer information summaries ［Internet］. Bethesda （MD）：National Cancer Institute （US）. ［Date Unknown］. Financial Toxicity and Cancer Treatment （PDQ?）-Health Professional Version；［Updated May 3，2017］. https://www.ncbi.nlm.nih.gov/

Pubmedhealth/PMH0032652/

15. The Henry J. Kaiser Family Foundation. 2017 Employer Health Benefits Survey. https://www.Kff.Org/Report-Section/Ehbs-2017-Summary-Of-Findings/

16. Dusetzina SB. Drug pricing trends for orally administered anticancer medications reimbursed by commercial health plans, 2000-2014. *JAMA Oncol*. 2016;2: 960-961. doi: 10.1001/Jamaoncol.2016.0648

17. Zafar SY, Abernethy AP. Financial Toxicity, Part Ⅱ: how can we help with the burden of treatment-related costs? *Oncology (Williston Park)*. 2013;27: 253-254, 6.

18. Bestvina CM, Zullig LL, Yousuf Zafar S. The implications of out-of-pocket cost of cancer treatment in the USA: a critical appraisal of the literature. *Future Oncol*. 2014;10: 2189-2199. doi: 10.2217/Fon.14.130

19. Kaisaeng N, Harpe SE, Carroll NV. Out-of-pocket costs and oral cancer medication discontinuation in the elderly. *J Manag Care Spec Pharm*. 2014;20: 669-675. doi: 10.18553/Jmcp.2014.20.7.669s

20. Ramsey S, Blough D, Kirchhoff A, et al. Washington State Cancer Patients found to be at greater risk for bankruptcy than people without a cancer diagnosis. *Health Aff (Millwood)*.2013;32: 1143-1152. doi: 10.1377/Hlthaff.2012.1263

21. Kale HP, Carroll NV. Self-reported financial burden of cancer care and its effect on physical and mental health-related quality of life among US cancer survivors. *Cancer*. 2016;122: 283-289. doi: 10.1002/Cncr.29808

22. Ubel PA, Abernethy AP, Zafar SY. Full disclosure—out-of-pocket costs as side effects. *N Engl J Med*. 2013;369: 1484-1486. doi: 10.1056/Nejmp1306826

23. Schrag D, Hanger M. Medical oncologists' views on communicating with patients about chemotherapy costs: a pilot survey. *J Clin Oncol*. 2007;25: 233-237. doi: 10.1200/JCO.2006.09.2437

24. Zafar SY, Chino F, Ubel PA, et al. The utility of cost discussions between patients with cancer and oncologists. *Am J Manag Care*. 2015;21: 607-615.

25. Mullard A. 2016 FDA drug approvals. *Nat Rev Drug Discov*. 2017;16: 73-76. doi: 10.1038/Nrd.2017.14

26. Mullard A. 2015 FDA Drug approvals. *Nat Rev Drug Discov*. 2016;15: 73-76. doi: 10.1038/Nrd.2016.15

27. Mullard A. 2014 FDA Drug approvals. *Nat Rev Drug Discov*. 2015;14: 77-81. doi: 10.1038/Nrd4545

28. Mullard A. 2013 FDA Drug approvals. *Nat Rev Drug Discov*. 2014;13: 85-89. doi: 10.1038/Nrd4239

29. Mullard A. 2012 FDA Drug approvals. *Nat Rev Drug Discov*. 2013;12: 87-90. doi: 10.1038/Nrd3946

30. Medicines Use and Spending in the U. S. a review of 2016 and outlook to 2021: IMS Health; 2017. https://www.Iqvia.Com/Institute/Reports/Medicines-Use-And-Spending-

In-The-Us-A-Review-Of-2016

31. IMS Health Study: U. S. drug spending growth reaches 8. 5 percent in 2015 IMS Health2016. http://www. Imshealth. Com/En/About-Us/News/Ims-Health-Study-Us-Drug-Spending-Growth-Reaches-8.5-Percent-In-2015

32. Jardim DL, De Melo Gagliato D, Giles FJ, et al. Analysis of drug development paradigms for immune checkpoint inhibitors. *Clin Cancer Res*. 2017;24(8): 1785-1794. doi: 10.1158/1078-0432.CCR-17-1970

33. Davis MP, Panikkar R. Checkpoint inhibitors, palliative care, or hospice. *Curr Oncol Rep*. 2018;20: 2. doi: 10.1007/S11912-018-0659-0

34. Sledge G. Musings of a cancer doctor: the cost of drugs. *Oncology Times*. 2011;33: 32,4.

35. Prasad V, Kaestner V. Nivolumab and pembrolizumab: monoclonal antibodies against programmed cell death-1 (PD-1) that are interchangeable. *Semin Oncol*. 2017;44: 132-135. doi: 10.1053/J.Seminoncol.2017.06.007

36. Kohn CG, Zeichner SB, Chen Q, et al. Cost-effectiveness of immune checkpoint inhibition in BRAF wild-type advanced melanoma. *J Clin Oncol*. 2017;35: 1194-1202. doi: 10.1200/JCO.2016.69.6336

37. Aguiar PN Jr, Perry LA, Penny-Dimri J, et al. The effect of PD-L1 testing on the cost-effectiveness and economic impact of immune checkpoint inhibitors for the second-line treatment of NSCLC. *Ann Oncol*. 2017;29(4): 1078-1078.doi: 10.1093/Annonc/Mdx478

38. Kelly RJ, Smith TJ. Checkpoint inhibitors in lung cancer are not immune from cost-effectiveness analysis. *J Thorac Oncol*. 2016;11: 1814-1816. doi: 10.1016/J.Jtho.2016.07.028.

39. Goldstein DA, Stemmer SM, Gordon N. The cost and value of cancer drugs-are new innovations outpacing our ability to pay? *ISR J Health Policy Res*. 2016;5: 40. doi: 10.1186/S13584-016-0097-0

40. Goldstein DA. Opposition to value-based cancer care-interests of patients or conflicts of interest? *Mayo Clin Proc*. 2016;91: 1842-1843. doi: 10.1016/J.Mayocp.2016.10.001

41. Andrews A. Treating with checkpoint inhibitors-figure $1 Million Per patient. *Am Health Drug Benefits*. 2015;8: 9.

42. Bach PB, Saltz LB. Raising the dose and raising the cost: the case of pembrolizumab in lung cancer. *J Natl Cancer Inst*. 2017;109: djx125. doi: 10.1093/Jnci/Djx125

43. Robert C, Schachter J, Long GV, et al. Pembrolizumab versus ipilimumab in advanced melanoma. *N Engl J Med*. 2015;372: 2521-2532. doi: 10.1056/Nejmoa1503093

44. Goldstein DA, Gordon N, Davidescu M, et al. A phamacoeconomic analysis of personalized dosing Vs fixed dosing of pembrolizumab in firstline PD-L1-positive non-small cell lung cancer. *J Natl Cancer Inst*. 2017;109: djx063. doi: 10.1093/Jnci/Djx063

45. Schnipper LE, Davidson NE, Wollins DS, et al. Updating the American Society of Clinical Oncology value framework: revisions and reflections in response to comments

received. *J Clin Oncol*. 2016;34: 2925-2934. doi: 10.1200/JCO.2016.68.2518

46. Cherny NI, Sullivan R, Dafni U, et al. A standardised, generic, validated approach to stratify the magnitude of clinical benefit that can be anticipated from anti-cancer therapies: the European Society for Medical Oncology magnitude of clinical benefit scale (ESMO-MCBS). *Ann Oncol*. 2015;26: 1547-1573. doi: 10.1093/Annonc/Mdv249

47. Del Paggio JC, Sullivan R, Schrag D, et al. Delivery of meaningful cancer care: a retrospective cohort study assessing cost and benefit with the ASCO and ESMO frameworks. *Lancet Oncol*. 2017;18: 887-894. doi: 10.1016/S1470-2045(17)30415-1

48. Zafar SY, Peppercorn JM, Schrag D, et al. The financial toxicity of cancer treatment: a pilot study assessing out-of-pocket expenses and the insured cancer patient's experience. *Oncologist*. 2013;18: 381-390. doi: 10.1634/Theoncologist.2012-0279

49. Gyawali B. Me, too. J Glob Oncol. 2016;2: 99-104. doi: 10.1200/JGO.2015.000588

50. Mehta PS, Wiernikowski JT, Petrilli JA, et al. Essential medicines for pediatric oncology in developing countries. *Pediatr Blood Cancer*. 2013; 60: 889-891. doi: 10.1002/Pbc.24476